河南科技大学教材出版基金资助

医学实验室仪器原理及操作技术

主 编 冯书营 周 进

科学出版社
北 京

内 容 简 介

本书在讲解医学实验室各种仪器设备的结构组成和设计原理基础上,结合仪器设备的现场操作和具体应用案例,详解了各种仪器设备的操作方法和注意事项,重在培养研究生等科研人员对相关仪器设备的使用方法和操作技巧,加快课题推进工作,以期取得高质量、高层次的科研成果,进而达到提高整体研究生的科研能力和培养质量的目的。

本书是应用于多个专业领域中的关于实验室仪器设备学习和指导的首版教材,涉及基础医学、临床医学、医学检验、药学和生物学等多个生命科学领域,适合于我国各类高等院校和科研院所的研究人员使用。

图书在版编目(CIP)数据

医学实验室仪器原理及操作技术 / 冯书营,周进主编. —北京:科学出版社,2018.6

ISBN 978-7-03-057983-6

Ⅰ.①医… Ⅱ.①冯… ②周… Ⅲ.①医学检验－医疗器械－高等学校－教材 Ⅳ.①R446 ②TH776

中国版本图书馆 CIP 数据核字(2018)第 128518 号

责任编辑:李 植 / 责任校对:郭瑞芝
责任印制:赵 博 / 封面设计:王 融

斜 学 虫 版 社 出版

北京东黄城根北街 16 号
邮政编码:100717
http://www.sciencep.com

天津市新科印刷有限公司印刷

科学出版社发行 各地新华书店经销

*

2018 年 6 月第 一 版 开本:787×1092 1/16
2024 年 6 月第七次印刷 印张:19
字数:475 000

定价:98.00 元

(如有印装质量问题,我社负责调换)

编委会成员

前　言

当前,伴随着我国各项科研事业的高速发展和对科研事业加大投入,"科技是第一生产力"的意义日益明显。科技的发展离不开科研工作人员这一要素,科研人员开展科学研究的前提是能够熟练掌握和操控实验室各种专业仪器设备,从而获得真实、准确和科学的实验数据与研究结果。因此,加强科研工作人员对实验室各种仪器设备的使用教学成为基础技能中的基础。研究生(硕士生、博士生)队伍是现代科研工作中的一支中坚力量。研究生综合素质的高低和科研创新意识的强弱决定着科研成果的质量高低与数量多少。因此,在研究生的培养过程中,需要以本科期间掌握的专业理论知识为基础,重点培养学生的创新性思维能力和独立开展研究工作的科研能力。这不仅要求研究生掌握扎实的专业性实验技术和方法,更要掌握其学科领域的实验操作技能,注重研究生观察思维能力和实践动手能力的培养,使学生养成良好的科研习惯和科研态度。本教材在此背景下编写而成,重在培养研究生对医学实验室各种大小型仪器设备的使用方法和操作技巧,力求加快研究生的课题研究的推进工作,以期取得高质量、高层次的科研成果,进而达到提高整体研究生的科研能力和培养质量的目的。

本教材是应用于多个不同专业领域中的关于医学实验室仪器设备学习和指导的首版教材。其写作内容是在讲解仪器设备的结构组成和设计原理等理论基础上,结合仪器设备的现场操作和具体应用案例,详细讲解各种仪器设备的操作方法和使用注意事项,旨在培养科研人员的仪器设备操作方法和使用技巧,提高科研成果的质量和产出率。教材内容在写作方面具有以下特点。

1. 教材框架全局性强和覆盖面全。教材中介绍的各种仪器设备涉及基础医学、临床医学、医学检验、药学和生物学等多个科学研究领域,这些领域中不仅存在着诸多共用的仪器设备,而且每个领域中各有自己专业的仪器设备,教材内容覆盖面广,适合于我国各类高等院校和科研院所的研究人员使用。

2. 教材内容语言精练,概括性强。针对医学实验室各种仪器设备,编者使用精练的语言对其设计原理、结构组成、使用方法、注意事项和应用领域等内容进行全方面归纳和高度概括,用有限的篇幅把所讲内容的重点难点介绍清楚、完整,利于学生全面掌握,实用性强。

3. 教材内容具有较强的前沿性和灵活性。教材所阐述的各种仪器设备紧跟时代发展需要,选择的仪器代表多为最新型的仪器设备种类。教材中介绍的全部仪器设备按照不同专业研究领域进行了分类介绍,专业针对性强,在不同专业教学过程中可灵活选择讲解。

4. 本教材由我国多个高等院校(医科院校居多)中不同研究领域的专家编写,这些专家在各个仪器设备使用和操作中积累了丰富的经验,写作内容详尽,可操作性强。不仅如此,本教材在附录中补充了与仪器设备使用相关的一些政策和法律法规等内容,方便不同专业领域学生深入学习了解。

本教材通过编委会成员的认真撰稿和反复修改,相互审阅后最终定稿。由于教材写作内容涉及的仪器种类多、学科多、内容新,教材中难免存在不足之处,敬请相关领域专家和老师指正,以便再版时加以改进和提高。

编　者

2018 年 3 月

目　录

第一章 绪 论

第一节 概 述

医学实验室常规称为临床实验室，是以诊断、预防、治疗人体疾病或评估人体健康提供信息为目的，对来自人体的各种标本材料进行检验的实验室，并可以提供检验结果咨询、解释和为进一步检查提供建议。在满足临床工作的检验需求下，本教材所指的医学实验室更侧重于医学教学科研实验室的范畴，其中部分仪器设备属于生命科学领域范畴。医学实验室本着安全、准确、及时、有效、经济、便民和保护患者隐私等原则开展临床工作，不仅为临床的诊断、治疗、筛查和预后判断提供实验室依据，还在基础医学的教学、科研、健康普查和健康咨询方面发挥着越来越重要的作用。

一、医学实验室的分类

医学实验室的主要存在形式有各级医疗机构、采供血机构、疾控中心从事人体健康检查的临床实验室、卫生检验部门、从事出入境人员健康检查的临床实验室和计划生育指导站所属临床实验室。除此之外，独立医学实验室，其具有特殊的优势。独立实验室对人力、物力和信息资源等的充分利用，可以实现样品的集中检测，节省大笔费用，更重要的是可以提高检测效率和质量，降低错误发生率，是当前的发展方向。

实验室的分类有不同的标准，下面简单介绍一下常见的分类标准。

1. 按照隶属关系分类 实验室可分为国家实验室；国家级实验室，如国家重点实验室（偏基础研究）、国家工程技术研究中心（偏工程应用研究，一般是科研机构和企业合建）、中华人民共和国科学技术部（以下简称科技部）和各省共建的实验室；省部级重点实验室，如中华人民共和国农业农村部（以下简称农业部）重点实验室、中华人民共和国教育部（以下简称教育部）重点实验室、中华人民共和国国家市场监督管理总局（简称质检总局）重点实验室、中华人民共和国国家海洋局（以下简称海洋局）重点实验室、中国科学院（以下简称中科院）重点实验室等；省级重点实验室；市级重点实验室及各高校院所自己的重点实验室等。

（1）国家实验室：由国家直接投资数亿建立（如投资 4.8 亿，建在华中科技大学校内的武汉光电国家实验室），全国总共只有 9 个（包括北京正负离子对撞基地在内）。国家实验室代表国家最高水平，是按国际一流标准建立的，规模非常大，基本包括本学科领域所有研究方向，在人员配备上要求面向国内外招聘最优秀的研究人员，直接参与国际竞争，往往是多学科交叉的创新平台。

（2）国家重点实验室：是依托一级法人单位建设、具有相对独立的人事权和财务权的科研实体，作为国家科技创新体系的重要组成部分，是国家组织高水平基础研究和应用基础研究、聚集和培养优秀科学家、开展高层次学术交流的重要基地，实验室实行"开放、流动、联合、竞争"的运行机制。国务院部门（行业）或地方省市科技管理部门是行政主管部门，实验室依托单位主要以中科院各研究所、部属高校、重点大学为主体。国家重点实验室是由国家评比的科研平台,与国家实验室相比,研究方向比较窄。

2. 按照空气的洁净度分类 洁净度:洁净空间单位体积空气中,以大于或等于被考虑粒径的粒子最大浓度限值进行划分的等级标准(表 1-1)。洁净室的空气洁净度,应进行下列测试。

(1)空态、静态测试:空态测试为在洁净室已竣工,净化空气调节系统已处于正常运行状态,室内没有工艺设备和生产人员的情况下进行的测试。静态测试为在洁净室净化空气调节系统已处于正常运行状态,工艺设备已安装,室内没有生产人员的情况下进行的测试。

(2)动态测试:洁净室已处于正常生产状态下进行测试。

洁净室的风量、风速、正压、温度、湿度、噪声的检测,可按一般通用、空气调节的有关规定执行。

表 1-1 洁净室(区)空气洁净级别表

洁净度级别	尘粒最大允许数/m³		微生物最大允许数浮游菌/m³	沉降菌/皿
	≥0.5μm 尘粒数	≥5μm 尘粒数		
100 级	3500	0	5	1
10 000 级	350 000	2 000	100	3
100 000 级	3 500 000	20 000	500	10
300 000 级	10 500 000	60 000	1000	15

3. 按照生物安全防护等级分类

(1)P1 实验室适用于非常熟悉的病源,该病源不会经常引发健康成人疾病,对实验人员和环境潜在危险小。在实验中门应关闭,按普通微生物实验进行操作。实验室结构和设施、安全操作规程、安全设备适用于对健康成年人已知无致病作用的微生物,如用于教学的普通微生物实验室等,其不存在引起疾病的危险。

(2)P2 实验室适用于对人和环境有中度潜在危险的病源。限制进入实验区域,可能发生气溶胶的实验应在Ⅱ级生物安全柜中进行,同时应备有高压灭菌器。

(3)P3 实验室应用于临床、诊断、教学或生产设施,在该级别中开展有关内源性和外源性病源的工作,若暴露而吸入该病源会引发严重的可能致死的疾病。实验室设双重门或气闸室和外部隔离的实验区域,非本处工作人员禁止入内,实验室内全负压,使用Ⅱ级生物安全柜进行实验,以高效过滤器把室内空气过滤后排到室外。

(4)P4 实验室比 P3 实验室要求更严,有些危险的外源性病源,具备因气溶胶传播而致实验室感染和导致生命危险疾病的高度个体风险,有关工作应在 P4 实验室中进行。P4 实验室采用独立的建筑物内隔离区和外部隔断的构造,室内保持负压,使用Ⅲ级生物安全柜进行实验,设置空气隔断装置,淋浴室,操作工作人员应穿防护服,非本处工作人员禁止入内。生物安全实验室设计上的核心是动态隔离,排风措施是重点,强调就地消毒,重视洁污分流,防止意外扩散。

二、医学实验室管理内容

临床实验室的管理是对实验室的人力、物力和财力进行有效的整合,确保实验室工作正常有序地进行，为临床提供及时、准确、可靠的实验室证据，为医疗、教学、科研和社会公共健康服务，是尽可能满足医疗服务要求的创造性活动，包括如下内容。

1. 组织管理 组织是为了达到一个共同的目标协同工作的人的集合体。医学实验室具有组织的全部特征。医学实验室的目标十分明确，就是准确、及时地提供检验信息，为医疗、科研和教学服务。为此，医学实验室的组织管理旨在建立合理的组织机构和良好的组织运行制度，以确保阶段性目标和长期目标的实现。组织管理需要根据目标进行人员的合理分工，明确员工相互之间的关系，赋予其相应的权利和责任，最终目的是将各部门组成一个有机的整体以保证目标的实现。

2. 质量管理体系 是指在质量方针的指导下，确立质量目标，通过设置组织机构，分析确定需要进行的各项质量活动，制订程序，给出从事各项质量活动的工作方法，充分利用各种资源，使各项活动能经济、有效、协调的进行，从而将质量管理体系的最终成果体现在准确、及时的检测报告上，同时还可以为其最终用户提供相关的解释和咨询服务。

3. 人力资源管理 就是指运用现代化的科学方法，对与一定物力相结合的人力进行合理的规划、组织、培训和调配，使人力和物力保持最佳比例，同时对人的思想、心理和行为进行恰当的引导、控制和协调，充分发挥人力的主观能动性，使人尽其才、事得其人、人事相宜，保证组织目标的实现。

4. 安全管理 因医学实验室工作人员会接触到有致病性的微生物，我国制定了各种管理办法和成立了专门的管理部门。其中 1991 年卫生部临床检验中心组织专家编写的《全国临床检验操作规程》成为实验室必备的参考书。2006 年卫生部制定的《医疗机构临床实验室管理办法》开始执行标志着我国临床实验室的管理走上了法制化轨道。该办法是一部强制性的法规，是临床实验室必须遵守的最低要求。实验室应当在风险评估的基础上建立并严格遵守生物安全管理制度与安全操作规程，定期举办生物安全防护知识培训，加强人员的生物安全意识。同时配备必要的安全设备和个人防护用品，妥善处理医疗废物。严格执行的实验室安全管理不仅保护实验室人员的人身安全，而且要保护样品和环境的安全。

5. 信息管理 是指整个管理过程中，人们收集、加工和输入输出信息的总称。实验室信息系统已成为医学实验室的重要组成部分，可以对实验室各种信息数据进行管理，大大简化流程，不仅提高了工作效率和质量，而且促进了实验室的科学化、规范化和标准化管理。

6. 实验室财务管理 除独立实验室外，我国大部分的临床实验室并非独立核算单位，所以在财务管理方面不是太重视。实验室在运行良好的情况下，能够产生较大的经济效益，因此进行财务管理有着重要的意义。同时，做好成本核算可以达到节约成本、提高经济效益的目的。

7. 仪器和试剂的管理 仪器设备和试剂耗材是医学实验室开展工作的必须硬件条件和重要资源。该部分内容在后述章节中详细的描述。

8. 环境管理 实验室的环境应适应其所从事的工作，重点是保护环境对样品、设备、操作者和检测结果不造成影响。因此，应对能源、光照、通风、供水、废弃物处置、微生物、电磁干扰、电力供应、噪声污染和振动水平等环境因素进行有效管理，使其处在在控状态。

第二节 实验室的仪器与试剂管理

一、仪器的配置和采购

1. 仪器的选购原则 选购仪器的原则有可行性、合法性、适用性、效用性、可靠性、经济性、前瞻性、配套设施条件与售后服务等方面的内容。

2. 仪器的招标 由于我国现有的医疗卫生机构绝大多数属于国有公共卫生事业,医疗设备和器材的购买属于非生活基础设施项目,在我国招标投标法的规定范围内。在招标时要坚持公开、公平、公正和诚实信用的原则。招标方式有公开招标和邀请招标等方式。

二、计量仪器的维护

计量仪器是医学实验室的基本实验工具,计量仪器的准确性直接关系实验结果的准确性,必须掌握这类仪器的使用规则和矫正方法,并定期送计量部门进行检修。

我国计量法对计量器具的检定要求分为强制检定和非强制检定,列入国家强制检定目录的设备,应定期进行检定;非强制检定但影响检测结果的设备应定期进行校准。与临床实验室相关的强制检定计量器具包括天平、砝码、糖度计、压力表、酸度计、测汞仪、火焰光度计、分光光度计、比色计、温度计、细胞计数器等。

三、精密仪器的维护和管理

医学实验室的精密仪器主要用于特定项目检测的仪器,如化学发光分析仪、全自动酶标仪、自动血分析仪、流式细胞仪等。为保证实验结果的准确性,延长仪器的使用寿命,提高仪器的使用效率,必须建立完善的维护和管理制度,主要包括以下内容。

1. 仪器的资料与归档 各种专业仪器的资料应有专门的放置场所,有专人负责保管。实验室应建立仪器设备资料库,存放各种专业仪器的资料。资料库主要包括以下内容信息:仪器的信息表、购置资料、技术资料、说明书和使用资料等。

2. 仪器的应用培训和使用权限 使用新购置的仪器设备时,人员必须经过严格的系统培训,包括使用培训和维护培训。由于当前维护培训内容主要由生产厂家和经销商负责,所以主要是使用培训。使用培训的方式:①仪器安装调试后,在实验室进行现场培训;②到该仪器的其他用户单位进行参观学习;③举办仪器使用培训班,有组织的进行集体培训;④远程视频及网络培训。

3. 仪器的安装环境及用电安全 在仪器设备的使用过程中,应高度重视仪器的安装环境及用电安全等工作,以保证仪器的正常工作、检验结果的准确性和操作者的人身安全。安装环境因素主要有温度、湿度、光线、热源、震源和干扰源等,用电安全主要涉及电压、电源污染、接地线、专用插座等多个方面因素。

4. 仪器的维护和校正 仪器的维护应有专人负责,做到经常化、制度化和实行责任制。每次维护应用详细的记录,涉及内容有维护人、保养方法、保养内容、保养效果、维护时间等。

5. 仪器的转移和报废 一般来说,医学实验室的仪器设备不外借,也尽量少移动。若仪器需要在实验室内部进行位置转移时，一定要征得实验室负责人的同意方可进行，仪器转移时所有的附件、专用配件、档案资料等都应该同时移交给调入部门。仪器的更新换代需要充分论证后做出决策。对于工作运转正常，但工作效率不能满足现工作需要的仪器可降级使用或承担次要工作。对于故障率高、维修费用高、技术落后的仪器可以进行更新换代，进行报废处理。

四、实验室试剂管理

实验室试剂的管理主要分为生物试剂和化学试剂两大类，其中生物试剂多数为商品化的试剂盒，少数需要人工配置。化学试剂类种类繁多，管理重点在于此类试剂。

1. 生物试剂的管理 生物试剂是指有关生命科学研究的生物材料或有机化合物，以及用于临床诊断、医学研究的试剂。生物试剂具有生物活性的特点，不同生产厂家、不同批号的同一种生物试剂质量存在着差异。试剂在运输、储存等过程中会产生误差。为此，在实验室工作中，首先应进行实验试剂的评价，一旦确定某一试剂，不要轻易更换，也防止由于不同品牌的生物试剂的差异而造成误差。

（1）生物试剂盒：试剂盒是指用于特定检测项目或实验目的的所有配套的试剂组合，包括测定所需的各种试剂和使用说明书。试剂盒根据物理性状可分为液体型、粉剂型、片剂型等，当前发展的方向为快速反应试剂盒、多项同测试剂盒和浓缩试剂盒等。

（2）参考物：是一种或几种特异的足够均匀并能很好地确定的物质。参考物直接影响着检测结果的准确性、试验方法的有效性及实验室之间的可比性，是临床实验室开展检验项目的必备品。其主要用于质量控制分析、新方法的建立、测量系统刻度、实验室间比对分析或直接用于分析标准。

（3）控制物：是实验中用含量已知的，处于与实际标本相同基质中特性明确的物质，主要用于实验室质量控制、评价和测量准确度等。

（4）生物试剂的保存：大部分生物试剂需要冷藏保存，某些参考物和控制物需要冷冻保存。

2. 化学试剂的管理

（1）化学试剂的类别和纯度：化学试剂根据用途可分为通用试剂、分析试剂、实验试剂、指示试剂和各种缓冲试剂等，依据化学试剂的纯度分为四级，如表1-2所示。

表1-2 化学试剂的等级

名称	符号	等级	标签颜色	试剂纯度	用途
优级纯	GR	一级品	绿	纯度很高	精确分析
分析纯	AR	二级品	红	纯度较高	定量分析
化学纯	CP	三级品	蓝	纯度一般	定性分析
实验纯	LR	四级品	黄	纯度较差	化学实验

（2）化学试剂的存放环境：根据试剂的性质分类保管，并有统一登记。危险品、剧毒品、麻醉品还应该向公安机关登记备案。化学试剂的存放原则为分类存放，远离火源，专人负责，妥善保管。

（3）毒物药品的管理：某些侵入人体的少量物质引起局部刺激或整个机体功能障碍的任何疾病都称为中毒，这类物质称为毒物。根据毒物侵入的途径，中毒分为摄入中毒、呼吸中毒和接触中毒。接触中毒和腐蚀性中毒有一定区别，接触中毒是通过皮肤进入皮下组织，不一定立即引起表面的灼伤，腐蚀性中毒是使接触它的那一部分组织立即受到伤害。

毒物的剂量与效应之间的关系称为毒物的毒性，习惯上用半致死剂量（LD_{50}）或半致死浓度（LC_{50}）作为衡量急性毒性大小的指标，将毒物的毒性分为剧毒、高毒、中等毒、低毒、微毒五级。在实验室中工作中，对毒物和高危药品等有着明确的标识和警示，在使用过程中给予警惕（图1-1）。

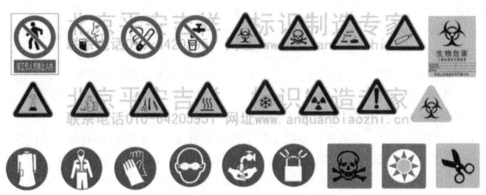

图1-1　生物安全警示标识及警示标语汇总

从第一行左起：非工作人员禁止入内、禁止用嘴吸液、禁止吸烟、禁止饮用、生物危险、当心中毒、当心腐蚀、当心气瓶、生物危害。第二行左起：当心化学灼伤、当心玻璃危险、当心锐器、当心高温、当心低温、当心电离辐射、注意高速、生物危害。第三行左起：必须穿实验工作服、必须穿防护服、必须戴防护手套、必须戴护目镜、本水池仅供洗手用、必须加锁、致癌致畸品、紫外线消毒、利器存放

五、医学实验室用水管理

1. 实验室用水的等级　我国对实验室用水进行了规范，将其分为三级，各级水质特征见表1-3。

表1-3　分析实验室用水规格（GB/T 6682-2008）

名称	一级水	二级水	三级水
pH 范围（25℃）	—	—	5.0-7.0
电导率（25℃，ms/m）	≤0.01	≤0.1	≤0.5
可氧化物质含量（以 O 计，mg/L）	—	≤0.08	≤0.4
吸光度（254nm，1cm 光程）	≤0.001	≤0.01	—
蒸发残渣含量（105℃±2℃，mg/L）	—	≤1.0	≤2.0
可溶性硅（以 SiO_2 计，mg/L）	≤0.01	≤0.02	—

（1）一级水：基本上去除了溶解或胶状的离子和有机污染物，适用于最严格的分析需求，如高效液相色谱分析。一级水可由二级水经过石英玻璃蒸馏器或离子交换混合床处理后，经过 0.2μm 的滤膜过滤制备。

（2）二级水：无机物、有机物或胶体污染物含量非常低，适合于灵敏的分析，临床实验室大部分检测均应用二级水。二级水可由多次蒸馏、离子交换或反渗透后连接蒸馏而制成。

（3）三级水：适用于大部分实验室的实验及试剂制备，如一般的化学分析试验、自动化仪器的冲洗、配制微生物培养基和普通洗涤等。三级水可由单级蒸馏、离子交换等方法制备。

2. 实验室用水的制备方法 实验室用水的制备方法有蒸馏法、活性炭吸附法、离子交换法、微孔过滤法、超滤法、反渗透法、紫外线照射法、纯水器系统、电脱离子法等。在实验室中，任何一种水纯化技术都有优点和缺点，必须使用多种纯化技术组合才能得到人们所需的实验室纯水。临床实验室大型自动化设备的不断增加导致用水量的不断增多，促进了实验室单机纯水系统和中央纯水系统的使用和推广。

3. 实验室用水管理

（1）盛水容器：大容量水容器多使用不锈钢、聚偏氟乙烯、玻璃纤维强化树脂等材料制成的容器，玻璃容器仅限小容量储存，没有用完的水不能倒回原容器中，以免污染。

（2）使用时间：实验室用水应该标明启用时间，长时间存储可使得水质下降，一级水需要现用现制，不可存储。

（3）制水设备维护：在使用制水设备时，对仪器的使用、维护和水质监控记录严格管理，特别是制水系统的管路连接应合理、有序并定期检查，以免管道漏水而损坏仪器，做到安全用水。

第三节　医学实验室的安全管理

医学实验室是医疗机构衣原体最为集中的区域，也是科研工作的特殊场所。实验室的生物安全管理是医学实验室安全管理工作的核心，除此之外，其内容包括化学品安全、辐射安全、用电安全、消防安全等。

一、实验室生物安全的有关概念

1. 生物因子 是可能引起感染、过敏或中毒的所有微小生物体，包括基因修饰的、细胞培养的和寄生于人体的一切微生物和与其他相关的生物活性物质。生物因子对环境及生物体的健康所造成的危害称为生物危害。

2. 气溶胶 是指悬浮于气体介质中的粒子，一般为由直径 $0.001\sim100\mu m$ 的固态或液态微小粒子形成的相对稳定的分散体系。在开启、倾注、搅拌液体或半流体时，均有可能产生气溶胶。

3. 实验室生物安全 是指实验室在从事病原微生物实验活动中，采取措施避免病原微生物对工作人员和相关人员造成危害、对环境造成污染和对公众造成伤害，保证实验研究的科学性并保护实验对象免受污染。

二、医学实验室的主要危害源

医学实验室的主要危害源通常分为生物危害源、化学危害源及物理危害源。生物危害源主要是由细菌、病毒、真菌和寄生虫等病原微生物构成。实验室相关感染的主要原因有被锐器刺伤、吸入气溶胶、被动物咬伤或抓伤、感染性材料处理不当等。化学危害源主要是指试验的过程中所使用的危险性化学品引起的危害，其包括易燃性化学品、易爆性化学品、腐蚀性化学品、强酸性化学品、有毒性化学品、有害性化学品等。物理危害源主要来自于放射性核素的辐射、紫外光光源的照射及电、噪声的危害。

三、相关的法律法规和标准

1. 国际上相关的法律法规　WHO 为了指导实验室生物安全，减少实验室事故的发生，正式发布了《实验室生物安全手册》。该手册全面阐述了生物安全和生物安全保障问题，发挥着在国际生物安全领域的指导作用。

2. 我国相关的法律法规　我国有关生物安全的法律法规有《中华人民共和国传染病防治法》《医疗废物管理条例》《病原微生物实验室生物安全管理条例》及中华人民共和国国家标准《实验室生物安全通用要求》等诸多法律法规，其中《实验室生物安全通用要求》是国家实验室生物安全强制性标准，是生物安全认可的唯一国家标准。

四、实验室生物安全管理体系

临床实验室生物安全管理体系由生物安全管理组织体系、生物安全程序文件、生物安全技术操作规程、规章制度及记录组成。

1. 生物安全管理组织体系　我国的生物安全管理组织体系由国家、地区、实验室所在单位的上级主管部门、实验室所在单位和实验室五个层面构成。其组织体系为国家病原微生物实验室生物安全专家委员会、地区微生物实验室生物安全专家委员会、医疗机构生物安全专家委员会、实验室主任与安全管理员等组成。

2. 生物安全管理规范　构成实验室生物安全的三要素即工作人员、硬件和软件。其中人是核心要素，又是最宝贵的要素。

五、实验室生物安全风险评估

（一）病原微生物的危害程度分类

根据病原微生物的传染性、感染后对个体或者群体的危害程度，将病原微生物分为如下四类。

1. 第一类病原微生物　是指能够引起人类或动物非常严重疾病的微生物，以及我国尚未发现或者已经宣布消灭的微生物，如天花病毒、黄热病病毒等。

2. 第二类病原微生物　是指能够引起人类或者动物严重疾病，比较容易直接或间接在人与人、动物与人、动物与动物之间传播的微生物，如 SARS、HIV。

3. 第三类病原微生物　是指能够引起人类或者动物疾病，但一般情况下对人、动物或者环境不构成严重危害，传播风险有限，实验室感染后很少引起严重疾病，并且具备有效的治疗和预防措施的微生物，如麻疹病毒、风疹病毒等。

4. 第四类病原微生物　指在通常情况下不会引起人类或者动物疾病的微生物，如豚鼠疹病毒。其中第一类、第二类病原微生物统称为高致病性病原微生物。

（二）实验室生物安全防护分级

医学实验室安全防护级别是与其可能受到的生物危险程度相互对应的，生物危害程度主要取决于病原微生物的种类及其在实验材料中的浓度和活性。中华人民共和国国务院于2004年11月12日公布并实施的《病原微生物实验室生物安全管理条例》对实验室的设计和管理做了明确的规定。根据实验室对病原微生物的生物安全防护水平，并依据实验室生物安全国家标准的规定，将实验室分为一级、二级、三级、四级。一级、二级实验室不得从事高致病性病原微生物试验活动。三级、四级实验室从事高致病性病原微生物实验活动，但应具备四个条件：实验目的和拟从事的实验活动符合国务院卫生主管部门或者兽医主管部门的规定；通过实验室国家认可；具有与拟从事的实验活动相适应的工作人员；工程质量经建筑主管部门依法检测验收合格。

六、实验室主要的安全设备

医学实验室危害程度评估结果提示实验室安全需要必要且足够的安全设备和用品，同时需要具有专业知识和技能的人员正确使用这些安全设备和用品。常用的设备及用品有生物安全柜、超净工作台、通风柜、消毒设施及用品、安全防护用具。

1. 生物安全柜 是在操作具有感染性的实验材料时，用于保护操作者本人、实验室内外环境及实验材料，使其避免暴露于上述操作过程中可能产生的感染性气溶胶和溅出物而设计的一种实验室安全防护设备。生物安全柜有三大类六种型号，即Ⅰ级生物安全柜、Ⅱ级A1型生物安全柜、Ⅱ级A2型生物安全柜、Ⅱ级B1型生物安全柜、Ⅱ级B2型生物安全柜和Ⅲ级生物安全柜。

2. 超净工作台 与生物安全柜有本质区别，超净工作台的气流是从外部经海帕过滤网（HEPA）过滤后进入操作区，通过操作区后由超净工作台前侧开口区流向操作者一侧进入实验室，只适用于无味、无毒、无刺激性挥发气体及无感染性的实验材料操作。生物安全柜除了能保护试验材料免受污染外，还可保护操作人员及环境；而超净工作台只能保护实验材料，不能保护操作人员及环境。

3. 通风柜 可有效遏制毒性、刺激性或者易燃材料的安全设备，尤其是当实验过程中出现操作失误，蒸汽和灰尘从使用器皿中大量泄出时，通风柜可起到后备安全保障作用。

4. 消毒设施及用品 临床实验室生物安全防护工作常用的消毒方式有三种，即化学消毒、高压消毒和焚烧。安全防护用具是避免操作者暴露于气溶胶、喷溅物及意外接种等危险的一个屏障，如实验服、护目镜和面罩、手套和鞋等。

七、安全操作规范

安全操作规范主要包括以下三方面内容：安全管理制度、安全操作规程、安全培训。安全管理制度包含安全管理的目标、安全管理的范围和内容及针对每一项的标准操作程序。实验室的安全操作规程应是对所涉及的任何危险及如何在风险最小的情况下开展工作的详细作业指导书。安全培训内容包括消防和预备状态、化学和放射安全、生物危险和传染预防。

八、废弃物的处理

对临床实验室而言，废弃物可分为化学废弃物、感染性废弃物及放射性废弃物。废弃物处理的首要原则是所有感染性材料必须在实验室内清除污染，一般采用化学消毒和高压消毒等方式。有害气体、气溶胶、污水、废液应经适当的无害化处理后排放，应符合国家相关的要求。

九、化学品、火、电、辐射等安全

1. 化学用品使用安全 我国目前已分布的法律法规将危险化学品分为八类：①爆炸品；②压缩气体和液化气体；③易燃气体；④易燃固体；⑤氧化剂和有机过氧化物；⑥毒物品；⑦放射性物品；⑧腐蚀品。化学用品必须储存在专用储存室内，设专人管理。使用化学危险物品的实验室必须按照环境保护法的规定，应采取安全措施，妥善处理废水、废气、废渣。

2. 消防安全 除化学危害外，火的危害也不容忽视。病房区、实验室均应采取防火措施。最好由消防专业人员协助对实验室人员进行定期消防培训。

3. 用电安全 实验室的所有电器设备和线路均必须符合国家电气安全标准和规范，在实验室电路中要配置断电器和漏电保护器。断电器不能保护人，只能用来保护线路不发生电流超负荷从而避免火灾。漏电保护器用于保护人员避免触电。

4. 电离辐射安全防护 辐射保护可使实验室及相关人员免受电离辐射伤害。电离辐射保护遵循以下四个原则：尽可能减少辐射暴露的时间；尽可能增大与辐射之间的距离；隔离辐射源；用非放射测量技术来取代放射性核素。电离辐射保护性措施包括减少放射性物质操作过程中实验暴露的时间，增大与辐射源之间的距离，建立辐射屏蔽或用其他技术替代。

第二章 医学实验室各种微、小型仪器设备的使用

第一节 单道和多道微量移液器

微量移液器最早出现于 1956 年，由德国生理化学研究所的科学家 Schnitger 发明。1958年德国 Eppendorf 公司开始生产按钮式微量移液器，成为世界上第一家生产微量移液器的公司。微量移液器的吸液范围为 1~1000μl，适用于临床常规实验室。

【仪器原理】

微量移液器发展至今，不但移液精确，而且品种多样，如微量分配器、多通道微量移液器等。其设计利用了活塞冲程（空气垫）的原理。移液器中空气垫的作用是将吸于塑料吸头内的液体样本与移液器内的活塞分隔开来，空气垫通过移液器活塞的弹簧样运动而移动，进而带动吸头中的液体，死体积和移液吸头中增加的高度决定了移液器中空气垫的膨胀程度。空气垫移液器可用于固定或可调体积液体的加样，移液体积的范围为 1μl~10ml。活塞移动的体积必须比所希望吸取的体积大 2%~4%。必须通过对空气垫移液器进行结构上的改良而降低温度、气压和空气湿度的影响，使得在正常情况下不至于影响移液的准确度。一次性吸头是移液器的一个重要组成部分，其形状、材料特性及与移液器的吻合程度均对移液的准确度有很大的影响。其移液的物理学原理有下面两种。

1. 内置活塞式移液模式 活塞在移液器套筒内，液体与活塞之间有一段空气隔离，活塞与液体不直接接触（图 2-1）。这是实验室最常见的移液器，使用时需注意不要让样品污染活塞，否则会造成样品的交叉污染。内置活塞式移液器优点很多，如吸头一般通用等；不足也不少，如不适宜移取高黏稠度液体，挥发性较大的液体，易发生交叉污染，错误的使用习惯易造成移液器精度不准甚至移液器内部腐蚀等。

2. 外置活塞式移液模式 活塞位于移液器套筒外，位于吸嘴内部，活塞与液体之间没有空气段，活塞为一次性的（图 2-2）。对于黏稠度较大的液体，外置活塞式加样器也能实现精确移液。由于无空气间隔，避免了样品与空气接触可能发生的气雾交叉污染，因此其也非常适合珍贵的试剂、生物样品的移取。

【结构组成】

移液器可分为单通道移液器（图 2-3）、多通道移液器（图 2-4）、分档移液器、电子移液器和分配器。多通道移液器通常为 8 通道或 12 通道，与 8×12=96 孔微孔板一致。多通道移液器的使用不但可以减少实验操作人员的移液操作次数，而且能提高移液的精密度。电子移液器和分配器为半自动移液系统，电子移液器最大的优点是具有很高的移液重复性，应用范围广。无论何种移液器，一般都由控制按钮（此按钮用于吸取液体和调节量程）、吸头推卸按钮、体积显示窗、套筒、弹性吸嘴、吸头等部件组成。

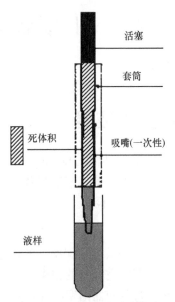

图 2-1 内置活塞式移液模式

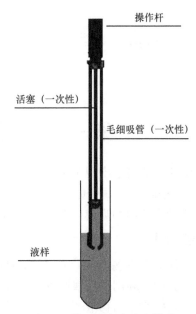

图 2-2 外置活塞式移液模式

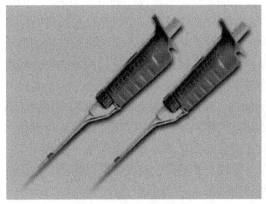

图 2-3 单通道移液器

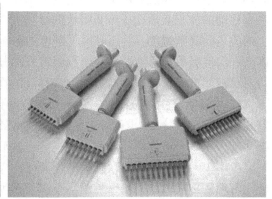

图 2-4 多通道移液器

【操作方法】

1. 量程的调节 在调节量程时,如果要从大体积调为小体积,则按照正常的调节方法;但如果要从小体积调为大体积时,则可先顺时针旋转刻度旋钮至超过量程的刻度,再回调至设定体积,这样可以保证量取液体较高的精确度。用完后需要调整至最大刻度。注意:千万不要将旋钮旋出量程,否则会卡住内部机械装置而损坏了移液枪。

2. 枪头的装配 在将枪头套上移液枪时,如果用力地敲击枪头盒子,会导致移液器(枪)的内部配件(如弹簧)因敲击产生的瞬时撞击力而变得松散,甚至会导致刻度调节旋钮卡住。正确的方法是将移液器(枪)垂直插入枪头中,稍微用力,左右微微转动即可使其紧密结合。如果是多道(如 8 道或 12 道)移液器,则可以将移液器的第一道对准第一个枪头,然后倾斜地插入,往前后方向摇动即可卡紧。枪头卡紧的标志是略微超过 O 形环,并可看到连接部分形成清晰的密封圈。

3. 移液的方法　移液之前，要保证移液器、枪头和液体处于相同温度（高压灭菌）。吸取液体时，移液器保持竖直状态。在吸液之前，可以先吸放几次液体以润湿吸液嘴（尤其是要吸取黏稠或密度与水不同的液体时）。用大拇指将按钮按下至第一停点，然后慢慢松开按钮回原点。接着将按钮按至第一停点排出液体，稍停片刻继续按按钮至第二停点吹出残余的液体，最后松开按钮。

4. 移液器的放置　使用完毕，可以将其竖直挂在移液枪架上。当移液器枪头里有液体时，切勿将移液器水平放置或倒置，以免液体倒流腐蚀活塞弹簧，以及污染样品。

5. 移液器的养护　最好定期清洗移液器，可以先用肥皂水或60%的异丙醇清洗，再用蒸馏水清洗，自然晾干；高温消毒之前，要确保移液器能适应高温；如液体不小心进入活塞室应及时清除污染物；避免放在温度较高处以防变形致漏液或量取不准；发现问题及时找专业人员处理。

【注意事项】

1. 在上述操作方法中，注意规范各项操作，保证取液的准确性。

2. 在选择产品时，要注意以下三个方面的性能。

（1）产品性能，即移液器的准确性和重复性。在全球移液器市场上影响较大的品牌，如eppendorf，gilson和rainin等，这些品牌提供的技术数据可信度更高。

（2）产品的可靠性和耐用性，主要取决于移液器所用的材料。对于外壳，应当有较高的耐冲击性、耐腐蚀性和较低的导热性。对于活塞，目前市场上主要有不锈钢、陶瓷和塑料三种材质。不锈钢机械性能好、寿命长，只是不太适合用于强酸强碱的移液；陶瓷则有很高的耐腐蚀性，但机械性能较差。

（3）产品的人体工程学设计。拇指用力度、装卸吸头、重量适中、壳体的磨砂设计及指钩设计等，要有助于进一步提高产品使用的舒适性。

3. 不同量程的移液器的校准方法　$<1\mu l$ 应用分光光度计检测；$\geq 1\mu l$ 用精密分析天平测定重量；$1\sim 10\mu l$ 从预装蒸馏水的称量管中取出一定量蒸馏水，进行扣除计算的方法称量；$>10\mu l$ 用预润的吸头将蒸馏水加入称量管中的方式称重。可采用三点十次校准法和三点四次校准法，即根据移液器量程范围，选取最小体积量、中间体积量和最大体积量分别测定10次或4次，各个测试点取其平均值，计算不准确度和不精确度，评价标准符合DIN 12650标准。

【应用领域】

移液器是实现小容量精确移液的耗材类精密仪器。目前在临床诊断实验室、生物实验室、化学实验室、环境实验室、食品实验室等均有很广泛的应用。

第二节　电子天平

电子天平一般采用应变式传感器、电容式传感器、电磁平衡式传感器。应变式传感器结构简单、造价低，但精度有限；电容式传感器称量速度快，性价比较高，但也不能达到很高精度；电磁平衡式传感器称量快速、稳定、精确、显示直观。此外，电子天平还有自动校准、一键回零、一键去皮、故障指示、联网分析等功能，这是传统托盘天平所不具备的。

【仪器原理】

电子天平采用了现代电子控制技术，利用电磁力平衡原理称重，即测量物体时采用电磁力与被测物体重力相平衡的原理实现测量。当秤盘上加上或除去被称物时，天平产生不平衡状态，此时可以通过位置检测器检测到线圈在磁钢中的瞬间位移，经过电磁力自动补偿电路使其电流变化以数字方式显示出被测物体重量。天平在使用的过程中会受到所处环境温度、气流、震动、电磁干扰等因素影响，因此我们要尽量避免或减少在这些环境下使用。与其他种类的天平不同的是，电子天平应用了现代电子控制技术进行称量，无论采用何种控制方式和电路结构，其称量依据都是电磁力平衡原理。其特点是称量准确可靠，显示快速清晰并且具有自动检测系统、简便的自动校准装置和超载保护装置等。

【结构组成】

电子天平的基本结构是由秤盘、传感器、位置检测器、PID调节器、功率放大器、低通滤波器、模数转换器、微计算机、显示器、机壳、底脚等部分组成。如图2-5所示。

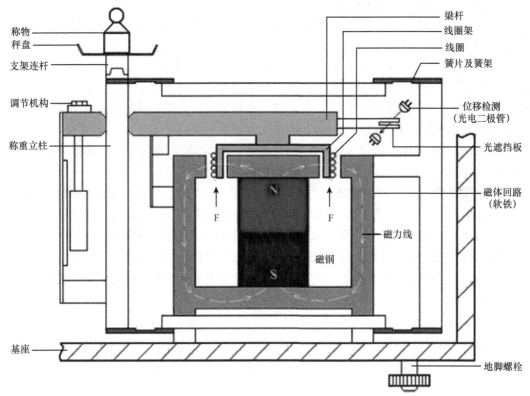

图 2-5　电磁平衡式电子天平结构示意图

1. 秤盘　多为金属材料制成，安装在天平的传感器上，是天平进行称量的承受装置。它具有一定的几何形状和厚度，以圆形和方形的居多。使用中应注意卫生清洁，更不要随意调换秤盘。

2. 传感器　是电子天平的关键部件之一，由外壳、磁钢、极靴和线圈等组成，装在秤盘的下方。它的精度很高也很灵敏。应保持天平称量室的清洁，切忌称样时撒落物品而影响传感器的正常工作。

3. 位置检测器　是由高灵敏度的远红外发光管和对称式光敏电池组成的。它的作用是将秤盘上的载荷转变成电信号输出。

4. PID 调节器　PID（比例、积分、微分）调节器的作用，就是保证传感器快速而稳定地工作。

5. 功率放大器　作用是将微弱的信号进行放大，以保证天平的精度和工作要求。

6. 低通滤波器　作用是排除外界和某些电器元件产生的高频信号的干扰，以保证传感器的输出为一恒定的直流电压。

7. 模数（A/D）转换器　它的优点在于转换精度高，易于自动调零，能有效地排除干扰，将输入信号转换成数字信号。

8. 微计算机　是电子天平的关键部件，它是电子天平的数据处理部件，具有记忆、计算和查表等功能。

9. 显示器　现在的显示器基本上有两种：一种是数码管显示器；另一种是液晶显示器。它的作用是将输出的数字信号显示在显示屏幕上。

10. 机壳　作用是保护电子天平免受外界物质的损害，同时也是电子元件的基座。

11. 底脚　是电子天平的支撑部件，同时也是电子天平水平的调节部件，一般靠后面两个调整脚来调节天平的水平。

【操作方法】

1. 调水平　天平开机前，应观察天平后部水平仪内的水泡是否位于圆环的中央，必要时通过天平的底脚螺栓调节，左旋升高，右旋下降。

2. 预热　天平在初次接通电源或长时间断电后开机时，至少需要 30min 的预热时间。因此，实验室电子天平在通常情况下，不要经常切断电源。

3. 称量　按下 ON/OFF 键，接通显示器。

4. 等待仪器自检　当显示器显示零时，自检过程结束，天平可进行称量。

5. 放置称量纸按显示屏两侧的去皮键，待显示器显示零时，在称量纸上加所要称量的试剂进行称量。

6. 称量完毕，按 ON/OFF 键，关闭显示器。

天平的校准：在检定（测试）中我们发现，对天平进行首次计量测试时误差较大。相当一部分仪器，在较长的时间间隔内未进行校准，使用者普遍认为天平显示零位便可直接称量。但是电子天平开机显示零点，不能说明天平称量的数据准确度符合测试标准，只能说明天平零位稳定性合格。因此存放时间较长、位置移动、环境变化或为获得精确测量，天平在使用前一般都应进行校准操作。

校准方法分为内校准和外校准两种，很多天平带有校准功能。外校准方法：轻按 CAL 键，当显示器出现 CAL-时松手，显示器就出现 CAL-100 其中"100"为闪烁码，表示校准砝码需用 100g 的标准砝码，此时就把"100g"校准砝码放上秤盘，显示器即出现"----"的等待状态，经较长时间后显示器出现 100.000g，拿去校准砝码，显示器应出现 0.000g。若出现不是为零，则再清零，再重复以上校准操作（注意：为了得到准确的校准结果最好重复以上校准操作步骤两次）。

【注意事项】

1. 每架天平都配有固定的砝码，不能错用其他天平的砝码。保持砝码清洁干燥，砝码用镊子夹取，不能用手拿，用完放回砝码盒内。

2. 称取吸湿性、挥发性或腐蚀性物品时，应用称量瓶盖紧后称量，且尽量快速，注意不要将被称物（特别是腐蚀性物品）洒落在秤盘或底板上。称量完毕，保持天平内部清洁，必要时用软毛刷或绸布抹净或用无水乙醇擦净，并打扫卫生。

3. 同一实验应使用同一台天平进行称量，以避免误差。

4. 天平置于稳定的工作台上，避免振动、气流及阳光照射。

5. 在使用前调整水平仪气泡至中间位置。

6. 电子天平应按说明书的要求进行预热。

7. 经常对天平进行自校或定期外校，使其处于最佳状态。

8. 操作天平不可过载使用以免损坏天平。

9. 若长期不用电子天平时应暂时收藏为好。

【分类及应用领域】

1. 电子天平按照测量范围分类

（1）超微量电子天平：最大称量是 2～5g，其标尺分度值小于（最大）称量的 10^{-6}（图 2-6）。

（2）微量天平：称量一般在 3～50g，其分度值小于（最大）称量的 10^{-5}。

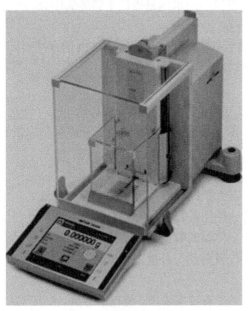

（3）半微量天平：称量一般在 20～100g，其分度值小于（最大）称量的 10^{-5}。

（4）常量电子天平：最大称量一般在 100～200g，其分度值小于（最大）称量的 10^{-5}。

（5）分析天平：电子分析天平，是常量天平、半微量天平、微量天平和超微量天平的总称。

2. 电子天平按照精确度分类

（1）Ⅰ级（特种天平）：精密度≥1/10 万基准衡器。

（2）Ⅱ级（高精度天平）：1/1 万≤精密度＜1/10 万精密衡器。

（3）Ⅲ级（中精度天平）：1/1000≤精密度＜1/1 万工业、商业衡器。

（4）Ⅳ级（普通秤）：1/100≤精密度＜1/1000 粗衡器。

图 2-6　超微量电子天平

3. 电子天平主要性能指标

（1）稳定性是指天平精度的稳定性，即天平受到扰动后，能够自动回到初始平衡位置的能力。一旦对电子天平施加某一瞬时的干扰，虽然示值发生了变化，但干扰消除后，天平又能回复到原来的示值，则称该电子天平是稳定的。

（2）灵敏度是指天平读数的反应快慢，就是天平能觉察出放在天平秤盘上的物体质量改变量的能力。天平能觉察出的质量改变量越小，则说明越灵敏。

（3）正确性是指其读数的准确性，它表示天平示值接近真值的能力。

（4）不变性是指天平读数的稳定性，即电子天平示值的不变性，是指天平在相同条件下，多次测定同一物体，所得测定结果的一致程度，即天平读数的浮动范围，浮动范围越小，说明其不变性越好。

4. 电子天平常见的应用领域　由于电子天平具有称量准确，快速稳定，操作简单，功能齐全等优势，适用于工业、农业、商业、学校、科研等单位作快速称量。

第三节　酸　度　计

酸度计，又名 pH 计，是一种采用氢离子选择性电极测量水溶液 pH 的广泛使用的化学分析仪器，采用电势法测量 pH。其主要用来精密测量液体介质的酸碱度值，配上相应的离子选择电极也可以测量离子电极电位 MV 值，广泛应用于工业、农业、科研、环保等领域。

【仪器原理】

酸度计是利用 pH 复合电极对被测溶液中氢离子浓度产生不同的直流电位，通过前置放大器输入到 A/D 转换器，以达到 pH 测量的目的，最后由数字显示 pH。本仪器所使用的 pH 复合电极是测量电极和参比电极复合为一体的。在这个电极系统中，玻璃电极作为测量电极，银/氯化银（Ag/AgCl）作为参比电极（图 2-7）。当它浸入被测溶液中，被测溶液中氢离子不与电极表面水

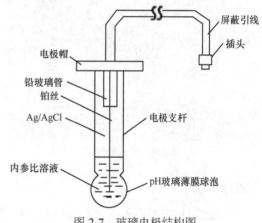

图 2-7　玻璃电极结构图

化层进行离子交换。由于内层氢离子浓度不变，外层氢离子浓度随不同的溶液而不同，因此，内外层所产生的电位差也随着氢离子的浓度不同而发生相应的变化。这个电动势与溶液中氢离子活度有关，而与其他离子的存在基本没有关系。仪器通过测量该电动势的大小，最后转化为 pH 显示出来。

酸度计按测量精度可分 0.2 级、0.1 级、0.01 级或更高精度，分度值为 0.1pH 的仪器称为 0.1 级仪器、分度值为 0.001pH 的仪器称为 0.001 级仪器。按仪器体积分为笔式（图 2-8）、便携式、台式（图 2-9）和在线连续监控测量的在线式等类型。

【结构组成】

1. 玻璃薄膜球泡　它是由具有氢离子交换功能的锂玻璃熔融吹制而成，呈球形，膜厚 0.1~0.2mm，25℃条件下的电阻值<250MΩ。

2. 玻璃支持管　是支持电极球泡的玻璃管体，由电绝缘性优良的铅玻璃制成，其膨胀系数与电极球泡玻璃一致。

3. 内参比电极　多为 Ag/AgCl 电极或饱和甘汞电极，主要作用是提供一个稳定的参

比电势，要求其电极电势稳定，温度系数小。

4. 内参比溶液 为 pH 恒定的缓冲溶液或浓度较大的强酸溶液，如 0.1mol/LHCl 溶液。

5. 电极壳 电极壳是支持玻璃电极和液接界，盛放外参比溶液的壳体，通常由聚碳酸酯（PC）塑压成型或者玻璃制成。PC 塑料在有些溶剂中会溶解，如丙酮、四氯化碳、三氯乙烯、四氢呋喃等，如果测试液中含有以上溶剂，就会损坏电极外壳，此时应改用玻璃外壳的 pH 复合电极。

6. 外参比电极 多为 Ag/AgCl 电极或饱和甘汞电极，其作用也是提供一个稳定的参比电势，要求其电极电势稳定，重现性好，温度系数小。

7. 外参比溶液 常为饱和氯化钾（KCl）溶液或氯化钾凝胶电解质。

8. 液接界 是外参比溶液和被测溶液之间的连接部件，要求渗透量大且稳定，通常由瓷砂芯材料构成。

9. 电极导线 为低噪声金属屏蔽线，内芯与内参比电极连接，屏蔽层与外参比电极连接。

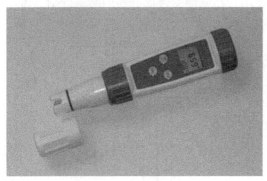

图 2-8　笔式酸度计

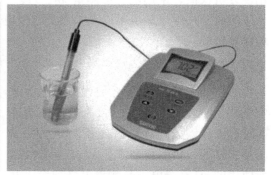

图 2-9　台式酸度计

【操作方法】

1. 酸度计在使用前，一般要进行校准。校准方法均采用两点校准法，即选择两种标准缓冲液：一种是 pH 7 标准缓冲液（6.86），第二种是 pH 9 标准缓冲液（9.18）或 pH 4 标准缓冲液（4.01）。

2. 先用 pH 7 标准缓冲液对电计进行定位，再根据待测溶液的酸碱性选择第二种标准缓冲液。如果待测溶液呈酸性，则选用 pH 4 标准缓冲液；如果待测溶液呈碱性，则选用 pH 9 标准缓冲液。

3. 若是手动调节的酸度计，应在两种标准缓冲液之间反复操作几次，直至不需再调节其零点和定位旋钮，酸度计即可准确显示两种标准缓冲液 pH。若是智能式酸度计，则不需反复调节，因为其内部已储存几种标准缓冲液的 pH 可供选择，而且可以自动识别并自动校准。

4. 校准工作结束后，对使用频繁的酸度计一般在 48h 内仪器不需再次定标。如遇到下列情况时，需要重新标定。

（1）溶液温度与定标温度有较大的差异时。

（2）电极在空气中暴露过久，如半小时以上时。

（3）定位或斜率调节器被误动。

（4）测量过酸（pH＜2）或过碱（pH＞12）的溶液后。

（5）换过电极后。

（6）当所测溶液的 pH 不在两点定标时所选溶液的中间，且距 pH 7 又较远时，需重新标定。校准后，应将浸入标准缓冲溶液的电极用水特别冲洗，因为缓冲溶液的缓冲作用，带入被测溶液后，造成测量误差。

5. 酸度计的使用方法

（1）取下复合电极套，用蒸馏水清洗电极，用滤纸洗干。

（2）按下电源开机，预热 30min（短时间测量时，一般预热不短于 5min；长时间测量时，最好预热在 20 min 以上，以便使其有较好的稳定性）。

（3）采用上述方法进行标定。

（4）测定溶液 pH：先用蒸馏水清洗电极，再用被测溶液清洗一次。用玻璃棒搅拌溶液，使溶液均匀，把电极浸入被测溶液中，读出其 pH。

（5）测量结束后，用蒸馏水清洗电极，用滤纸吸干。然后套上复合电极套，套内应放少量补充液。拔下复合电极，接上短接线，以防止灰尘进入，影响测量准确性。

（6）关机。

【注意事项】

1. 玻璃电极插座应保持干燥、清洁，严禁接触酸雾、盐雾等有害气体，严禁粘上水溶液，保证仪器的高输入阻抗。

2. 不进行测量时，应将输入短路，以免损坏仪器。

3. 新电极或久置不用的电极在使用前，必须在蒸馏水中浸泡数小时，使电极不对称电位降低达到稳定。

4. 测量时，电极球泡应全部浸入被测溶液中。测量浓度较大的溶液时，尽量缩短测量时间，用后仔细清洗，防止被测液黏附在电极上而污染电极。

5. 使用时，应使内参比电极浸在内参比溶液中，不要让内参比溶液倒向电极帽一端，使内参比电极悬空。

6. 使用前，检查玻璃电极前端的球泡。正常情况下，电极应该透明而无裂纹；球泡内要充满溶液，无气泡存在。

7. 使用时，应拔去参比电极电解液加液口的橡皮塞，以使参比电解液（盐桥）借重力作用维持一定流速渗透并与被测溶液相通。否则，会造成读数漂移。

8. Ag/AgCl 电极最好的储存液是饱和氯化钾溶液，高浓度氯化钾溶液可以防止氯化银在液接界处沉淀，并维持液接界处于工作状态。切忌用洗涤液等液体作为储存液使用。

9. 应该经常添加氯化钾盐桥溶液，保持液面高于 Ag/AgCl 丝。氯化钾溶液中应该没有气泡，以免使测量回路断开。

10. pH 玻璃电极的储存。短期：储存在 pH=4 的缓冲溶液中。长期：储存在 pH=7 的缓冲溶液中。

11. 清洗电极后，不要用滤纸擦拭玻璃膜，而应用滤纸吸干，避免损坏玻璃薄膜，防止交叉污染，影响测量精度。

12. 测量中注意电极的 Ag/AgCl 内参比电极应浸入到球泡内氯化物缓冲溶液中，避免电计显示部分出现数字乱跳现象。使用时，注意将电极轻轻甩几下。

【应用领域】

酸度计主要用来精密测量液体介质的酸碱度值，广泛应用于环保、污水处理、科研、制药、化工、养殖、自来水等领域。该仪器也是食品厂、饮用水厂办质量标准（QS）、危害分析的临界控制点（HACCP）认证中的必备检验设备。

第四节　血球计数板

血球计数板在显微镜下直接进行测定。它计数在一定容积中的细胞数目，然后推算出总的细胞数目，简便快捷。血细胞计数的误差分别来源于技术误差和固有误差。其中由于操作人员采血不顺利，器材处理、使用不当，稀释不准确，细胞识别错误等因素所造成的误差属技术误差；由于仪器（计数板、盖片、吸管等）不够准确与精密带来的误差称仪器误差；由于细胞分布不均匀等因素带来的细胞计数误差属于分布误差。仪器误差和分布误差统称为固有误差或系统误差。技术误差和仪器误差可通过规范操作、提高熟练程度和校正仪器而避免或纠正，但细胞分布误差却难于彻底消除，在计数时应注意上述因素的影响。

【仪器原理】

血球计数板用优质厚玻璃制成。每块计数板由 H 形凹槽分为 2 个同样的计数池。计数池两侧各有一支持柱，将特制的专用盖玻片覆盖其上，形成高 0.10mm 的计数池。计数池画有 9 个大方格，每个大格面积为 1.0mm×1.0mm=1.0mm^2；容积为 1.0mm^2×0.1mm=0.1mm^3。中央大方格用双线分成 25 个中方格，位于正中及四角 5 个中方格是红细胞计数区域，每个中方格用单线划分为 16 个小方格（图 2-10）。四角的 4 个大方格是白细胞计数区域，每个大方格用单线划分为 16 个中方格。

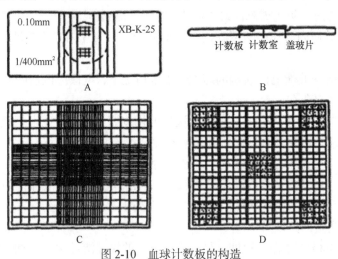

图 2-10　血球计数板的构造

A. 顶面观；B. 侧面观；C. 放大后的网格；D. 放大后的计数室

【结构组成】

血球计数板是一块特制的厚型载玻片，载玻片上有 4 个槽构成 3 个平台。中间的平台较宽，其间又被一短横槽分隔成两半。每个半边上面各刻有一小方格网，每个方格网共分 9 个大格，中央的一大格作为计数用，称为计数区。计数区的刻度有两种：一种是计数区分为

16 个大方格（大方格用三线隔开），而每个大方格又分成 25 个小方格；另一种是一个计数区分成 25 个大方格（大方格之间用双线分开），而每个大方格又分成 16 个小方格。但是不管计数区是哪一种构造，它们都有一个共同特点，即计数区都由 400 个小方格组成。

【操作方法】

1. 视待测菌悬液浓度加无菌水适量稀释，以每小格的菌数可数为度。

2. 取洁净的血球计数板一块，在计数区上盖上一块专用盖玻片（图 2-11）。

3. 将菌悬液摇匀，用滴管吸取少许，从侧面加样。

4. 静置片刻，使细胞沉降到计数板上，不再随液体漂移。

5. 计数时若计数区是由 16 个中方格组成，按对角线方位，数左上、左下、右上、右下的 4 个中方格（即 100 小格）的菌数。如果是 25 个中方格组成的计数区，除数上述 4 个中方格外，还需数中央 1 个中方格的菌数（即 80 个小格）。

6. 为了保证计数的准确性，避免重复计数和漏记，计数时计上不计下，计左不计右。

7. 对于出芽的酵母菌，芽体达到母细胞大小一半时，即可作为两个菌体计算。每个样品重复计数 2～3 次，按公式计算出每 ml（g）菌悬液所含细胞数量。

8. 测数完毕，取下盖玻片，用水将血球计数板冲洗干净。

9. 结果的计算

$$细胞数/L=N/5\times25\times10\times10^6\times200$$

式中，N 为 5 个中方格的细胞总数；N/5 为 5 个中方格的平均细胞数量；N/5×25 为中央大方格细胞总数[即 0.1mm³（μl）的细胞总数]；N/5×25×10 为 1mm³（μl）细胞总数；N/5×25×10×10⁶ 为 1L 的细胞总数；200 为血液的稀释倍数。

公式简化后：$细胞数/L=N\times5\times10^7\times稀释倍数$

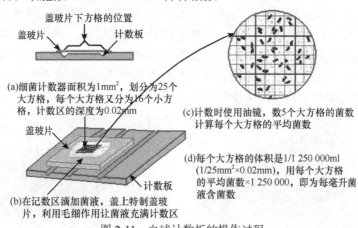

图 2-11 血球计数板的操作过程

【注意事项】

1. 细胞浓度均一，操作时摇匀取样，且稀释度合适。

2. 使用专用的盖玻片，不能用普通的盖玻片计数。

3. 加样时，从计数板中间平台两侧的沟槽内沿盖玻片的下边缘滴入一小滴，让菌悬液利用液体的表面张力充满计数区，勿使气泡产生，并用吸水纸吸去沟槽中流出的多余菌悬液。

4. 在冲洗血球计数板时，切勿用硬物洗刷或抹擦，以免损坏网格刻度。洗净后自行晾干或用吹风机吹干，放入盒内保存。

5. 细胞计数时，遇到两个细胞组团时，按照一个细胞计数。如果细胞组团超过 10%，说明细胞分散不均匀，应重新制样。

6. 使用洁净的盖玻片，更不能带有纤维，否则影响溶液体积。

7. 细胞计数时，要切换焦距，以观察到不同层次的细胞，以保证计数准确。

8. 使用完毕，收好血球计数板，以免被污染和落入灰尘。

【应用领域】

血球计数板常用于对人体内红、白细胞进行显微计数，也常用于计算一些细菌、真菌、酵母等微生物的数量，是一种常见的生物学工具。

第五节　小型振荡器

实验室在进行试剂的混合、溶解和高黏度液体的调配，以及在其他试管、离心管和培养板中进行液体的搅拌混匀时，经常用到小型的振荡器。

【仪器原理】

振荡器是能将直流电转换为具有一定频率交流电信号输出的电子电路或装置。振荡器简单地说就是一个频率源，一般用在锁相环中，分为正反馈和负阻型两种。所谓"振荡"就暗指交流，振荡器包含了一个从不振荡到振荡的过程和功能，能够完成从直流电能到交流电能的转化，这样的装置就可以称为"振荡器"。实验室常见的小型振荡器有涡旋振荡器和多功能振荡器。

涡旋振荡器（涡旋仪，图 2-12），一款精致的通用迷你振荡器，可用来振荡试管或者其他型号小容器。一个 3in（1in=2.54cm）的平板振荡盘，可放置试管、锥形瓶、酶标板和小型的器皿。振荡方式：圆周工作方式，可连续振动。调速范围 0～3000r/min，工作温度范围 10～40℃，允许载重量为 0.5kg，可触压启动或连续启动。多功能振荡器是一种将多种样品在同一环境条件下上下振荡、左右振荡、回旋振荡，混合均匀的一种生化仪器（图 2-13）。电源接通，如需要水平振荡则打开水平振荡开关；如需要垂直振荡则打开垂直振荡开关。振荡速度可根据实验的要求调整速度旋钮。

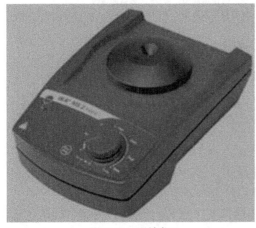

图 2-12　涡旋仪

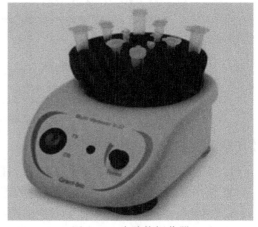

图 2-13　多功能振荡器

【结构组成】

振荡器最基本组成部分如下所示。

1. 三极管放大器　起能量控制作用。

2. 正反馈网络　将输出信号反馈一部分至输入端。

3. 选频网络　用以选取所需要的振荡频率，以使振荡器能够在单一频率下振荡，从而获得需要的波形。

【操作方法】

1. 装入试验瓶，并保持平衡，如果是双功能机型，设定振荡方式。

2. 接通电源，根据机器表面刻度设定定时时间，如需长时间工作，将定时器调至"常开"位置。

3. 打开电源开关，设定恒温温度。

（1）将控制小开关置于"设定"段，此时显示屏显示的温度为设定的温度，调节旋钮，设置到您工作所需温度即可（您设定的工作温度应高于环境温度，此时机器开始加热，黄色指示灯亮，否则机器不工作）。

（2）将控制部分小开关置于"测量"端，此时显示屏显示的温度为试验箱内空气的实际温度，随着箱内气温的变化，显示的数字也会相应变化。

（3）当加热到您所需的温度时，加热会自动停止，绿色指示灯亮；当试验箱内的热量散发，低于您所设定的温度时，新的一轮加热又会开始。

4. 开启振荡装置

（1）打开控制面板上的振荡开关，指示灯亮。

（2）调节振荡速度旋钮至所需的振荡频率。

5. 工作完毕切断电源，置调速旋钮与控温旋钮至最低点。

6. 清洁机器，保持干净。

【注意事项】

1. 器具应放置在较牢固的工作台面上，环境应清洁整齐，通风良好。

2. 用户提供的电源插座应有良好的接地措施。

3. 严禁在正常工作的时候移动机器。

4. 当使用本仪器时，请检查整机配件是否齐全。打开电源开关，即开始工作，工作时根据你手中的压力轻重，试管中的溶液均匀便能快能慢。使用试管和比色管，溶液不能超过 1/2 为好，需要均匀溶液较多时，请用三角瓶。

5. 严禁物体撞击机器。

6. 严禁儿童接近机器，以防发生意外。

7. 更换熔断器前应先确保电源已切断。

8. 使用结束后请清理机器，不能留有水滴、污物残留。

9. 更换橡胶头时可拉去原来的橡胶头，清除干净，再放入另一块。

10. 该机是 220V 电源，请勿自行拆卸。

11. 为确保安全，使用结束时，请关闭电源。仪器应保持清洁干燥，严禁溶液进入机内，以免损坏机件。

【应用领域】

涡旋振荡器又称快速混匀器，主要依靠装液容器与旋盘的平稳接触，使容器内的溶液快速混匀，混匀速度由人为施加的压力大小调节。它是大中院校、环保、科研、卫生、防疫、石油、冶金、化工等单位的实验室化验人员理想而又实用的仪器。较大型的振荡器主要适用于各大中院校、医疗、石油化工、卫生防疫、环境监测等科研部门作生物、生化、细胞、菌种等各种液态、固态化合物的振荡培养。

第三章 医学实验室各种常规仪器设备的使用

第一节 通风柜、超净工作台和生物安全柜

一、通 风 柜

通风柜的功能中最主要的是排气，在化学实验室中，实验操作时产生各种有害气体、臭气、湿气，以及易燃、易爆、腐蚀性物质，为了保护使用者的安全，防止实验中的污染物质向实验室扩散，在污染源附近要使用通风柜。只保护人，不保护实验材料和外界环境。

通风柜按照排风方式分类可分为：上部排风式、下部排风式和上下同时排风式三类。为保证工作区风速均匀，对于冷过程的通风柜应采用下部排风式，对于热过程的通风柜采用上部排风式，对于发热量不稳定的过程，可在上下均设排风口随柜内发热量的变化调节上下排风量的比例，从而得到均匀的风速。

通风柜按照进风方式分类可分为全排风式通风柜、补风式通风柜及变风量式通风柜。全排风式通风柜：通过室内进风在柜内循环后排出室外，这是应用非常广泛的一种类型。补风式通风柜：当通风柜设置于采暖或对温湿度有控制要求房间时，为节省采暖、空调能耗，采用从室外取补给风在柜内循环后排出室外的方式。变风量式通风柜：普通的定风量系统需要人工调整固定叶片的风阀来调节通风柜的排风量，当调节阀门到某一角度时达到希望的面风速，变风量控制是通过调节阀门的传感器改变风量达到给定的面风速；当然普通定风量式通风柜成本低、变风量式通风柜成本高，适用于要求精度高的场合。

【仪器原理】

通风柜在正确连接后，可有效排除实验过程中产生的有害气体，以保护实验人员的安全。简单地说，可以理解为一个铁柜和一台风机，进入铁柜的气体被风机排出并且安全的释放到大气中，以使接触这些气体的工作者都可以得到保护。

【结构组成】

组成包括柜体、台面、前玻璃门、排风口和进风口（图 3-1）。

【操作方法】

1. 操作前检查　操作人员在启动楼顶风机系统后，即可开始使用通风柜，在使用通风柜前需先检视以下内容：①电源开关是否都处于开启位置；②日光灯开关是否打开；③通风柜是否处于排风状态。

当所有检查结果一切正常时方可开始操作通风柜。

2. 通风柜正确操作模式

（1）玻璃视窗全开状态仅在组装、调试内部仪器设备或清洁柜内空间时方允许出现，此为"调试状态"。

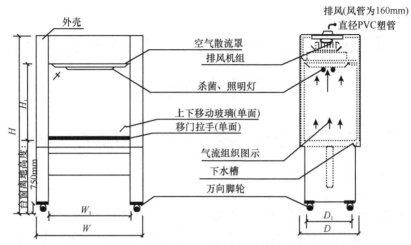

图 3-1　通风柜结构组成及工作原理示意图（上排风式）

（2）调玻璃视窗开至使用者手肘处（半开），使操作人员手伸入柜内操作实验，而胸部以上则受玻璃视窗安全钢化玻璃所屏护，此为"正常操作状态"。

（3）调节门开至最低开度，操作人员离开，使柜内实验程序自行反应或处于暂停实验，此为"待机状态"。

（4）在通风柜实验进行中时，实验人员应避免将头伸入调节门内，以避免夹压危险的发生。

（5）操作人员在结束工作、离开通风柜前，应将通风柜内设备电源关闭，并将所有水、电、气开关予以关闭，将调节门降至最低位置后方可离开。

（6）通风柜内虽均为高分子耐腐蚀材料，但为延长使用寿命，适当的清洁保养是必要的。平时使用时若有试剂、药品喷溅应即时拭擦、清除，在每日停止工作离去前，应将内部以清水擦拭清洁，每三个月至少一次将导流板卸下清洗检查。

（7）通风柜下方的柜子因装有电源控制箱，所以严禁放置任何具有腐蚀性物质，也不能将电源控制箱挡住，以免发生危险。

（8）每台通风柜都有电路保护系统（热继电器+交流接触器双重防护），设总电源用断路器（NFB）一只（附漏电保护），对风机、风阀、灯具及插座实行控制保护。电源插座仅提供 10A/220V 使用规格，当设备总用电超过 10A 时，需另行设计。

3. 设备及材料的正确摆放位置　柜内放置装备或仪器时，其摆放位置会影响通风柜内气流形态，当操作人员站在通风柜前方时，会造成一股涡流，而此时如果操作人员前方物品置放位置不正确时，将会导致这种逆流及扰流的情形加重。为此，提供如下几种建议做参考。

（1）器材应尽量靠通风柜内部放置，并应至少距离调节门 15～20cm。

（2）当放置设备高度超过 10cm 时，此设备下方需要有气流通道，可使用不锈钢支架将设备架高，中空型或孔状支架可以降低对气流形态干扰。

（3）应避免在通风柜内置放过多的设备及仪器，在通风柜内的装备或其他设备总面积不得超过台面板面积的 50%。

（4）通风柜内如必须使用需用电源设备或仪器时更应注意，该设备应接地，以降低火花产生的可能性。电源线应从下方进气口处拉出，外接电源插座，电源插座也应有完善及经过认证的接地设施。

（5）柜内有产生高热负载设备，其热源将会造成柜内气流变化，影响通风柜玻璃视窗开口下方的表面风速。热气流会增加玻璃视窗开口下方的表面风速，开口上半部表面风速降低。

（6）由于一般在通风柜内的上方及调节门的后方都会有逆流及涡流的存在，所以应尽量避免在这两个部位产生大量气流扰动。

4. 操作人员的位置与动作

（1）通风柜操作人员应随时注意自己本身与通风柜之相对位置，因为通风柜内会聚集污染物质，所以操作人员绝对不可以在通风柜实验进行中的任何时刻，将头伸进通风柜内，这将会造成污染的空气流经操作人员的呼吸区。

（2）当通风柜内开始产生污染物质时，操作人员必须慢慢地接近或离开通风柜，因为快速地移动将会造成靠近通风柜前开口处的气流产生扰动，而带出柜内的污染物质。

（3）在通风柜前方，操作人员亦应避免快速的挥动手臂及移动位置，除必要外，应随时将垂直拉门置于最低位置，除可保护操作人员并能降低调节门把手阻挡操作人员的视线。调节门仅可在"调试状态"时方可置于全开位置。

（4）将调节门降至操作人员呼吸区以下，其作用在于建立一个人员与柜内污染物间的隔离屏障，以保护操作人员。

（5）当空气进入水平调节门开口时，沿着调节门垂直边缘的区域会产生涡流，涡流会向柜内后方延伸并且会将污染物质带回到调节门。所以无论污染于柜内何处产生，都会在调节门附近聚积。

（6）调节门虽可在柜内发生飞溅或爆炸等意外事件时，对操作人员提供保护，但是必须切记调节门内侧污染物浓度值为最高。一般而言，必须避免在调节门前做快速地移动。

（7）当有人走过通风柜前方时会产生大量的横越气流，因此当柜内正在产生具有危险性的物质时，应通知其他在实验室的人员，并限制人员经过通风柜前方或改道行走。

（8）当通风柜处理过高毒性、高残留性或放射性的物质后，应立刻对通风柜内部加以清洁及去除污染。被污染的通风柜应挂上一明显的警示牌，并告知维修人员哪些管路系统可能会被污染，以免伤及维修人员。

（9）实验室通风柜不应该替代化学品储存柜而于柜内储放化学物品，通风柜会因为柜内储放过多的物品及有效工作空间缩减而造成性能降低。

【注意事项】

1. 在试验里进行有毒化学品实验时，一定要放在通风柜内进行，实验人员还应穿戴防护手套和护目镜等一些简单的防护用品。在实验开始前，必须确认通风柜处于运行状态，才能进行实验操作。

2. 实验结束后至少还要继续运行 5min 以上才可关闭通风机，确保柜内残留的有毒气体已经被过滤器全部吸附才可关闭，否则柜内残留的有毒气体会渗透出来，影响实验人员的身体安全。

3. 通风柜在使用时，将前玻璃门尽量放低，手通过门下伸进柜内进行实验。

4. 环境保护：排出的有害气体必须确保符合国家环保要求，如果超过国家卫生标准应安装相应的净化装置。

5. 通风柜内应避免放置过多非必要物品、器材，以免干扰空气的正常流动，造成扰（湍）流。实验物品、器材放置在通风柜内时，应距离调节门内侧 15cm 左右，以确保排气顺畅。

6. 通风柜可以分为外排型和无管道两类。无管道通风柜是将实验操作产生的有毒有害气体直接用活性炭过滤器吸附，和外排型不同，因此在使用一段时间后要定期检查过滤器是否已经饱和。如果饱和应及时联系生产厂家将过滤器更换，因为饱和的过滤器无法正常工作，有毒气体无法吸收，也就无法实现防护作用。

7. 使用无管道通风柜时，还要保持它的亚克力透明板清洁，不要张贴纸等物品，确保视线清晰。使用时一定要按照净风通风柜右上方标注的化学品操作，不能使用没有列出的化学品。

【应用领域】

使用通风柜的最大目的是排出实验中产生的有害气体，保护实验人员的健康。凡是实验过程中产生有毒有害气体或毒性不明的挥发性化学物质和有机物等，实验过程都应当在通风柜里面进行。药物提取或药物分析及分子生物学实验过程中，都会涉及挥发性的有机溶剂，为了保护使用者的安全，防止实验中的污染物质向实验室扩散，在污染源附近要使用通风柜。

二、超净工作台

超净工作台与生物安全柜有本质区别，超净工作台的气流是从外部经 HEPA 过滤后进入操作区，通过操作区后由超净工作台前侧开口区流向操作者一侧进入实验室，只适用于无味、无毒、无刺激性挥发气体及无感染性的实验材料操作。超净工作台只能保护实验材料，不能保护操作人员和环境。

【仪器原理】

超净工作台是在特定的空间内，空气经预过滤器初滤，由小型离心风机压入静压箱，再经空气高效过滤器二级过滤，从空气高效过滤器出风面吹出的洁净气流具有一定的和均匀的断面风速，可以排出工作区原来的空气，除去了大于 $0.3\mu m$ 的尘埃、真菌和细菌孢子等，以形成无菌的高洁净的工作环境。需要注意的是超净工作台里不是处处是洁净的，过滤器和空气循环模式只能保证空气离开过滤器出风口后在部分空间内是纯净的，一般这个空间被称为工作区域，只有在这个区域操作，才是安全的（图3-2）。

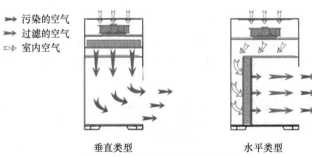

➡ 污染的空气
➡ 过滤的空气
⇨ 室内空气

垂直类型　　　　水平类型

图3-2　超净工作台工作原理

【结构组成】

超净工作台由离心风机、空气过滤器、箱体、框架、工作台面和灯等部件组成,且其相互结合为单独一体的箱体式结构(图3-3)。

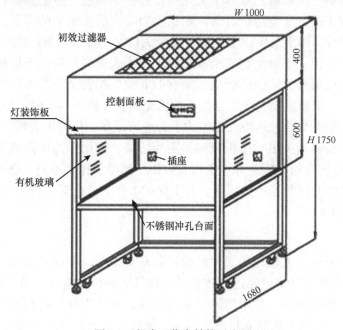

图3-3 超净工作台结构示意图

【操作方法】

操作屏上设有液晶显示窗口和触控式按键。按控制面板上的所示功能开启,即可进行正常操作,操作方便简单。接通超净工作台电源,必须先将玻璃移门完全关闭后,再按"杀菌"键开启紫外灯,实施紫外线杀菌操作。杀菌操作结束后,打开移门至200mm安全高度,按"送风机"键启动送风机运行。按"照明"键开启荧光灯,即可正式开始操作。

【注意事项】

1. 每次使用前开启紫外灯照射20min以上,有效灭菌后,关闭紫外灯,开启照明灯及风机,再进行工作。

2. 超净工作台的滤板和紫外杀菌灯都有标定的使用年限,应按期更换。

3. 要保持超净工作台工作室内的干燥和清洁,以延长滤板的使用寿命。

4. 长期不使用时,工作台要拔下插头。

5. 玻璃移门上下移动时,动作轻柔,避免破碎伤人。

【应用领域】

超净工作台是一种提供局部无尘无菌工作环境的单向流型空气净化设备。超净工作台广泛适用于医药卫生、生物制药、医学科学实验、食品、光学、电子、无菌微生物检验等需要局部洁净无菌工作环境的科研和生产部门,它的使用对保证无菌环境、改善工艺条件、提高产品质量和增大成品率均有良好效果。

三、生物安全柜

生物安全柜是在操作具有感染性的实验材料时，用于保护操作者本人、实验室内外环境及实验材料，使其避免暴露于上述操作过程中可能产生的感染性气溶胶和溅出物而设计的一种实验室安全防护设备。根据生物安全防护水平的差异，生物安全柜有三大类、六种型号，即Ⅰ级生物安全柜，Ⅱ级 A1 型、A2 型、B1 型和 B2 型生物安全柜，Ⅲ级生物安全柜。Ⅰ级生物安全柜可保护工作人员和环境而不保护样品。Ⅱ级生物安全柜是目前应用最为广泛的柜型，所有的Ⅱ级生物安全柜都可提供工作人员、环境和产品的保护。Ⅲ级生物安全柜是为生物安全防护等级为 4 级实验室而设计的，柜体完全气密，工作人员通过连接在柜体的手套进行操作，俗称手套箱（golve box），试验品通过双门的传递箱进出安全柜以确保不受污染，适用于高风险的生物试验，如进行 SARs、埃博拉病毒相关实验等。生物安全柜与超净工作台不同，超净工作台只能保护在工作台内操作的试剂等不受污染，并不保护工作人员，而生物安全柜是负压系统，能有效保护工作人员。

【仪器原理】

Ⅰ级生物安全柜气流原理和实验室通风橱基本相同，不同之处在于排气口安装有 HEPA 过滤器，将外排气流过滤进而防止微生物气溶胶扩散造成污染。Ⅰ级生物安全柜本身无风机，依赖外接通风管中的风机带动气流，由于不能保护柜内产品，目前已较少使用。Ⅱ级生物安全柜依照入口气流风速、排气方式和循环方式可分为 4 个级别。A 型安全柜 70%气体通过 HEPA 过滤器再循环至工作区，30%的气体通过排气口过滤排出。A1 型安全柜前窗气流速度最小量或测量平均值应至少为 0.38m/s；A2 型安全柜前窗气流速度最小量或测量平均值应至少为 0.5m/s。B 型生物安全柜均为连接排气系统的安全柜。连接安全柜排气导管的风机连接紧急供应电源，目的在断电下仍可保持安全柜负压，以免危险气体泄漏。其前窗气流速度最小量或测量平均值应至少为 0.5m/s（100fpm）。B1 型 70%气体通过排气口 HEPA 过滤器排除，30%的气体通过供气口 HEPA 过滤器再循环至工作区。B2 型为 100%全排型安全柜，无内部循环气流，可同时提供生物性和化学性的安全控制，可以操作挥发性化学品和挥发性核放射物作为添加剂的微生物实验（图 3-4）。

【结构组成】

生物安全柜结构与超净工作台类似，由机箱、超高效过滤器、低噪声风机组、不锈钢工作腔、操作控制屏、各类灯具和电器、排风阀等几大部件组成（图 3-5）。

【操作方法】

生物安全柜的操作屏上设有液晶显示窗口和触控式按键。使用时，打开生物柜的电源开关，必须先将玻璃移门完全关闭后，再按"杀菌"键开启紫外灯，实施紫外线杀菌操作。杀菌操作结束后，打开移门至 200mm 安全高度，按"送风机"键启动送风机运行。按"照明"键开启荧光灯，即可正式开始操作。

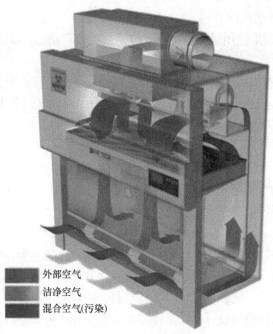

外部空气
洁净空气
混合空气(污染)

图 3-4　生物安全柜工作原理示意图

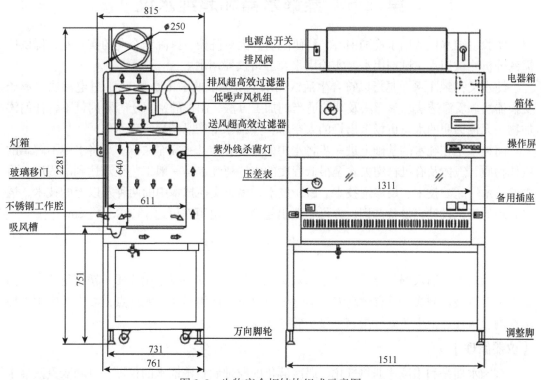

图 3-5　生物安全柜结构组成示意图

【注意事项】

1. 在使用生物安全柜时应穿着个体防护服。

2. 生物安全柜使用过程中，移门保持在 200mm 安全高度，不要超过安全线高度，否则，将有气流不能平衡的危险。

3. 生物安全柜中如果使用紫外灯的话，应该每周进行清洁，以除去可能影响其杀菌效果的灰尘和污垢。

4. 在生物安全柜内所形成的几乎没有微生物的环境中，应避免使用明火。

5. 每隔一定时间，应由有资质的专业人员按照生产商的说明对生物安全柜的运行性能及完整性进行认证，以检查其是否符合国家及国际的性能标准。

6. 实验结束时，生物安全柜里的所有物品都应清除表面污染，以免残存的培养基可能会使微生物生长繁殖，并移出安全柜。

7. 作业结束后，请保持风机运行 10min 后再关闭。务必先关闭送风机，等待风机停止运转后，再切断安全柜的电源。

【应用领域】

生物安全柜广泛应用在医疗卫生、疾病预防与控制、食品卫生、生物制药，环境监测及各类生物实验室等领域，在操作原代培养物、菌毒株及诊断性标本等具有感染性的实验材料时，用来保护操作者本人、实验室环境及实验材料，使其避免暴露于上述操作过程中可能产生的感染性气溶胶和溅出物而设计的，是保障生物安全和环境安全的重要基础设备。

第二节　蒸馏水器和超纯水仪

实验室纯水仪适用于检测中心、科研院所、大专院校、医院和企业的实验室，提供所需的分析测试用水、试剂用水、实验用水及分析仪器用水。

纯水又称纯净水，是指以符合生活饮用水卫生标准的水（原水），通过电渗法、离子交换器法、反渗透法、蒸馏法及其他适当的加工方法，制得的密封于容器内且不含任何添加物、无色透明的水。市场上出售的太空水，蒸馏水等产品均属纯净水。

超纯水是在纯水的基础上进一步将水中的导电介质几乎完全去除，又将水中不解离的胶体物质、气体及有机物均去除至很低程度的水。超纯水是一般工艺很难达到的程度，将微滤技术、超滤技术、反渗透技术、EDI 技术、离子交换技术中的两种及以上的技术，通过合理的工艺设计、设备选型，方可制造出超纯水，电阻率可达 $18.20M\Omega\cdot cm$。

一、蒸　馏　水　器

自动双重蒸馏水器是可以自动生产双蒸水的设备，其外壳采用优质不锈钢材质，而内胆由全石英玻璃制成，具有耐高温、不含金属离子、使用寿命长的优点，被广泛应用于环境检测、医疗、卫生防疫等国家一级实验室用水。

【仪器原理】

蒸馏水器是利用液体遇热气化、遇冷液化的原理制备蒸馏水的仪器。自动双重蒸馏水器是在"单重纯水蒸馏器"的基础上改制而成的蒸馏水器，适合实验室制备二次蒸馏水用。当自来水进入到机器中后，经过加热被转化为水蒸气，水蒸气遇到管壁冷凝结成水，即得到第一次的蒸馏水。第一次的蒸馏水再次经过上述循环即可得到双重蒸馏水。在初次蒸馏时，一次蒸馏器先行开始工作，蒸馏水逐渐流入二次蒸馏烧瓶中，待水位达到应有高度后，干簧继电器接通电源，二次蒸馏器开始蒸馏。当一次蒸馏水器所蒸馏出的水蒸气超过一定温度后，一次蒸馏器上的热继电器将切断电源；而二次蒸馏水器的烧瓶中水位降到一定高度后，干簧继电器将切断电源以避免加热管干烧，从而起到保护作用。

【结构组成】

自动双重蒸馏水器的主要结构有干簧控制水位器、冷凝管、横式烧瓶、温度控制器等，详见图3-6。

1. 干簧控制水位器具有控制水位的作用，当二次蒸馏水器烧瓶中的水位降到一定高度时，它可以切断电源以避免加热管干烧。

2. 冷凝管具有冷却水蒸气的作用，当水蒸气遇见冷凝管壁则转化为蒸馏水。

3. 横式烧瓶具有暂时储存蒸馏水的作用。

4. 温度控制器可以控制温度，避免温度过高烧毁冷凝管。

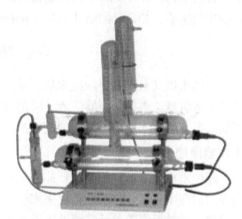

图3-6　自动双重蒸馏水器

【操作方法】

1. 先打开自来水管向机器内注水，当自来水从初次蒸馏的水位器溢水口流出时，表示横式烧瓶中的水位已经达到一半高度。

2. 这时按 A 键使指示灯亮，仪器进入加热状态并开始蒸馏。

3. 当纯水进入二次蒸馏的横式烧瓶并达到其一半高度时，按 B 键使指示灯亮（把蓝色塑料套管上下抽通直至指示灯亮）。

4. 以后随着水位高低 A、B 键能自动开启或者关闭电源。当冷凝管过热时，温度控制器触点会自动断开以切断电源。3～5min 后，冷凝管的温度降低，这时仪器会自动接通电源。

5. 该仪器具有自动接通或者关闭电源的功能。本仪器使用的是 220V/50Hz 市电，功率为 35kW，使用结束后请拔下插头保证安全。

【注意事项】

1. 在日常使用过程中如遇断水或断电需立即关闭电源，以免损坏本仪器，并延长其使用寿命。

2. 长时间工作会导致电炉丝老化，需要及时更换。

3. 更换电炉丝时需将电炉丝拉至一定长度（视电热管长度而定），由电热管一头穿进直至回出，然后将二头拉直约 5cm 再套进磁接头，同时拧紧。

4. 另外，当蒸馏一段时间后水垢就会附着在横式烧瓶内及石英加热管表面，这时需要清洗，清洗的次数主要根据自来水的硬度和使用时间来定。如果仪器长时间不清洗将会影响蒸馏效果，严重的还会损害加热管。

5. 具体的清洗步骤为切断电源并关闭自来水开关，取下冷凝管（但不需要拆下皮管）。将约 10ml 浓盐酸倒入横式烧瓶内，与瓶内的水混合成稀盐酸。如果积垢较多，可以适当多加些浓盐酸。数分钟后将稀盐酸从水位器放出，然后用自来水反复冲洗数次。为了避免有盐酸残留，可以将横式烧瓶前后摇动，从而冲洗干净不易清洗的死角。再次蒸馏时开始10min 内所蒸馏的水需舍弃不用。

【应用领域】

本仪器应用范围较广，可以广泛应用于实验所需的二次蒸馏水的制备。在实验室中，双蒸水广泛用于实验室试剂的配制和器皿的洗涤，也可用来清洁精密水洗设备和应用于化学、普通生物、分子实验中，如制做凝胶。高压灭菌后的二次蒸馏水可以用于对水要求较高的生物实验，如聚合酶链式反应（polymerase chain reaction，PCR）。

二、超纯水机

超纯水机又名实验室用纯水机，是一种实验室用水净化设备，它可以通过过滤、反渗透、电渗析器、离子交换器、紫外灭菌等方法去除自来水中所有的固体杂质、盐离子、细菌病毒等，生产实验室可以用的超纯水。

【仪器原理】

超纯水机是实验室用来生产超纯水的设备，大致可以分为预处理、反渗透、超纯化、终端超滤四个单元，它可以将自来水通过预处理单元除去水中较大的颗粒、悬浮物及部分有机物，通过反渗透单元截留性去除水中的离子物质和大分子物质（如病毒、微生物等），然后再经过纯化和超纯化单元对残余的微少离子进行纯化和超纯化，使水中的离子含量降低到痕量水平，最后再通过紫外线、超滤等技术确保超纯水中的微生物、有机物和热原满足各类实验应用需求（图 3-7）。

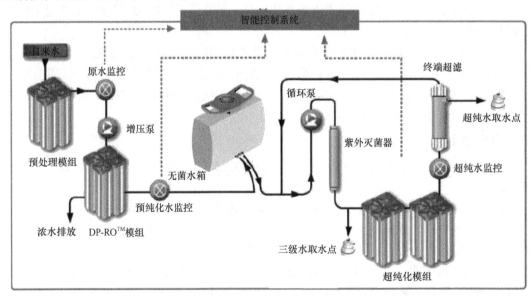

图 3-7　超纯水机的仪器原理

【结构组成】

超纯水机是一种用于生产实验室用水的纯净水设备（外部结构如图 3-8 所示），其硬件主要由以下部件组成。

（1）水泵功能：它的功能主要是增大原水压力。

（2）高压开关：在压力桶水满的情况下，高压开关自动切断电源。

（3）低压开关：当原水压力不足时，低压开关即将电源切断。

（4）电脑板：对机器工作、停机、冲洗进行控制。

（5）进水电磁阀：机器停止工作时，达到停止废水的作用。

（6）冲洗电磁阀：它的作用是当需要冲洗时，接收电脑板的指令后，自动打开，将废水比例短接，提高废水流量，对反渗透（RO）膜进行冲洗。

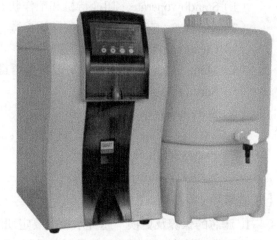

图 3-8 超纯水机的外部结构

（7）废水比：控制废水和纯水的比例。

（8）压力桶：储存纯水的有压力容器，它设有一个内在压力，一般为 0.7kg。

（9）逆止阀：是防止压力桶中的纯水反流的一个单向阀。

（10）变压器：把 220V 电转变为 24V 安全电压。

此外，纯水仪的核心部件是滤芯，滤芯可以通过过滤、反渗透、电渗析器、离子交换器、电除盐（EDI）、紫外灭菌等方法去除水中固体杂质、盐离子、细菌病毒等，生产出纯水及超纯水两种规格的水，一般由以下几个部件构成。

（1）石英砂过滤器：它可以去除水中的泥沙、铁锈、藻类、腐殖质、胶体等大颗粒悬浮杂质，降低其浑浊度。

（2）保安过滤器：其滤芯孔径约为 5μm，可以滤除水中的微粒，确保水质符合反渗透膜进水的要求，减轻反渗透膜的负荷。

（3）活性炭过滤器：利用活性炭的吸附性能去除水中的有机物、重金属离子、洗涤剂、余氯等，除去异味并降低色度。

（4）反渗透膜：水分子在超纯水机的压力作用下可以通过反渗透膜截留水中的有害离子、细菌等，并使其随浓水排掉，透过的水即为纯净水。

（5）纯化柱：有时也叫超纯化柱，其作用是通过离子交换原理对反渗透纯水进行深度脱盐，最终达到一级水或超纯水水平。

【操作方法】

超纯水机的使用前检查工作如下所示。

1. 打开水龙头，水压逐渐变小，几秒钟以后，纯净机正常制水，表明进水电磁阀功能良好。

2. 关闭进水球阀，纯水机停机；打开进水球阀几十秒钟后，纯水机开机，证明纯水机低压开关开机功能正常有效。

3. 反应一切正常后，可将压力储水罐制满纯水，然后打开龙头让纯水冲洗后置活性炭，直到水质干净，最后关闭水龙头让机器正常制水。

4. 以 MilliQ 纯水仪为例进行操作说明。

（1）Standby/operate：切换待机和工作状态。

（2）Measure：查看系统的各项常用参数。

（3）Cleaning：清洗消毒渗透膜。

（4）Menu：查看耗材寿命、更改菜单语言和参数单位等。

（5）Service：维护提示灯。

（6）Start auto clean：12 周提醒 1 次，专用氯片；10s 启动，15min 结束。

（7）Exch pack：6 个月提醒，自行更换。

（8）Exch vent filter：1 年一次。

（9）Exch UV lamp：2 年一次。

【注意事项】

1. 滤芯的保养及更换　超纯水机需要定期清洗或更换内部滤芯，因为不管使用哪一种材料的滤芯，经过一段时间工作后都会吸附上很多杂质，成为细菌滋生的温床。在超纯水机滤芯使用周期上，应该严格执行定期更换的标准，并规范滤芯的后期保养服务。滤芯定期更换、清洗、维护，可以确保超纯水机水质的合格性。

2. 避开阳光直射　无论哪种水处理设备在使用中都要避免阳光直射。如果一定要放在阳台或可能有阳光直射的地方，一定要在超纯水设备附近搭建一个遮阳的盖子或者挡板。

3. 避开接近高温或在温度过高的环境工作　超纯水机周围环境温度过高会影响其使用寿命。另外，温度过高可以使水中的微生物繁殖加快，不利于超纯水机的使用和存放。超纯水机的反渗透膜正常工作温度在 45℃以下，温度过高就会影响反渗透膜的正常工作。

4. 正确清洗超纯水器机　定期清洗超纯水机，可以有效地提升超纯水机的使用周期和使用效果。超纯水机的清洗既可以通过厂家提供的清洗说明自行清洗，也可以请厂家代为清洗。

【应用领域】

包括 TOC、高效液相色谱法（HPLC）分析、原子吸收光谱、质量光谱分析、离子色谱分析、微量金属测定、鉴定用溶液配制、组织培养、微生物学分析、样品稀释、鉴定用玻璃器皿洗涤及 TCEP 和 TCEI 系列适用范围、DNA 测序、PCR 和电泳、试管培养抗体制取等；普通的定性分析、组织检查、尿分析、寄生虫检查、玻璃器具清洗、检查室的分析、微生物检查；各种自动化设备的分析用水、冲洗用水、理化性分析、高精度仪器清洗；血液、血清检查、质谱分析、原子吸收等用水；AA、ICP 细胞培养，气相色谱分析，组织培养基的配制等用水；低波长的 HPLC、TOC、IC、GC/MS、IVF 中的细胞培养、氨基酸分析、分子生物学实验、PCR、基因研究及细胞培养等用水。

第三节　高压灭菌锅

高压灭菌锅又名高压蒸汽灭菌锅，可分为手提式和立式两种，主要由一个可以密封的桶体、压力表、排气阀、安全阀、电热丝等组成；它可以利用电热丝加热水产生蒸汽，并维持一定压力。它不仅可以杀死一般的细菌、真菌等微生物，对芽孢、孢子也有杀灭效果，是目前最可靠、应用最普遍的物理灭菌法，主要用于耐高温的物品的灭菌，如培养基、金属器械、玻璃、搪瓷、敷料、橡胶及一些药物。

【仪器原理】

根据样式大小分为手提式高压灭菌锅、立式高压灭菌锅、卧式高压蒸汽灭菌锅等。高压灭菌锅灭菌的原理：密闭蒸锅内的蒸汽无法外溢，随着温度的升高，蒸锅内的压力不断上升，使水的沸点也不断提高，从而使锅内的温度也随之增加。在 0.1MPa 的压力下，锅内最高温度甚至可以达到 121℃。在此蒸汽温度下，可以迅速杀死锅内的一切微生物。

【结构组成】

高压灭菌锅的基本结构包括压力容器、管路系统、机械部件和仪表及预设程序等(图 3-9)。

1. 压力容器　高压灭菌锅的压力容器部分包括灭菌室、夹套、门和其他所有与灭菌室永久连接的部件。灭菌室指放置被灭菌物品的空间，采用不锈钢材料并安装有保温材料层。夹套则是环绕焊接在灭菌室外表面的不锈钢结构，实现机械加固、灭菌室温度控制的作用。

2. 管路系统　主要由以下管路组成。

（1）进蒸汽管路：与蒸汽源直接相连，将蒸汽送到灭菌室或夹套。

（2）蒸汽疏水管路：将蒸汽冷凝水排出的管道。

（3）灭菌室排放管路：连接灭菌室与排放管路，是灭菌室内气体及冷凝水排出外部的通道。通常在机器排放口处设置温度传感器，作为程序的控制温度点。

（4）给水管路：可以向灭菌锅提供工作水源。

（5）回气管路：将灭菌室和大气相连，当内室干燥时，内室可以形成真空，通过回气管路使内室与外界大气压平衡。

（6）自动门与灭菌室密封管路：通过使用压缩空气或蒸汽实现自动门与灭菌室的密封。

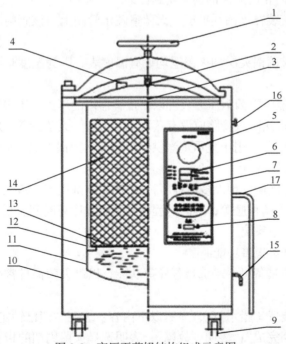

图 3-9　高压灭菌锅结构组成示意图

1. 手轮；2. 安全阀；3. 容器盖；4. 联锁装置；5. 压力表；6. 温度/时间显示；7. 工作键；8. 电源开关；9. 脚轮；10. 外壳；11. 外筒；12. 支脚；13. 挡水板；14. 灭菌网篮；15. 放水阀；16. 手机放气阀；17. 放气管

3. 主要部件

（1）门：灭菌锅的门装有联锁装置，灭菌锅在工作条件下，当门未锁紧时，蒸汽不能够进入灭菌室并具有报警功能；灭菌室内压力完全被释放才能打开门，否则不能打开并具报警功能；应保证灭菌锅运行中门不能被打开。

（2）安全阀：是一种超压防护装置，是压力容器应用最为普遍的安全附件之一。安全阀的功能在于当容器的压力超过某一规定值时，会自动开启迅速排放容器内的压力，并发出声响，警告操作人员采取降压措施。但压力恢复到允许值后，安全阀又自动关闭，使压力容器始终低于允许范围的上限，防止超压酿成爆炸事故，保证压力容器安全使用。

灭菌锅使用的安全阀一般分为弹簧式和拉杆式两类。垂直安装在输送蒸汽管路上，靠近减压阀后面的位置，以及灭菌锅的夹层和灭菌室，当输送蒸汽管路压力、夹层或灭菌室压力超过设定的最高压力时，能自动开启排汽。灭菌锅夹层安全阀开启压力一般设定为0.24MPa，回启压力最小为0.21MPa。灭菌室安全阀开启压力一般设定0.23MPa。

（3）真空泵：是使灭菌室形成真空的设备。真空泵工作时通过给水管路连接外部水源，不断将水送给真空泵。用水温度越低，达到的极限真空度越高，一般泵的供水温度低于25℃。

（4）过滤器：灭菌锅过滤器包括蒸汽过滤器、空气过滤器等。安装于灭菌锅夹层进气管路的过滤器，可以滤除蒸汽源中携带的颗粒杂质，防止其进入到减压阀及夹层；安装于真空管路上的过滤器，可以滤除空气和蒸汽中携带的颗粒杂质，防止其进入真空泵；安装于给水管路上的过滤器可以滤除水中的杂质，以免其进入真空泵；安装于回空气管路上的空气过滤器，可以防止已灭菌的物品受到污染。

（5）疏水阀：安装在灭菌锅夹层、灭菌室疏水管路上，该阀门用于排出冷凝水，但不会使蒸汽外溢。

（6）温度表：灭菌锅夹层和灭菌室均设有温度表，因为温度是影响灭菌质量重要的指标。

（7）压力表：蒸汽灭菌锅压力表可以测量容器内的压力。压力表准确与否直接关系到压力容器的安全。输送蒸汽管路应设有蒸汽源压力表，灭菌设备上应设有灭菌锅夹层压力表、灭菌室压力表，分别用于显示蒸汽供给情况和灭菌锅夹层、灭菌室内压力。

（8）其他功能（图3-10）

1）压力蒸汽灭菌锅应可预设多项程序，如 BD 测试程序、蒸汽泄露测试程序、器械敷料灭菌程序、快速灭菌程序等；不同的程序其灭菌程序总时间、设定参数也不相同。

2）应设有打印记录系统。

3）灭菌设备应具备报警功能。

4）灭菌设备还应具备可手动选择程序等功能，以供灭菌锅日常维护、测试及紧急情况下使用。

5）应设有显示装置（指示灯），显示以下内容：表明"门已锁定"；表明"灭菌周期运行中"；表明"周期完成"；表明"故障"；表明选择灭菌周期的指示信号；灭菌周期计数器；灭菌周期的阶段指示信号；当门打开时，提示周期完成的指示信号应消失。

【使用方法】

1. 使用前，检查外层锅内水的高度，确保水位正常。需要添加时，添加蒸馏水为好。

2. 将需要灭菌的物品放入内层锅（注意消毒物品的包装和数量）避免紧贴内壁，盖好锅盖并对称地扭紧螺旋。

3. 加热使锅内产生蒸汽，当压力表指针达到 33.78kPa 时，打开排气阀，将冷空气排出，待蒸汽排出均匀时，即将排气阀关好。此时压力表指针为零。

4. 继续加热，锅内蒸汽增加，压力表指针又上升，当锅内压力增加到所需压力时，将火力减小，按所灭菌物品的特点，使蒸汽压力维持所需压力一定时间，然后将灭菌锅断电或断火，让其自然冷后再慢慢打开排气阀以排除余气，然后才能开盖取物。

5. 按所灭菌物品的特点，使蒸汽压力维持所需压力一定设定灭菌温度和时间，然后将灭菌器断电。

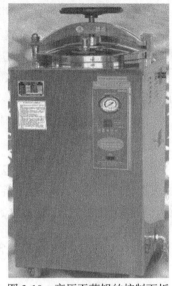

图 3-10 高压灭菌锅的控制面板

6. 自然冷却后，压力表降为零时，或慢慢打开排气阀以排除余气，然后才能开盖取物。

【注意事项】

1. 包裹不应过大，一般应小于 30cm×30cm×50cm；高压锅内的包裹不要排得太密，以免妨碍蒸汽透入，影响灭菌效果。

2. 必须先将锅内的冷空气充分排除，否则锅内温度达不到规定温度，影响灭菌效果。

3. 灭菌完毕后，不可立即放气减压，否则瓶内液体会剧烈沸腾，冲掉瓶塞而外溢甚至导致容器爆裂，需待灭菌锅内压力降至与大气压相等后方可开盖。

4. 目前已经有微电脑自动控制的高压蒸汽灭菌锅，只需要排出冷空气后，仪器即可自动恒压定时，时间一到则自动切断电源并鸣笛，使用起来非常方便。

5. 在设备使用过程中，应对安全阀加以维修和检查，当设备闲置较长时间重新使用时应扳动安全阀上的小扳手，检查阀心是否灵活，防止弹簧因生锈影响安全阀跳起。同时设备工作时，当压力超过 0.165MPa 时，安全阀不开启，应立即关闭电源，打开放气阀旋钮，当压力回到 0MPa 时，稍等 1～2min，再打开容器盖并及时更换安全阀。

6. 压力表应定期检查，保证安全使用，若压力表指示不稳或不能恢复到 0MPa 时，应及时检修或更换。

7. 橡胶密封圈易老化变形，如有发现应及时更换。发现螺丝、螺母松动应及时加固。

8. 堆放灭菌物品时，严禁堵塞安全阀的出气孔，必须留有空间保证其畅通放气。每次使用前必须检查外桶内水量是否保持在灭菌桶搁脚处。

9. 当灭菌持续时，在进行新的灭菌时，应留有 5min 的时间，并打开上盖让设备有时间冷却。灭菌液体时，以不超过 3/4 体积为好，瓶口切勿使用未开孔的橡胶或软木塞。灭菌液体结束时不准立即释放蒸汽，必须待压力回到零时方可排放余气。

10. 易燃，易爆物品，如碘仿，苯类等，禁用高压蒸汽灭菌。

11. 锐性器械，如刀、剪不宜用此法灭菌，以免变钝。

12. 瓶装液体灭菌时，要用玻璃纸和纱布包扎瓶口；如有橡皮塞时，应插入针头排气。

13. 灭菌完毕后，不可放气减压，否则瓶内液体会剧烈沸腾，冲掉瓶塞外溢甚至导致容器爆裂。须待灭菌器内压力降至与大气压相等后才可开盖。

14. 应有专人负责，每次灭菌前，应检查安全阀的性能，以防压力过高发生爆炸，保证安全使用。

15. 注明灭菌日期和物品保存时限，一般可保留 1~2 周。

【应用领域】

高压蒸汽灭菌法可杀灭包括芽孢在内的所有微生物，是灭菌效果最好、应用最为广泛的灭菌方法，适用于普通培养基、生理盐水、手术器械（除锐性器械）、玻璃容器、注射器、敷料等物品的灭菌。

第四节　冷冻干燥仪

干燥的方法多种多样，如晒干、煮干、烘干、喷雾干燥和真空干燥等，但普通干燥方法通常都在 0℃以上或更高的温度下进行。干燥所得的产品一般都存在体积缩小、质地变硬的问题，易挥发的成分大部分会损失掉，一些热敏性的物质发生变性、失活，有些物质甚至发生了氧化。因此，干燥后的产品与干燥前相比，在性状上有很大的差别。冷冻干燥（简称冻干）法则基本上在 0℃以下进行，即在产品冻结的状态下进行，只在后期降低产品的残余水分含量时，才让产品升至 0℃以上的温度，但一般不超过 40℃。在真空条件下，当水蒸气直接升华出来后，药物剩留在冻结时的冰架中，形成类似海绵状疏松多孔架构，因此它干燥后体积大小几乎不变。再次使用前，只要加入注射用水，又会立即溶解。

19 世纪 20 年代发明冻干仪以来，真空冻干技术经历了几十年的缓慢发展，在近 20 年得到飞速进步。目前，真空冻干技术比其他干燥技术有无法比拟的优点，受到多行业广泛青睐。在生物医药、食品加工制造、活性物质等领域已被广泛应用。普通干燥方法如晒干、烘干、喷雾干燥等都在冰点以上的温度下进行。干燥后所得产品一般都会有体积减小、质地改变等问题。一些物质还会发生变性、失活甚至氧化。冻干法所得产品则不会出现这些性状改变。

【仪器原理】

冻干是将含水物质先冻结成固态，然后使固态水分直接升华成气态，以除去水分而保存物质的方法。物质在冻干过程中，冰晶均匀在物质中升华，不会发生因脱水而导致的浓缩现象。避免了泡沫、氧化等副反应的发生。干燥后的物质呈多孔海绵状，体积不变，易溶于水而复原，最大程度降低了干燥时物质的理化特性的改变（图 3-11）。

冻干共分三个过程：①预冻过程；②升华干燥过程；③解析干燥过程。预冻是

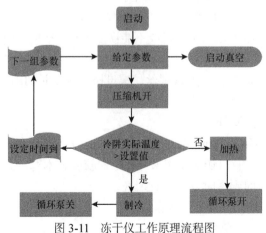

图 3-11　冻干仪工作原理流程图

冻干的第一步,预冻速率、预冻温度和预冻时间是影响后续过程的主要因素。升华干燥阶段也要考虑三方面要素,即产品中的温度分布、升华时的温度限制及升华速率。解析干燥过程的时间长短主要取决于下列因素。①产品的品种,产品的最高许可温度较高可相应缩短解析时间。②残余水分含量要求,要求参与水分含量低的产品干燥时间长,相反则时间短。③冻干仪的性能,真空度高、冷凝器降温强度高则性能好,解析干燥时间可以短些。

【结构组成】

冻干仪由电器仪表控制系统、真空系统、制冷系统、加热系统所组成。主要部件有加热/冷却装置、凝结器干燥箱、真空泵、冷冻机组等(图 3-12)。它们之间用管道依次连接,形成一个密闭的系统,制冷剂在系统中不断地循环流动,发生状态变化并与压缩空气和冷却介质进行热量交换。

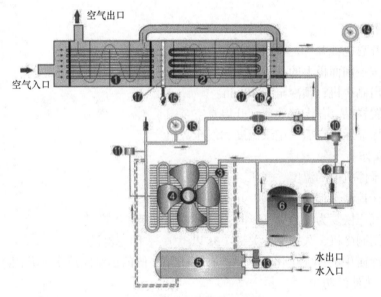

图 3-12　冻干仪结构示意图

1. 热交换器(热空气/冷空气);2. 蒸发器;3.冷凝器(风冷);4. 风机;5. 冷凝器(水冷);6. 冷媒压缩机;7. 储液瓶;8. 干燥过滤器;9. 毛细管;10. 热气旁通阀;11. 高压开关;12. 高低压开关;13. 水量调节阀;14. 冷媒低压阀;15.冷媒高压阀;16.排水器;17.冷凝水分离器

制冷压缩机将蒸发器内的低压(低温)制冷剂吸入压缩机汽缸内,制冷剂蒸汽经过压缩,压力、温度同时升高;高压、高温的制冷剂蒸汽被压至冷凝器,在冷凝器内,温度较高的制冷剂蒸汽与温度比较低的冷却水或空气进行热交换,制冷剂的热量被水或空气带走而冷凝下来,制冷剂蒸汽变成了液体。这部分液体再被输送至膨胀阀,经过膨胀阀节流成了低温、低压的液体并进入蒸发器;在蒸发器内低温、低压的制冷剂液体吸收压缩空气的热量而汽化(俗称"蒸发"),而压缩空气得到冷却后凝结出大量的液体水;蒸发器中的制冷剂蒸汽又被压缩机吸走,这样制冷剂便在系统中经过压缩、冷凝、节流、蒸发这样四个过程,从而完成了一个循环。

在冻干仪的制冷系统中,蒸发器是输送冷量的设备,制冷剂在其中吸收压缩空气的热量,实现脱水干燥的目的。压缩机是心脏,起着吸入、压缩、输送制冷剂蒸汽的作用。冷凝器是放出热量的设备，将蒸发器中吸收的热量连同压缩机输入功率转化的热量一起传递给冷却介质（如水或空气）带走。膨胀阀/节流阀对制冷剂起节流降压的作用，同时控制和调节流入蒸发器中制冷剂液体的数量，并将系统分为高压侧和低压侧两大部分。药品在冻干仪中预冻存在两种方式：一种是制品与干燥箱同时降温；另一种是待干燥箱搁板降温至−40℃左右，再将制品放入。前者相当于慢冻，后者则介于速冻与慢冻之间，因而常被采用，以兼顾冻干效率与产品质量。此法的缺点是制品入箱时，空气中的水蒸气将迅速地凝结在搁板上，而在升华初期，若板升温较快，由于大面积的升华将有可能超越凝结器的正常负荷。此现象在夏季尤为显著。

样品的冻结处于静止状态。经验证明，过冷现象容易发生致使制品温度虽已达到共晶点，但溶质仍不结晶。为了克服过冷现象，制品冻结的温度应低于共晶点以下一个范围，并需保持一段时间，以待制品完全冻结。

【操作方法】

1. 开机操作

（1）打开总电源开关，气压状态为 1 个大气压。

（2）长按控制面板上的开关键（3s 以上），显为温度冷阱实际温度。

（3）开启制冷机，预冷至少 30min。

（4）放置样品，盖上玻璃罩，开启真空泵。

（5）气压显示稳定后，记录温度和气压数值。

2. 停机操作

（1）记录停机前的温度、气压。

（2）按住控制面板的充气阀，并立即关闭真空泵。

（3）当气压恢复为 1 个大气压时，开启玻璃罩，取出样品。

（4）关闭制冷机，久按总开关键（3s 以上），关闭总电源。

（5）等冷阱中的冰完全化成水后，打开机箱左侧的出水阀放水，并用干布清洁冷阱内壁，盖上大张滤纸防尘。

【注意事项】

1. 制备样品要尽量扩大表面积，不能含有酸碱物质和挥发性有机溶剂。

2. 制备样品冻结必须充分，如果残留有液体成分会造成气化喷射。

3. 操作时须戴保温手套防止冻伤。

4. 真空泵开启之前，拧紧出水阀，关闭充气阀。

5. 玻璃罩与橡胶圈接触面无污物且密封良好。

6. 一般情况下，该机不得连续使用超过 48h。

7. 样品在冷冻过程中，温度逐渐降低，可以将样品取出回暖一段时间后（仍处于冰冻状态），继续干燥，以缩短干燥时间。

【应用领域】

冻干仪在医药加工、生物工程、食品工业和材料科学等领域有着广泛的应用。目前大部分大型制药厂都有冻干设备。冻干工艺可以使针剂提高质量和储存期限。中药的冻干工艺也在快速发展，许多名贵中药材都可以用冻干技术加工保存。另外，冻干技术还用于血液制品、疫苗、酶、抗生素、激素等药品的生产。生化检验药品，免疫、细菌学检查药品，各组织及器官的长期保存等都可用到冻干仪。

第五节 恒温摇床和脱色摇床

一、恒温摇床

恒温摇床又名恒温振荡器、恒温振荡培养箱，是一种温度可以控制的培养箱和振荡器相结合的一种多功能的生化仪器，主要适用于各大中院校、医疗、石油化工、卫生防疫、环境监测等科研部门做生物、生化、细胞、菌种等各种液态、固态化合物的振荡培养。

【仪器原理】

恒温摇床的内部构造较为简单，主要是由电容器和电感器组成的 LC 回路，它们可以通过电场能和磁场能的相互转换产生自由振荡。另外，要维持振荡还需要具有正反馈的放大电路。LC 振荡器又可以分为变压器耦合式和三点式振荡器，很多应用石英晶体的石英晶体振荡器，还有用集成运放组成的 LC 振荡器。由于器件的参数不可能完全一致，因此在通电的瞬间两个三极管的状态就发生了变化，这个变化由于正反馈的作用越来越强烈，从而达到一个暂稳态。暂稳态期间另一个三极管经电容逐步充电后连通或者截止，状态发生翻转，到达另一个暂稳态。这样周而复始最终形成振荡。

【结构组成】

恒温摇床的基本结构分为床面、床头和机架三个主要部分（图 3-13）。

1. 床面 可用木材、玻璃钢、金属等材料制成。其形状常见的有矩形、梯形和菱形。沿纵向在床面上钉有许多平行的床条或刻有沟槽，床面由机架支承或由框架吊起。摇床的床面是倾斜的，在横向呈 $1.5° \sim 5°$ 由给矿端向对边倾斜，这样由给矿槽及冲洗槽给入的水流就在床面上形成一个薄层斜面水流。床面右上方有给矿槽，长度为床面总长度的 $1/4 \sim 1/3$；在给矿槽一侧开有许多小孔，使矿浆均匀地分布在床面上。

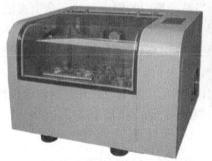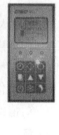

图 3-13 恒温摇床的外观

2. 机架或悬挂机构 床面的支承方式为座落式和悬挂式。座落式是床面直接与支架联结，并在支架上设有调坡装置，用来调节床面的横向坡度。悬挂式是用钢丝绳把床面吊在一架子上，床面悬在空中。通过调整钢丝绳的松紧来调整坡度。

3. 床头 由电机带动，通过拉杆连接床面，使床面沿纵向作不对称的往复运动。床面前进时，速度由慢到快而后迅速停止；在往后退时，速度由零迅速增至最大，此后组缓慢减小到零。床面产生纵向差动运动，使床面上矿粒能单向运搬。向精矿端运搬叫正向运搬，反之叫反向运搬。

恒温摇床的结构有以下特点。

（1）其外形通常为落地型卧式，外箱由冷轧钢板构成，并且在其表面采用静电喷涂工艺，内胆由优质不锈钢构成。整体美观，耐腐蚀。

（2）由高性能的单片机控制，并且采用触摸按键。面板采用大视窗蓝屏液晶，可以同时显示时钟、温度和转速；可以通过全中文人机对话形式、在线菜单式查询，观察直观并且操作简便。

（3）仪器不仅具有长期存储和记忆的功能，停电、关机、再次开机都能延续原有的工作状态，从而保证工作的连续性；而且具有超温报警功能，并且可以智能选择定时功能，从而保证实验物品的安全。

（4）可实现以 24h 为一个工作段设定任意一个温度值，并且可以连续设定不同三个工作段的温度值。

【操作方法】

1. 装入试验瓶并保持机器平衡，如果是双功能机型，先设定振荡方式。

2. 接通电源，根据机器表面的刻度设定定时时间，如果需要长时间工作，则将定时器调至"常开"位置。

3. 打开电源开关并设定恒温温度。

（1）将控制开关置于"设定"段，此时显示屏显示的温度为所设定的温度，调节旋钮，设定所需的工作温度（设定的工作温度应该高于环境温度，此时机器则开始加热，黄色指示灯亮，否则机器不工作）。

（2）将控制部分开关置于"测量"端，此时显示屏显示的温度为试验箱内空气的实际温度，显示的数字会随着箱内温度的变化而相应变化。

（3）当试验箱内的温度加热到您所需的温度时，加热会自动停止，绿色指示灯亮；当试验箱内的热量散发而低于所设定的温度时，新一轮加热又会开始。

4. 开启振荡装置，打开控制面板上的振荡开关，指示灯亮。调节振荡速度旋钮至所需的振荡频率。

5. 工作完毕后切断电源，并且将调速旋钮与控温旋钮调至最低点。

6. 清洁机器，保持机器干净卫生。

【注意事项】

1. 器具需放置在较为牢固的工作台面上，环境应清洁并且通风良好。

2. 用户提供的电源插座需要有良好的接地措施。

3. 严禁在机器正常工作时移动机器。

4. 严禁用任何物体撞击机器。

5. 严禁儿童靠近机器而发生意外。

6. 更换熔断器前应先切断电源。

7. 使用结束后需清理机器，机器内外表面不能留有水滴或者污物残留。

【应用领域】

恒温摇床是霉菌、微生物的培养及育种试验的专用恒温培养装置，也是一种多功能的生化仪器设备，广泛应用于对温度、振荡频率有较高要求的细菌、发酵、杂交和生物化学反应及细胞组织研究等，在医学、分子生物学、制药、食品、环保等研究领域有着广泛的应用。

二、脱 色 摇 床

一般来说，摇床分室温摇床和恒温摇床，室温摇床就是样品是裸露在空气中的，温度就是环境温度，主要用来做样品的摇匀，混匀等等。恒温摇床，分 5～50℃和室温＋（5～50）℃，可以设定需要的温度再进行摇摆，大多用来培养细胞（多为细菌）用的，有一定的转速（如 200r/min）与温度控制的（如 37℃），有密闭、敞开两种，相对较大些，基本上是用来发酵用的。

【仪器原理】

脱色摇床是一款可以直接放在温室内或冰箱内使用的台式振荡器，按振荡方式不同可分为回旋式、翘板式、往复式和波浪式四种，多种夹具选择，满足不同实验需求。脱色摇床主要是指跑电泳时染色、脱色，还有细胞培养等需要的，其主要就是较小，而且上面的台面一般是平的，做水平回旋（现在也有一些可以上下摇动，整体做旋转晃动，这样摇晃的均匀度和一致性比较好）；脱色摇床一般只有很低的转速，是开发性的，体积相对较小（图 3-14）。

【操作方法】

将需要振荡的容器放置在托盘上，然后接通电源，打开电源开关，根据需要调节定时旋钮，顺时针缓慢调节速度旋钮，根据需要选择振荡速度。使用完毕，先将调速旋钮调整到最小状态，再关闭电源，取下振荡的容器即可。

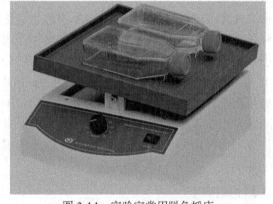

图 3-14　实验室常用脱色摇床

【注意事项】

1. 脱色摇床应该放置在通风、干燥、无腐蚀性的地方，注意对环境的保护。

2. 工作台上不能放置重物。

3. 实验后液体立即清洗和擦干。

4. 机器的工作平面不能过度平滑。

5. 使用插座的电器额定参数应不小于本机的电器额定参数，接地措施良好。

6. 切勿在阳光直射的环境中使用。

7. 调速应从低速向高速慢慢启动。

8. 机器在高速振荡时会出现移位现象，所以在使用时需有人看管。

【应用领域】

脱色摇床广泛应用于电泳凝胶分离谱带的固定，考马斯亮蓝染色和脱色时的振荡晃动，硝酸银染色的固定、染色、显影等，放射自显影实验中 X 线底片的显影、定影，电泳转移后纤维素膜的进一步处理，抗原体的反应和染色，分子杂交，细胞培养等。凡样品需要在溶液中晃动的实验均可选用脱色摇床。

第六节 超声波破碎仪和超声波清洗仪

一、超声波破碎仪

超声波破碎仪又名超声微波协同萃取仪、超声波细胞裂解仪或者超声波纳米材料粉碎机，它可以通过换能器将电能转换为声能，然后通过液体介质形成一个个密集的小气泡，这些小气泡迅速炸裂所产生的能量可以起到破碎细胞等物质的作用。

【仪器原理】

超声波是物质介质中的一种弹性机械波，它既是一种波动形式，又是一种能量形式，当达到一定剂量的超声在生物体内传播时，通过它们之间的相互作用，能引起生物体的功能和结构发生变化，即超声生物效应。

超声对细胞的作用主要有热效应、空化效应和机械效应。超声波破碎仪可以把 50/60Hz 的市电电压变换成高频电能，然后将这种高频电能输送至变换器内的压电换能器，在压电换能器中高频电能转换成机械振动。探头可以加强变换器发出的这种机械振动，并以超声波的形式传送至液体中，形成许许多多的微小气泡（空穴），这些微小气泡在负压程时膨胀，而在正压程时爆聚，这种现象被称为空化作用。空化作用可以在爆聚点附近释放出大量的能量，并且在探头端产生强大的剪切作用从而使待处理样品破碎。热效应是当超声在介质中传播时，摩擦力阻碍了由超声引起的分子震动，使部分能量转化为局部高热（42～43℃），因为正常组织的临界致死温度为 45.7℃，而肿瘤组织比正常组织敏感性高，故在此温度下肿瘤细胞的代谢发生障碍，DNA、RNA、蛋白质合成受到影响，从而杀伤癌细胞而正常组织不受影响。机械效应是超声的原发效应，超声波在传播过程中介质质点交替地压缩与伸张构成了压力变化，引起细胞结构损伤。杀伤作用的强弱与超声的频率和强度密切相关。

【结构组成】

超声波细胞破碎仪主要由超声波发生器、换能器和隔音箱三部分组成（图 3-15）。

1. 超声波发生器。由信号发生器产生一个特定频率的信号，一般应用在超声波设备中的超声波频率为 20kHz、25kHz、28kHz、33kHz、40kHz、60kHz。

2. 换能器组件。换能器组件主要由换能器和变幅杆组成。

3. 隔音箱可有效地的降低工作中所发出的噪声，保持实验室安静。

除此之外，超声波破碎仪的结构还具有以下特点。

1. 超声探头大多使用进口的钛合金材料。

2. 超声波破碎仪采用高能效的换能器，换能效率高。

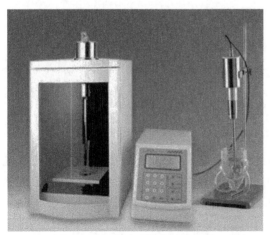

图 3-15 超声破碎仪的结构组成

3. 振幅可以自动调节，在不同的负载条件下振幅保持一致。

4. 设置有超声间歇时间，避免机器长时间超负荷工作。

5. 采用微机控制，超声功率可以连续调节。

6. 均通过集成温度控制样品温度。

7. 隔音箱均采用特殊的材料，隔音效果好。

【操作方法】

超声波破碎仪的操作步骤如下所示。

1. 打开电源开关，使超声波细胞粉碎仪指示灯亮。

2. 按下"设定"键，显示窗 1（工作/间歇）则显示"-1"，机器进入间隔时间设定状态，此时显示窗 3（温度）显示的是原始数据或"--"，按数键设定间隔时间（一般建议 1s）。

3. 按下功能键，显示窗 1 则显示"-2"，机器进入超声时间设定状态，按数键设定超声时间（一般最好 5s 以下，建议 1s）。

4. 按下功能键，显示窗 1 则显示"-3"，机器进入全程时间设定状态，按数键设定全程时间（注意此时时间单位为分钟）。

5. 按下功能键，显示窗 1 则显示"-4"，机器进入温度保护设定状态，按数键设定保护温度（通常情况下是 0～40℃）。

6. 按"设定"键结束机器设定并按"复位"键复位，按"启动/暂停"键开始超声粉碎过程，全程时间结束后显示窗闪烁跳动并自动报警停止工作。

7. 如需重复上述实验，则需先将超声波粉碎仪清零后再按下启动键。如工作中需要暂停，则再次按"启动/暂停"键。

【注意事项】

1. 超声波破碎仪在操作过程中会产生大量的热量，因此一般应该在冰浴下进行。

2. 探头末端离液面的距离一般为 10～15mm。

3. 盛放样品一般用玻璃容器，而不用其他材质的容器。

4. 超声波破碎仪的探头不能接触到容器的壁或底。

5. 样品必须为水相而不能是有机相。

6. 使用超声波破碎仪微探头时，振幅调节不得超过最高幅度的 70%，否则容易造成探头损坏。

7. 不要在变幅杆未插入液体内（空载）的时候开机，容易损坏换能器或超声波发生器。

8. 对各种样品破碎量的多少、时间长短、功率大小需要用户根据各种不同细胞摸索确定，最终选取最佳值。此仪器输出功率较大，如果选用 $\Phi 10$ 或 $\Phi 15$ 变幅杆时，应把功率调得小些，以免变幅杆负担过重而断裂（$\Phi 10 < 50\%$、$\Phi 15 < 70\%$）。

9. 变幅杆选择开关的使用：变幅杆选择开关是用来匹配不同规格的变幅杆与换能器的频率和发生器的阻抗的一致性的，如换能器组件的频率与发生器的阻抗不一致时超声波就不能工作。新仪器或新配变幅杆时，选择开关应打在对应的位置，当变幅杆磨损后可拨动开关至超声工作正常为止，此时档位与变幅杆规格不一定对应。

10. 超声仪应有良好的接地措施。

11. 在超声破碎时，由于超声波在液体中起空化效应，液体温度会升高很快，应对各种样品的温度多加注意。建议采用短时间（每次不超过 5s）的多次破碎，同时外加冰浴冷却。

12. 本机采用无工频变压器开关电源，在打开发生器机壳后切勿乱摸，以防触电。

13. 实践表明：短时间多次工作（如工作时间 1～4s，间隙时间 2～8s）比持续长时间工作的效果要好。为防止液体发热，可以设定较长的间隙时间。另外，不间断长时间工作容易形成空载，缩短仪器的使用寿命。

【应用领域】

超声波破碎仪使用范围较广，主要由以下几个方面。

1. 生物行业　如中药、精油、天然色素、黄酮多糖、生物碱、多酚、有机酸和油脂提取等。

2. 化工行业　超声波凝胶液化，超声波乳化及匀化，超声波树脂消泡，超声波原油破乳。

3. 水处理行业　降解污染水质。

4. 石墨烯行业　石墨烯纳米颗粒的制取，石墨烯分散。

5. 食品和化妆品行业　化妆品颗粒细腻化，酒类淳化，纳米颗粒的制取。

6. 超声波生物柴油的生产　在各种化工生产中可以明显加速和强化酯交换反应及各类化学反应。

7. 实验室、高校和研究所的应用　细胞粉碎，化学搅拌与物流搅拌，产品粉碎，物质分散（悬浮液制备）和凝聚。物料混合：油水混合、化妆品生产和超声波乳化等。

二、超声波清洗仪

超声波清洗机是利用超声波在液体中的空化作用、加速度作用及直进流作用对污物进行直接的和间接的作用，使污物层被分散、乳化、剥离而达到清洗目的。随着清洗行业的不断发展，越来越多的行业和企业运用到了超声波清洗仪。

【仪器原理】

众所周知，我们人耳所能听到的声音是频率介于 20～20 000Hz 的声波信号，而当声波的频率高于 20 000Hz 时，称为超声波。声波的传递是依照正弦曲线纵向传播的，即一层强波一层弱波依次传递，当弱的声波信号作用于液体时，会对液体产生一定的负压，使液体内部形成许多微小的气泡，而当强的声波信号作用于液体时，则会对液体产生一定的正压，使液体中形成的微小气泡被压碎。

研究证明：当超声波作用于液体时，液体中每个气泡的破裂都会产生能量极大的冲击波，相当于瞬时产生几百度的高温和高达上千个的大气压，这种现象被称为"空化效应"。而超声波清洗正是利用液体中气泡破裂所产生的冲击波来达到清洗和冲刷物体内外表面的目的。

超声波清洗机可以通过换能器将高于 20 000Hz 的超音频信号转换成高频机械振荡并传入清洗液中，超声波在清洗液中疏密相间地向前辐射，使液体流动产生数以万计的微小气泡并迅速破裂。这些微小气泡的破裂形成超过 1000 个大气压的瞬间高压，连续不断地瞬间高压就像一连串小"炸弹"不停地轰击物体表面，使物体表面及缝隙之中的污垢迅速脱落，达到快速清洗的效果。

【结构组成】

超声波清洗机主要由以下几部分组成（图 3-16）。

1. 超声波系统 包括换能器和超声波发生器。

（1）换能器：采用特种耐高温、耐振动、高黏度的树脂胶并用特殊的方法加以固定，不容易脱落，还可以耐受 100～150℃的高温。

（2）超声波发生器：大功率超声波发生器主要由超音频 IGBT 电子器件构成。

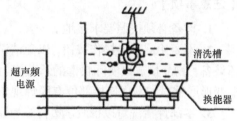

图 3-16 超声波清洗仪的结构组成

2. 加热及温度控制系统 加热器通常采用不锈钢管材制成，可以耐酸碱。加热的目的是将清洗剂加热以增加清洗机的洗涤效果。温度可以自动控制，并且在适当范围内可以随意调整。

3. 清洗槽 一般采用不锈钢材料，并且经氩弧焊焊制而成，槽体上设置有排渣检修口、保温隔声层等，并且保证水位至少应高出换能器盒 200mm 以上。

4. 槽液循环过滤系统 在该系统中设有过滤器，可以对槽液进行动态过滤，以维持槽液的清洁度。当工件出槽时，经过过滤的液体流经槽体上部的喷淋环节可以对工件进行一次冲洗，以便冲掉工件出槽时表面黏附的油污，以避免其对下道槽液造成污染。

5. 输送系统 可以根据被清洗工件的形状、体积、批量等确定超声波清洗机的输送方式及控制方式。

6. 喷淋漂洗系统 根据被清洗工件的表面状况，部分清洗机配备喷淋漂洗工序，将超声波清洗和喷淋清洗有机地结合起来。

7. 烘干系统 根据被清洗工件的状况，有的清洗机配备烘干系统，烘干系统主要由加热器、风机、吹风喷嘴等组成，温度可以自动控制。

【操作方法】

1. 检查 检查所有连接线（包括外电源线）是否连接正确及所有进排水管道是否连接牢固。

2. 加液 打开进水阀给清洗槽添加清洗液，并使清洗槽液面深度至溢流口。设备运行过程中要勤检查液位，液体不足时要随时补充。液位不足时严禁开启加热或者超声。另外，液体中不能含有强酸、强碱等腐蚀性成分。

3. 加热 打开总电源开关，将清洗温度设置为 55℃，按"加热"键开始加热。

4. 预处理 清洗之前可以先用竹刀等将零部件表面的污垢（如防尘罩表面的尘土、缸体类的零件外壳曲线变化处的油泥）简单清洁一下，以便延长清洗液的使用寿命。超声波能够进行精密清洗，但其对泥类的污物处理能力较弱，故预处理中，应尽量将黄泥或稀泥类的污物去除。

5. 物体摆放 应尽量使物体均匀分布，避免相互重叠。物体应轻轻放入槽内。

6. 清洗 物体摆放完毕后将温度调至设定范围内，开启超声启动开关进行清洗。

7. 取件 清洗完毕后按"超声波停止"按键停止超声并取出工件，如果有二次污染需用饮用水冲洗。

8. 停机 清洗完成后应停止一切功能,然后关闭电源开关。长期不用时应放掉清洗液,并且关闭总电源。

【注意事项】

1. 设备必须按照要求接地。

2. 不要用湿手去操作按钮,以免清洗液浸入电位器内部,造成该机无法正常工作或损坏设备。物品摆放以实际料框的承载能力为准,不能因为清洗数量增加盲目摆放而导致料框变形严重。如发现连接部位有脱焊现象,应该立即补焊处理。

3. 零部件清洗对以橡胶、塑料等为原料制成的配件没有明显的老化作用,但表面喷有调和漆或者漆面不可损伤的零部件,应慎放清洗池内。不耐高温及怕水浸入的零件(如车载各种传感器)不能放入池内清洗。

4. 每次加水,必须加到液面要求(液体深>40cm);请勿将沸水直接加入清洗槽内,防止产生连锁损坏。超声波清洗工作过程中不可进行空气搅拌。没有液体时切勿启动超声波或者加热。操作过程中如果出现异常必须暂停,排除故障后方能继续运行设备。

5. 控制柜需放在通风干燥位置,如果因为意外而内部进水,应立即断电。确保干燥无异常后方可再次开机。电气设备如果损坏应严格按照电气原理图接线或者更换,不能随意更换接线方式,电气元件需更换尽量更换同型号配件。

6. 无电工操作上岗证不准检修或者擅动控制柜中的任何元件。

【应用领域】

超声波清洗应用范围较广,广泛应用于表面喷涂处理行业、机械行业、电子行业、医疗行业、半导体行业、钟表首饰行业、光学行业、纺织印染行业等,具体如下所示。

1. 表面喷涂处理行业清洗的附着物主要有机械切屑、油、磨料、抛光蜡 电镀前进行的清除积炭、氧化皮、抛光膏等;除油除锈;离子镀前清洗和磷化处理;金属元件表面的活化处理等。不锈钢刀具、不锈钢抛光制品、刀具、餐具、灯饰、锁具、首饰的喷涂前处理、电镀前的清洗。

2. 机械行业 清洗的附着物主要有切削油、尘埃、磨粒、指纹、铁屑。

3. 量具的清洗 机械零部件的除油除锈;发动机零件、发动机、变速箱、减振器、油嘴、轴瓦、缸体、化油器、阀体及汽车零件及底盘漆前除油、除锈、磷化前的清洗;活塞配件、过滤器、滤网的疏通清洗等。精密机械部件、压缩机零件、照相机零件、五金零件、轴承、模具,尤其在铁路行业,对列车车厢空调的除油去污、列车车头各部件的除锈、防锈、除油均非常适合。

4. 医药行业(清洗的附着物主要有尘、血液、指纹、明胶、血渍、蛋白;医药研发中化学合成振荡溶解等) 玻璃容器、注射器、滴管、手术器械、研究实验用具、牙科用具、食管镜、直肠镜、气管支镜、显微镜的消毒、清洗等。

5. 半导体行业(清洗的附着物主要有尘、血液、血渍、明胶、指纹、蛋白) 半导体晶片的高清洁度清洗。

6. 钟表首饰行业(清洗的附着物主要有油漆、油脂、清漆、染料、尘埃、塑胶残留物、指纹) 清除灰尘、氧化层、装饰品、抛光膏、贵金属、计器、表针、表带、表壳、数字盘、油泥等。

7. 光学行业（清洗的附着物主要有清漆、油漆、油脂、锈、染料、塑胶残留物、指纹、尘埃）玻璃镜片、望远镜、树脂镜片、相机镜头、显微镜、棱镜、镀膜玻璃、透镜等光学制品的镀膜前后及装配前工序间清洗；在光电行业主要应用于 ITO 导电玻璃、LCD 基板清洗、液晶片封装后残留液晶清洗。

8. 纺织印染行业（清洗的附着物主要有指纹、染料、尘、塑胶残留物、油墨、橡胶残渣）对喷丝板、拉丝板，纺织锭子、纤维丝（不锈钢丝、镍丝、铜丝等）进行除油去污。

9. 其他行业（清洗的附着物主要有汗渍、手垢、指纹、尘埃）印章、号牌、硬币高级陶器、银制品、金制品、银行磁卡等。

第七节　鼓风干燥箱

电热鼓风干燥箱又名"烘箱"，分为鼓风干燥和真空干燥两种，鼓风干燥就是通过循环风机吹出热风，保证箱内温度平衡，真空干燥是采用真空泵将箱内的空气抽出，让箱内大气压低于常压，使产品在一个很干净的状态下做试验，是一种常用的仪器设备，主要用来干燥样品，也可以提供实验所需的温度环境。鼓风干燥箱，电热鼓风干燥箱、电热恒温鼓风干燥箱、台式鼓风干燥箱、立式鼓风干燥箱、高温鼓风干燥箱等均属于此类。

【仪器原理】

鼓风干燥箱主要区分于箱体的结构与温度控制的高低。根据箱体的结构，我们可以将鼓风干燥箱分为台式鼓风干燥箱与立式鼓风干燥箱；根据温度的高低，我们可以将鼓风干燥箱分为电热恒温鼓风干燥箱与高温鼓风干燥箱。高温鼓风干燥箱采用进口多个大功率风机，双风道式热循环系统，以不锈钢高温电加热器通过风循环，快速加热工作室内。工作室采用镜面不锈钢和超保温高质棉，可使箱体的温度最高达到 600℃的高温，广泛用于高温干燥特种材料、工件加温安装、材料高温试验、化工原料的反应处理。超高温烘箱以更高的工作温度，高温干燥特种材料、工件加温热处理、材料高温试验等。电热恒温鼓风干燥箱采用空气调节方式，强制内循环通风，平衡调温。箱体的背部装有进风口和排风口，以达到箱内气压的平衡。干燥箱采用 PT100 铂电阻温度传感器，数显温度调节仪进行温度控制，控温灵敏、操作简便、性能可靠，数字直接显示出工作温度，直观易读。干燥箱广泛用于试样的烘熔、干燥或其他加热用，最高工作温度为 300℃，温度精度可达±0.1℃。电热恒温鼓风干燥箱适合测定煤中水分、烘干物品、干燥热处理及其他加热之用。

【结构组成】

鼓风干燥箱的主要结构如图 3-17 所示。

1. 电热鼓风干燥箱箱体结构

（1）箱体采用数控机床加工成型，箱门采用侧面开方式，操作容易。

（2）内胆采用 SUS304 不锈钢板，外壳为 A3 板喷塑处理，光洁、美观。

（3）箱门闭合松紧能调节，整体成型的硅橡胶门封圈，确保箱内高度。

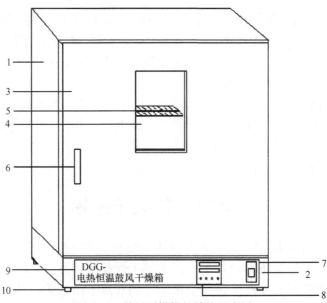

图 3-17　鼓风干燥箱的结构示意图

1. 箱体；2. 控制面板；3. 箱门；4. 观察窗；5. 搁板；6. 门拉手；7. 电源开关；8. 温度控制器；9. 铭牌；10. 箱脚

2. 电热鼓风干燥箱控制执行系统

（1）温度控制器采用触摸按键、数显 LED 显示、PID 智能控制仪表。

（2）Pt100 铂电阻测温传感器。

3. 电热鼓风干燥箱保护系统

（1）整机保护系统由超温保护及报警装置构成。

（2）执行元器件及试件的调试。

【使用方法】

1. 把需干燥处理的物品放入干燥箱内，关好箱门。

2. 把电源开关拨至"1"处，此时电源开关亮，显示屏有数字显示。

3. 按温度控制器操作说明，设置需要的工作温度和工作时间（工作时间可以不设置）。

4. 设备会自动运行需要的工作条件，使用结束后关闭电源开关，取出物品。

5. 如果运行温度过高（一般高于 70℃），务必等到设备冷却以后，再取出物品。

6. 温度控制器使用说明。

（1）温度设置

1）在正常工作状态下，按一下 SET 键，进入温度设定状态，此时 PV 显示屏显示 SP，SV 显示屏第一位闪烁。

2）按移位键将闪烁位移至所需设定位。

3）按减键或者加键将数字调至所需值。

4）按两下 SET 键，仪表恢复到正常工作状态，温度设置完成，仪表按新的设定值运行。

（2）定时功能

1）在正常工作状态下，按两下 SET 键，进入定时设定状态，此时 PV 显示屏显示 ST，SV 显示屏显示 0 并闪烁。

2）按移位键将闪烁位移至所需设定位。

3）按减键或者加键将数字调至所需值。

4）按一下 SET 键，仪表进入定时运行状态，此时运行指示灯闪烁。

5）定时功能为倒计时运行，在定时运行状态下，按一下移位键，SV 显示屏显示定时剩余时间。

6）定时剩余时间归零，仪表进入定时结束状态，此时 SV 显示屏显示 End，并闪烁，同时除风速指示灯以外的所有指示灯均熄灭。

7）在定时结束状态下，按一下 SET 键，仪表恢复到正常工作状态。

8）在定时结束状态下，由于仪表温度控制部分停止工作，PV 显示屏显示的测量值会下降到环境温度，此为正常现象。

9）如果无需使用定时功能，请务必将定时时间设置为零。

10）定时功能运行过程中，如发生意外断电，重新上电后，定时剩余时间自动归零。本设备的定时范围：1～9999min 或 1～9999h。

【注意事项】

1. 干燥箱用于试样的烘熔、干燥或其他加热用。最高工作温度为300℃。干燥箱在环境温度不大于40℃，空气相对湿度不大于85%条件下工作。

2. 用专用的插头插座并用比电源线粗一倍的导线接地。使用前检查电气绝缘性能并注意有否断路、短路及漏电现象。

3. 箱上放入温度计，打开电源调节温控旋钮到设定温度，至交流接触开关刚好断开时检查温度计的读数与设定值是否相符，如果有出入则进行微调，直至恒温温度符合设置温度。

4. 该箱应放在室内水平处，打开顶部或底部排气孔排除箱内湿气。

5. 试品钢板最大平均负荷为 15kg，放置切勿过重、过密，一定要留有空隙，工作室底板上不能放置试品。

6. 此箱为非防爆干燥箱，干燥箱内严禁放入易燃、易挥发物品，以防爆炸。

7. 通上电源，绿色指示灯亮，开启鼓风开关，鼓风电机运转，开启加热电源，干燥箱即进入工作状态。

8. 工作时，箱门不宜经常打开，以免影响恒温场。

9. 本设备无超温保护装置，故工作时应有专人监测箱内温度，一旦温度失控，应及时断电检查，以免发生事故。

10. 接上电源后，即可开启两组加热开关，先开启鼓风机开关，使鼓风机工作，再按控制仪表的按键设置所需要的温度即可。

11. 当温度升到所需的温度时，指示灯灭。刚开始恒温时可能会出现温度继续上升，此乃余热影响，此现象约半小时后会趋于稳定。在恒温过程中，借助箱内控温器自动控温，不用人工管理。

12. 恒温时可关闭一组加热开关，只留一组电热器工作，以免功率过大，影响恒温的灵敏度。

13. 应在供电线路中安装铁壳的闸刀开关一只，供此箱专用，并将外壳接地。通电前请检查本箱的电器性能，并应注意是否有断路或漏电现象。

14. 不可任意卸下侧门，扰乱或改变线路，唯当该箱发生故障时可卸下侧门，按线路逐一检查。如有重大故障，可与厂家联系。

15. 为延长电热鼓风干燥箱的使用寿命，我们必须了解电热鼓风干燥箱的日常保养知识，如下所示。

（1）打扫表面及电热鼓风干燥箱工作室灰尘，保持干燥箱干净、卫生。

（2）定期检查电热鼓风干燥箱风机运转是否正常，有无异常声音，如有立即关闭机器检查。

（3）定期检查电热鼓风干燥箱通风口是否堵塞，并定时清理积尘。

（4）定期检查电热鼓风干燥箱温控器是否准确，如不准确，请调整温控器的静态补偿或传感器修正值。

（5）定期检查电热鼓风干燥箱发热管有无损坏，线路有无老化。

（6）突然停电，要把电热鼓风干燥箱的电源开关和加热开关关闭，防止来电时自动启动。

（7）如果测试笔或电源适配器破损需要更换电源，必须换上同样型号和相同电气规格的测试笔和电源适配器。

（8）电池指示器批示电能耗尽时，不要使用仪器。若长时间不使用仪器，请将电池取出后存放。

【应用领域】

1. 立式鼓风干燥箱功率和结构较大，适用于各种产品或材料及电气、仪器、仪表、元器件、电子、电工及汽车、航空、通讯、塑胶、机械、化工、食品、化学品、五金工具在恒温环境条件下作干燥和各种恒温适应性试验。其中，高温电热鼓风干燥箱供工矿企业、医疗机构、科研单位、大专院校等用于高温干燥特种材料、工件加温安装、材料高温试验、化工原料的反应处理、烘焙、熔腊、灭菌固化。

2. 台式鼓风干燥箱采用热风循环系统由能在高温下连续运转的风机和特殊风道组成，工作室内温度均匀，广泛用于玻璃器皿的干燥；实验样本、食品、化学物质的热变性、热硬性、热软化、水分去除；生物工程中器皿、器具的干热杀菌；电子元器件的干燥、老化检测等用途。

第八节　紫外-可见分光光度计

分光光度计：指能够从含有各种波长的混合光中将每一单色光分离出来并测量其强度的仪器。根据其使用光的波长范围不同，分光光度计又可分为紫外分光光度计、可见分光光度计、红外分光光度计和全波段分光光度计。现代常用的分光光度计通常将紫外分光光度计和可见分光光度计合并在一起，称为紫外-可见分光光度计。

【仪器原理】

1. 仪器的设计原理　光照射到物质可发生折射、反射和透射，一部分光会被物质吸收。不同的物质会吸收不同波长的光。改变入射光的波长，并依次记录物质对不同波长光的吸收程度，就得到该物质的吸收光谱。每一种物质都有其特定的吸收光谱，因此可根据物质的吸收光谱来分析物质的结构、含量和纯度。紫外-可见分光光度计的工作原理遵循朗伯-

比尔定律。朗伯-比尔定律是分光光度法的理论基础。

物质的吸收光谱是指当物质与光相互作用时，物质中的分子和原子在吸收了光中某些特定波长的能量后可能级跃迁。由于物质的分子、原子和空间结构的差异，不同物质对光能量的吸收各不相同，每种物质都有其固定的吸收光谱曲线。通过测定不同物质在紫外-可见光区的特征性吸收峰，可实现对物质的定性分析、定量分析和结构分析（图 3-18）。紫外-可见分光光度计正是依据朗伯-比尔定律和物质的吸收光谱特点所设计的一种检测仪器，是制药行业、药物分析和化学实验室最常用的分析仪器。

设入射光强度为 10，当透过浓度为 c、液层厚度为 b 的溶液后，透射光强度为 I，透射光强度与入射光强度的比值称为透光度，也叫透射率，以 T 表示。当液层厚度 b 或溶液浓度 c 按算术级数增加时，透光度 T 按几何级数减少，数学表达式为

$$T = \frac{I}{I_0} = 10^{-kbc}$$

式中，k 为比例常数。

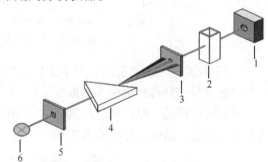

图 3-18　紫外-可见光分光光度计原理图
1. 检测器；2. 样品池；3. 出口狭缝；4. 色散元件；5. 入射狭缝；6. 光源

在光谱分析中，常常用吸光度表示溶液对入射光的吸收程度。吸光度与透光度的关系是吸光度等于透光度的负对数，用 A 表示吸光度，有下列公式关系。

$$A = -\lg T = -\lg \frac{I}{I_0} = \lg \frac{I}{I_0} = \lg \frac{1}{T} = kbc$$

该公式表明，当用一束单色光照射吸收溶液时，其吸光度与液层厚度及溶液浓度的乘积成正比，此即朗伯-比尔定律。在朗伯-比尔定律中，比例常数 k 称为吸光系数。如果溶液浓度以物质的量的浓度表示时，此常数称为摩尔吸光系数（ε），它表示在一定波长下测得的液层厚度为 1cm、溶液浓度 c 为 1mol/L 时的溶液吸光度值。如果溶液浓度以质量体积比表示时，此常数称为比吸光系数（a），它表示当溶液浓度为 1g/L、液层厚度为 1cm 时，在一定波长下测得的吸光度值。摩尔吸光系数 ε 和比吸光系数 a 可相互换算。

2. 紫外-可见分光光度计的分类　紫外-可见分光光度计可以按仪器的使用光波长分类，也可按仪器的光学系统分类。按使用波长分类可分为紫外分光光度计（0.1~200nm）；可见分光光度计（360~800nm）；紫外-可见分光光度计（200~1000nm）；紫外-可见-红外分光光度计（200~2500nm）等。按光学系统分类可分为单光束分光光度计；双光束分光光度计；双波长分光光度计；双波长-双光束分光光度计；动力学分光光度计等。根据目前分光光度计的应用情况，主要介绍单光束、双光束和双波长等三种分光光度计。

（1）单光束分光光度计：是一类结构简单，使用、维护比较方便，应用广泛的分光光度计。其设计原理和结构具有以下特点：①单光束光路，从光源到试样至接收器只有一个光通道，使用中依次对参考样品和待测试样进行测定，然后将二次测定数据进行比较、计算，获得最终结果；②只有一个色散元件，工作波长范围较窄；③通常采用直接接收放大显示的简单电子系统，用电表或数字显示；④结构简单、附件少、功能范围小，不能做特殊试样测定。

（2）双光束分光光度计：在出射狭缝和样品吸收池之间增加了一个光束分裂器或斩波器，作用是以一定的频率将一个光束交替分成两路，使一路经过参比溶液，另一路经过样品溶液，然后由一个检测器交替接收或由两个检测器分别接收两路信号，这是目前国内外使用最多、性能较为完善的一类分光光度计。双光束分光光度计结构示意图见图 3-19。

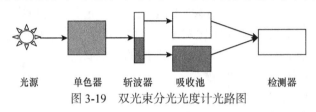

光源　　单色器　　斩波器　吸收池　　　　　　检测器

图 3-19　双光束分光光度计光路图

（3）双波长分光光度计：基本工作原理是从同一光源发出的光被分为两束，分别经两个单色器分光后得到两束不同波长（λ_1，λ_2）的单色光，经切光器使两束光以一定频率交替照射同一样品，然后经过检测器显示出两个波长下的吸光度差值（$\Delta A = A\lambda_2 - A\lambda_1$）。双波长分光光度计结构示意图见图 3-20。

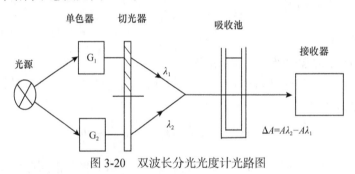

单色器　　切光器　　　　　　　吸收池

光源　　　　　　　　　　　　　　　　　　接收器

G_1　　　　　　　　λ_1

　　　　　　　　　　λ_2

G_2　　　　　　　$\Delta A = A\lambda_2 - A\lambda_1$

图 3-20　双波长分光光度计光路图

只要 λ_1、λ_2 选择适当（被测物在一个波长上有最大吸收峰，在另一个波长上没有吸收或很少吸收；而非被测物在两个波长上的吸收是相同的），ΔA 就是消除了非特征性吸收干扰（即扣除了背景吸收）的吸光度值。双波长分光光度计不用参比溶液，只用一个待测溶液，能较好地解决由于非特征吸收信号（如试样的浑浊、吸收池与空气界面及吸收池与溶液界面的折射差别等）影响而带来的误差，大大提高检测的准确度。

【结构组成】

紫外-可见分光光度计具有灵敏和准确的特点，仪器价格便宜，操作简单。常用紫外-可见分光光度计由光源、单色器、吸收池、检测器和信号显示系统五大部分组成。

1. 光源　分光光度计的光源需要具备光照稳定、光强度足够、可连续辐射等特点。根据上述条件，常用光源分为热辐射光源和气体放电光源两类，近年来还出现能够对染料进行调谐的激光光源。热辐射光源常用钨灯和卤钨灯，波长为 400～1000nm，用于可见光区，气体放电光源常用氢灯和氘灯，波长 200～400nm，用于紫外区。

2. 单色器　由入射狭缝、出射狭缝、色散元件和准直镜等部分组成，是用来将光源产生的复合光源分解成为高纯度单色光束的装置。狭缝和透镜系统用于控制光的方向，色散元件作为单色器的核心元件，决定单色器质量的高低。棱镜和光栅是常用的色散元件。

（1）单色光的产生：紫外-可见分光光度计所用的光源，发射光的光谱是连续的光源。

而被测物质所需要的光是单色光，需要在连续的光谱中分离出单一波长的单色光。单色光是由单色器产生的，用于分光光度计上的单色器主要有棱镜单色器和光栅单色器两种。棱镜单色器的分光原理是光的折射原理，不同波长光的折射率不同，当一束平行的混合光进入棱镜单色器后就会按波长顺序分解成各种单一波长的单色光，根据需要选择不同波长的光。光栅单色器是利用光的衍射和干涉原理进行分光的。

（2）颜色互补光：如果将两种颜色的单色光按一定的强度比例混合可以成为白光，这样的两种光互称为互补光。紫外-可见分光光度计的可见光谱分析要求被测溶液的颜色与所用的单色光互补，以求达到溶液对光的最大吸收。在某些方法学研究中要预先测定某种溶液的最大吸收光的波长。

3. 吸收池　又称比色皿或比色杯，是用来盛放标准溶液、待测溶液和决定透光液层厚度的器件。根据材质分为玻璃和石英两种，石英比色杯可透过紫外光、红外光和可见光，用于紫外区的检测，而玻璃比色杯由于可吸收紫外光，只能用于可见光区的测量。

4. 检测器　作用在于检测透过比色杯的光信号，并将之转变为电信号，因此又被称为光电转换器。一般常用光电管和光电倍增管作为检测器，其中，光电倍增管更加灵敏，可用于对较弱信号的检测。近期还使用电荷耦合器件（charge coupled device，CCD）作为检测器，其光电转换效果更佳。

5. 信号显示系统　用于将检测器检测到的电信号转化为数字显示。早期的信号显示装置用电流表显示，有直读检流计、自动记录和数字显示装置等。而较高级的光度计会配备微型处理机、荧光屏显示和记录仪，直接显示图谱和操作条件，更方便直观。

【操作方法】

1. 打开仪器电源开关，进行仪器自检，仪器预热至少 30min。

2. 仪器自检结束后，设置透光率（T 值）分别为 100% 和 0。打开样品室盖子 T 为 0，关上样品室盖子 T 为 100%。反复调整至打开和关闭状态下 T 值恒定为 0 和 100% 为止。

3. 根据实验目的选择测量方式，如需要测量某样品在 270nm 处的吸光度，利用旋钮或波长设置键将波长设置在 270nm 处。

4. 用标准溶液反复润洗比色皿，倒入不同浓度的标准溶液。

5. 打开样品室盖，将盛有溶液的比色皿分别插入比色皿槽中，盖上样品室盖。一般情况下，标准溶液固定放在样品架的第一个槽位中。

6. 将盛有标准溶液的比色皿推入光路中，关上样品室盖，根据读数绘制标准曲线。

7. 取出比色皿，先用蒸馏水清洗三次，倒扣在滤纸上晾干，分别倒入待测溶液和空白溶液，关闭样品室盖并读数。

8. 对照标准溶液绘制的标准曲线得出待测溶液的浓度。

9. 如为检测某一溶液的吸光度，则在第三步不需设置特定的吸光度。

【注意事项】

1. 开机自检前确认仪器样品室内无异物，防止自检时出现仪器故障。

2. 操作仪器，如打开和关上样品室盖时要动作轻缓。

3. 根据被测样品的性质选择测试波长，400～1000nm 波长范围内的样品选用玻璃皿，

200～400nm 波长范围内的选用石英皿。

4. 比色皿在每次使用前需先用蒸馏水清洗干净，再用被测样品清洗一次，减少测量误差。

5. 将测试样品倒入比色皿时需动作轻缓，防止样品中出现气泡，皿内溶液高度不应低于比色皿高度的 1/2。

6. 比色皿透光部分表面可用擦镜纸擦拭干净，不能残留污渍，手持比色皿毛面，减少光面的磨损，否则会影响测试准确率。

7. 需使用与仪器相匹配的比色皿，否则会影响样品测试的精确性。

8. 实验结束后用蒸馏水清洗比色皿，倒置晾干，如有残留，可先用有机溶剂清洗，再用蒸馏水清洗。

9. 禁止在仪器表面操作样品，如有液体弄脏样品室，需及时并彻底清洁。

10. 光吸收值为 0.2～0.8 时为线性关系，当光吸收超过 1.0 以上时需将待测液稀释后进行测定。

11. 分光光度计准确性的影响因素如下所示。

（1）单色光不纯的影响：光的吸收定律只是在入射光为单色光的条件下成立，通常所指的单色光是指有一定谱带宽度的光谱。由于单色器的类型和质量不同，得到的单色光纯度不同，加上使用中狭缝宽度调节不当，都可造成入射光的单色性不纯。各种原因引起的单色光不纯都可使仪器读数不准，造成分光光度计的测量误差。

（2）杂散光的影响：杂散光会严重影响检测准确度。有两种原因引起的杂散光对检测结果具有较大影响：①仪器中光学、机械零件的反射和散射等原因使所采用的测定波长的光偏离正常光路，在不通过样品的情况下直接照射到单色器，这种杂散光波长与测定波长相同；②由仪器的光学系统设计制作缺陷引起的杂散光，如不必要的反射面、光束孔径不匹配、光学元件表面的擦痕、光学系统的像差、不均匀色散及由于机械零部件加工不良、位置错移、仪器内壁防眩黑漆脱落等。

（3）吸收池的影响：吸收池的质量不好或使用保管不当，吸收池不配套，透光面被污染上油污、指纹、沉淀，吸收池与光路不垂直等原因，都可影响检测结果的准确性。

（4）电压、检测器负高压波动的影响：仪器电源电压波动过大，超过了仪器的稳压范围或稳压器质量不好，都可引起光源电压、检测器负高压波动，造成光源光强波动和检测器噪声增大，使检测结果准确度降低。

（5）仪器狭缝宽度的影响：分光光度计单色器分出来的单色光是通过狭缝截获而得到的，如果狭缝的质量不好或者开得太大，所截获的单色光波长的单一性就差，杂波就会与测定波长一起进入吸收池，干扰测定，引起测定误差。

（6）背景吸收的影响：待测样品中存在着一些杂质，在待测样品所测定的波长有较大的吸光度，造成背景吸收，使待测物质的吸光度增加或引起待测物质的吸收光谱相重叠。

（7）其他因素的影响：吸光度读数刻度误差、仪器安装环境（如振动、温度变化）、化学因素（如溶液的 pH、荧光、溶剂效应）等也会影响检测结果的准确性。

【应用领域】

紫外-可见分光光度计的应用范围非常广泛，因可对多种物质进行定量分析、定性和结构分析，被广泛用于食品卫生安全检测、药品分析、石油油品分析、环境中有害物质检测、饲料工业检测、水产品质量控制、农药及其残留物分析等。例如，在食品行业，紫外-可见分光光度计除了可检测食品中的成分是否含有有害添加剂，确保食品安全，还可以对食品色泽进行定位，使食品颜色更符合生产要求。在生物和制药等行业，利用紫外-可见分光光度计可测量核酸或药物浓度。随着科技的不断进步，作为实验室常规仪器的紫外-可见分光光度计可能会在更多的领域得到应用。

第九节　制冰机和超低温冰箱

一、制　冰　机

制冰机是一种以水载体，用制冷系统制冰的机械设备。过程是将水通过蒸发器，由制冷系统制冷剂冷却后生成冰。根据蒸发器的原理和生产方式的不同，生成的冰块形状也不同。人们一般以冰块形状将制冰机分为颗粒冰机、片冰机、板冰机、管冰机、壳冰机等，可用于冷却、食用和人造场景等方面。

【仪器原理】

通过补充水阀门，水自动进入一个蓄水槽，然后经流量控制阀将水通过水泵送至分流头，在那里水均匀地喷淋到制冰器表面上，像水帘一样流过制冰器的壁面，水被冷却至冰点，而没有被蒸发冻结的水将通过多孔槽流入蓄水槽，重新开始循环工作。当冰达到所要求的厚度（厚度可由操作者/用户任意选择），将压缩机排出的热气重新引回制冰器夹壁内，取代低温液态制冷剂。这样在冰和蒸发管壁之间就形成了一层水的薄膜，这层水膜将在冰靠重力的作用自由地落进下面的槽中时，起到润滑的作用。这层水膜使冰块脱离开蒸发器，冰块靠重力的作用自由地落进下面的储冰槽中时。而在采冰周期中所产生的水将通过多孔槽回到蓄水槽中，这样也防止了湿冰被机器排出（图3-21）。

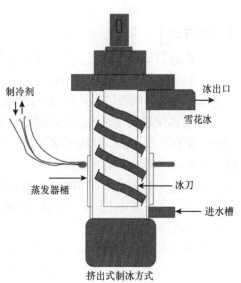

图3-21　制冰机原理示意图

制冰过程有上水、制冰、脱冰、冰满自停四个过程。接通电源后，上水阀打开，水通过上水阀进入冰模，并进入储水箱，水满后且蒸发器温度低于温度传感器设定值，上水阀关闭，进入制冰过程，水经过水泵加压后通过喷淋嘴喷向制冰模组，形成冰块后进入脱冰过程。此时电磁阀动作，制冰模组加热后冰块脱落至储冰室，脱冰结束后进入下一轮制冰循环。如此循环直至冰满停机。当冰块取出后，制冰机自动恢复制冰。

【结构组成】

制冰机的蒸发式冷凝器主要由冰刀、洒水盘、主轴、接水盘组成，另外还有减速机、水泵等构成（图3-22）。

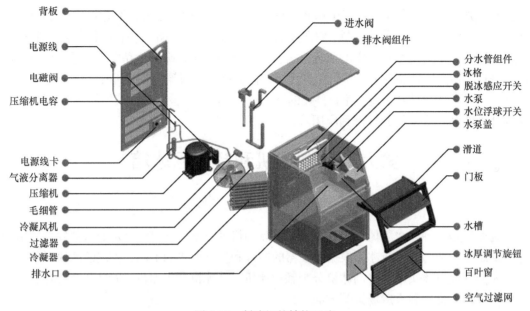

图 3-22　制冰机的结构组成

【操作方法】

1. 检查自动供水装置是否正常，水箱存水量有没有问题。

2. 接通电源，制冰机开始运转、进入制冰模式。开始时，首先水泵开始运行（水泵有一个短时间的排空气过程）约 2min 后压缩机开始启动，机器进入制冰状态。

3. 当冰块厚度达到设定的厚度时，电磁阀开始工作，水泵停止工作，热气进入蒸发器，1.5min 左右冰块掉落。冰块下落时，落冰挡板翻转磁簧开关被打开。当磁簧开关重新闭合时，机器进入再一次制冰过程。

4. 压缩机在整个制冰和脱冰过程中都不停机。当储冰桶内冰满，磁簧开关不能自动闭合时，机器自动停止工作，当取走足够的冰块，磁簧开关重新闭合后，延时 3min 后机器启动，重新进入制冰过程。

5. 冰桥厚度的调整：冰桥的厚度应为 3mm 左右，探针与蒸发器的间际应比实际的冰桥厚度厚 1.5mm 左右，顺时针旋转调节螺钉口增加冰桥厚度（螺钉旋转 1/3 圈冰桥厚度改变 1.5mm）。检查冰板探针的接线和连接支架，应保证自由转动使每个制冰过程后都能回到正确的位置。

【注意事项】

1. 制冰机不宜放置于露天环境，最好安装于安全清洁、通风良好的环境，且不要受到阳光的直射和雨淋。

2. 制冰机不能靠近热源，使用环境不能低于 5℃，不高于 40℃，以免温度过高影响冷凝器散热，达不到良好的制冰效果。

3. 制冰机应安装于平稳的平台上，并调整机器底部的地脚螺钉来保证机器放置水平，否则会导致不脱冰及运行时产生噪音。四周应留有空间，为了便于散热，机器左边右边及后空间不能小于 150mm。

4. 制冰机应使用规定的符合国家标准的独立电源，电源应确保可靠接地，并配备熔断器及漏电保护开关等，电压波动不得超过额定电压的±10%。

5. 制冰机应使用符合当地饮用水标准的水源，并安装过滤器等，以去除水中杂质，避免堵塞水管、污染水槽和冰模并影响制冰性能。水温最低 2℃，最高不超过 35℃，水压最低 0.02MPa、最高 0.8MPa。

6. 制冰机必须两个月旋开进水软管管头，清洗进水阀滤网，避免水中砂泥杂质堵塞进水口，而引起进水量变小，导致不制冰。虽然制冰机每次制冰过程结束时，都会把水槽里经过冷却过的余水排掉，以达到清洗效果，这样能有效地减少蒸发器和水循环系统内的水垢产生，但一般六个月左右，也要用制冰机清洗剂和消毒剂对分水管、水槽、储冰箱及挡水板进行清洗消毒，并漂洗干净，清洗过程中产生的冰块不能食用。

7. 长期不使用时，应清洗干净，并用电吹风吹干冰模及箱内水分，放在无腐蚀气体及通风干燥的地方，避免露天存放。

8. 搬运制冰机时应小心轻放，防止剧烈震动，搬运斜度不能小于 45℃，经过长途运输后，制冰机应放置 2～6h 后方能开机制冰。

9. 如果制冷液泄漏或电磁阀损坏关闭不严，会导致压缩机工作但不制冰。需要补漏后加制冷剂或更换电磁阀。

10. 如果除霜电磁阀损坏，机器进入脱冰程序，但冰块不脱落，此时需要更换电磁阀或外线圈。

11. 缺水灯亮，但机器不自动进水，说明管道无水，或者进水电磁阀故障。

【应用领域】

制冰机在实验室、生物医药、化工、水产品加工、肉类食品加工、蔬菜加工保鲜等领域应用广泛，生活中常用于以下方面。

1. 在水产品加工过程的应用　用于降低加工介质、清洗水、水产品的温度，防止细菌滋长，保持水产品加工过程中的新鲜。

2. 肉类产品加工过程的应用　将符合卫生标准的片冰掺入肉类搅拌，以达到降温、保鲜的目的。

3. 食品加工过程的应用　如面包生产中在搅拌或二次上奶油时，用片冰快速降温以防止发酵。

4. 超市及水产品市场的应用　在水产品摆放、陈列、包装等时起保鲜的作用。

5. 蔬菜加工过程的应用　农产品及蔬菜收获加工过程用片冰降低农产品的新陈代谢和细菌滋长速度，延长农产品和蔬菜的保鲜期。

6. 长途运输过程的应用　远洋捕捞、蔬菜运输等需要降温、保鲜的产品在长途运输中越来越广泛用片冰降温和保鲜。

7. 混凝土工程中的应用　炎热季节混凝土大范围浇注时，必须有效合理的控制混凝土的浇注温度，片冰+冷水搅拌是最有效的方式。

二、超低温冰箱

超低温冰箱又称为超低温冰柜或者超低温保存箱，是常见的科研设备之一，通常被用于血浆、生物材料、疫苗、试剂、生物制品、化学试剂、菌种、生物样本等的低温保存。

【仪器原理】

超低温冰箱一般采用二级制冷方式制冷,第一级制冷剂为 R-12(23.0oz, 1oz=28.349 523g),其设计压力高压为 400ppsi(1ppsi=6.894 76×10³Pa),低压为 90ppsi;第二级制冷剂为 R-503（8.5oz）和 R-290（0.7oz）的混合体,其设计的高低压均为 300ppsi;第二级制冷的冷凝器和第一级制冷的蒸发器是放在一起的。感温探头是热敏电阻,根据电阻值的大小（即温度的高低）可以在面板上显示不同的温度。接通电源时,如果面板显示的温度比设定的温度高,则第一级压缩机首先启动,这时第一级制冷系统开始工作,从而导致第二级制冷系统冷凝器温度下降,也就是第二级的制冷剂温度下降,几分钟之后,第二级制冷系统也开始工作,它的蒸发器位于冰箱内壁,可以使冰箱内部温度迅速下降,它的冷凝器释放的热量全部由第一级制冷系统的蒸发器吸收,而第一级冷凝器放出的热量则散发至空气中。当超低温冰箱内部温度达到设定温度时,感温探头电阻把信息传出,控制继电器断电,两级制冷系统全部停止工作。当冰箱内部温度再次升高超出设定温度时,冰箱再次重复上述过程,从而使冰箱内部温度始终保持在设定温度。

【结构组成】

超低温冰箱根据外形可分为立式超低温冰箱和卧式超低温冰箱两种。立式超低温冰箱的内箱体一般分为多个承物层,每层均设计有可独立开关的内门（图 3-23）。外箱体一般由五块冷轧钢板相互直接拼接而成,箱体内外各有 60mm 和 80mm 的聚亚氨脂泡沫材料。自动调温器为铂电阻敏感器,用于对温度的精确控制。制冷剂均采用环保型制冷剂,从而达到环保要求。

超低温冰箱的制冷系统多采用复叠式制冷,选用两台全封闭压缩机作为高、低温级压缩机使用。低温级蒸发器的紫铜管直接盘附于内箱体外侧,并用导热胶泥充填于盘管与箱壁之间,从而增加热交换效果。冷凝蒸发器为壳管式结构,内部为四管螺纹型紫铜管,采用逆流式热交换方式。

另外,超低温冰箱的低温级系统中还配有气热交换器,可以使从蒸发器出来的低压气体同进入冷凝蒸发器前的高压气体进行热交换,这样不但减少了冷凝蒸发器的热负荷,而且充分利用了热量。过滤器多采用除蜡型过滤器,其目的是有效去除冷冻油中的石蜡,以降低系统"油堵"的可能性。此外超低温冰箱根据不同的用途还可以选配一些附件。例如,温度记录仪可以便于永久记录运行参数;二氧化碳（CO_2）备用系统可以保证在特殊情况下环境的气体的正常状态;电压增压器可以保证压缩机在低压状态下仍然可以正常工作。

【操作方法】

1. 设定温度:先按"Mode"键使"Temperature"指示灯亮,然后通过"↑"、"↓"键设置冰箱的温度,再按"Enter"键确认,最后按"Mode"键使"Run"指示灯亮。

2. 高温报警温度和低温报警的设定:先按"Mode"键使"High Temperature/ Low Temperature"指示灯亮,然后再通过"↑"、"↓"键设置冰箱的高温报警温度或低温报警温度,再按"Enter"键确认,最后按"Mode"键使"Run"指示灯亮（建议:高温报警温度一般应该高于冰箱设置温度10℃,低温报警温度一般应该低于冰箱设置温度10℃）。

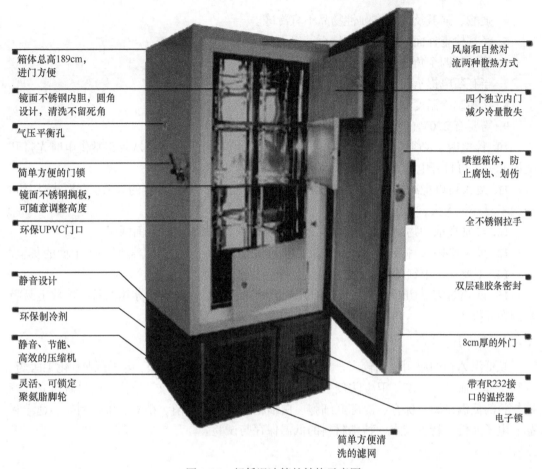

箱体总高189cm，进门方便

镜面不锈钢内胆，圆角设计，清洗不留死角

气压平衡孔

简单方便的门锁

镜面不锈钢搁板，可随意调整高度

环保UPVC门口

静音设计

环保制冷剂

静音、节能、高效的压缩机

灵活、可锁定聚氨脂脚轮

风扇和自然对流两种散热方式

四个独立内门减少冷量散失

喷塑箱体，防止腐蚀、划伤

全不锈钢拉手

双层硅胶条密封

8cm厚的外门

带有R232接口的温控器

电子锁

简单方便清洗的滤网

图 3-23　超低温冰箱的结构示意图

3. 超低温冰箱必须放置至少 24h 以上才能开始通电。

4. 空冰箱在不放入任何物品的情况下通电开机，分阶段使冰箱降温。先使冰箱降温至 -40℃，正常开停后再使冰箱降温至-60℃，正常开停后再使冰箱降温至-80℃。如果冰箱每次都可以正常开停 24h 以上，说明冰箱的性能正常。

5. 当我们确认冰箱的功能正常时才可以向冰箱内存放物品。原则上应该先存放-60℃的物品，同时不能超过箱体容量的 1/3。如果存放物品的温度高于-60℃，则需要先把冰箱的温度设定在高于物品温度的 3℃左右（即如果物品的温度为 15℃，则应该先把冰箱的温度设定为 18℃）。

6. 所有超低温冰箱均为保存设备，禁止一次性放入太多、太热的物品，否则会造成压缩机长时间持续工作，从而烧毁压缩机。物品一定要分批放入，用不同的阶梯温度降温，直至达到所需的低温。

【注意事项】

1. 室内温度应保持在 5～32℃，相对湿度应该保持在 80%左右。

2. 距离地面的距离应该超过 10cm，海拔应该在 2000m 以下。

3. 冰箱温度从＋20℃至-80℃至少需要 6h。

4. 强酸、强碱及其他腐蚀性物品不宜冷冻。

5. 经常检查外面的封闭胶条是否完好无损。

6. 落地的四个角要保持平稳、水平。

7. 当有断电提示时，需要按下停止鸣叫按钮。

8. 冰箱制冷温度一般应该设置在–60℃。

9. 需要有 220V 的恒定电压，15A 以上的恒定电流。

10. 停电时，必须关闭冰箱后面的电源开关和电池开关，等到恢复正常供电时先打开电源开关，再打开电池开关。

11. 夏天可以把冰箱的设定温度调至–70℃，注意平时不用设定的太低。存取物品时冰箱门不要开得太大，时间不宜太长。

12. 经常存取的物品放在上面两层，不经常存取的物品放在下面两层。

13. 滤网必须每月清洗一次，内部的冷凝器必须每两个月用吸尘器吸一下上面的灰尘。

14. 不要在门上锁的情况下用力开门，避免撞坏门锁。

15. 除霜时需要切断电源并且把门打开，冰霜开始融化时需在冰箱的每一层放上易吸水的布并擦干。

【应用领域】

超低温冰箱的应用范围较广，主要适用于科研院所、金属处理、电子行业、化工医药、生物工程、血站、医院、卫生防疫系统、高校实验室、军工企业等单位开展科研研究、特殊材料的低温试验、保存，冷冻红细胞、白细胞、皮肤、细菌、精液、生物制品、远洋制品、电子元件、特种胶水、特殊材料的低温保存与试验。

第四章 医学实验室各类显微镜的使用

第一节 普通光学显微镜

显微镜是人类 20 世纪最伟大的发明之一。在它发明出来之前，人类关于周围世界的观念局限在用肉眼，或者靠手持透镜帮助肉眼所看到的东西。显微镜把一个全新的世界展现在人类的视野里，人们第一次看到了数以百计的"新的"微小动物和植物，以及从人体到植物纤维等各种东西的内部构造。显微镜还有助于科学家发现新物种，有助于医生治疗疾病。

【仪器原理】

普通的光学显微镜是根据凸透镜的成像原理，要经过凸透镜的两次成像（图 4-1）。第一次先经过物镜（凸透镜 1）成像，这时候的物体应该在物镜（凸透镜 1）的一倍焦距和两倍焦距之间，根据物理学的原理，成的是放大的倒立的实像。而后以第一次成的物像作为"物体"，经过目镜第二次成像。由于我们观察的时候是在目镜的另外一侧，根据光学原理，第二次成的像是一个虚像，这样像和物才在同一侧。因此第一次成的像应该在目镜（凸透镜 2）的一倍焦距以内，这样经过第二次成像，第二次成的像是一个放大的正立的虚像，如果相对实物来说，应该是倒立的放大的虚像。

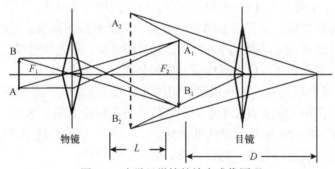

图 4-1 光学显微镜的放大成像原理

AB. 物体；A_1B_1. 物镜放大图像；A_2B_2. 目镜放大图像；F_1. 物镜的焦距；F_2. 目镜的焦距；L. 光学镜筒长度；D. 人眼正常明视距离

【结构组成】

普遍光学显微镜的结构组成可分为两个部分，即机械部分和光学部分（图 4-2）。

1. 机械部分

（1）镜座：为显微镜最下面的马蹄形铁座，其作用是支持显微镜的全部重量，使其稳立于工作台上。

（2）镜柱：镜座上的直立短柱称为镜柱。

（3）镜臂：镜柱上方的弯曲的弓形部分称为镜臂，是握镜的地方。

（4）镜筒：安装在镜臂上端的圆筒称为镜筒。镜筒长度一般为 160mm，上端安装目镜，下端连接转换器。

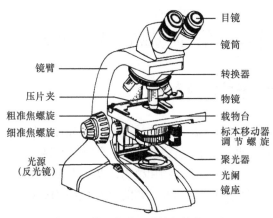

目镜

镜筒

镜臂

转换器

压片夹

物镜

粗准焦螺旋

载物台

细准焦螺旋

标本移动器
调节螺旋

光源
（反光镜）

聚光器

光阑

镜座

图 4-2 普通光学显微镜的结构组成

（5）转换器：镜筒下端的一个能转动的圆盘称为转换器，其上可以安装几个接物镜，观察时便于调换不同倍数的镜头。

（6）载物台：镜臂下端安装的一个向前伸出的平面台称为载物台。用于放置观察用的玻片标本，载物台中央有一圆孔，叫通光孔。通光孔左右两旁一般装有一对弹簧夹，为固实玻片之用。有的装有移片器，可使玻片前后左右移动。

（7）准焦螺旋：镜臂上装有两种可以转动的螺旋，能使镜筒上升或下降，称为准焦螺旋。大的螺旋转动一圈，镜筒升降 10mm，用于调节低倍镜，称为粗准焦螺旋。小的螺旋围动一圈，镜筒升降 0.1mm。主要用于调节高倍镜，称为细准焦螺旋。

2. 光学部分

（1）反光镜：是一个位于马蹄形镜座上方可转动的圆镜，用于收集光线。反光镜具两面，一面为平面镜，一面为凹面镜。平面镜使光线分布较均匀，凹面镜有聚光作用，反射的光线较强，一般在光线较弱时使用。

（2）聚光器（集光器）：位于载物台下方，由两三块透镜组成，其作用是聚集来自反光镜的光线，使光度增强，并提高显微镜的鉴别力。聚光器下面装有光圈（可变光阑），由十几张金属薄片组成，可以调节进入聚光器光量的多少。若光线过强，则将光圈孔口缩小，反之则张大。聚光器还可以上下移动，以调节适宜的光度。

（3）物镜：又称接物镜，能将观察的物体进行第一次放大，是显微镜性能高低的关键性部件。每台显微镜上常备有几个不同倍数的物镜，物镜上刻有 8×、10×、40× 等放大倍数，习惯上把 10～20 倍的物镜叫低倍物镜；40～60 倍的物镜叫高倍物镜；90～100 倍的物镜称为油镜。从形态上看，物镜越长，放大倍数越高。

（4）目镜：又称接目镜，安装在镜筒上端，其作用是把物镜放大的物体实像进一步放大。在目镜上方刻有 5×、10×、20× 等放大倍数。从外表上看，镜头越长放大倍数越低。

【操作方法】

1. 取镜和安放 右手握住镜臂，左手托住镜座。把显微镜轻轻地放在实验台上，插上电源后等待开机。

2. 开机和对光 开机后，使低倍物镜对准通光孔，物镜的前端与载物台要保持 2cm 的距离。转动反光镜，使光线通过通光孔反射到镜筒内。把一个较大的光圈对准通光孔，通过目镜，可以看到白亮的视野。

3. 样品观察 把所要观察的玻片标本放在载物台上，用压片夹压住，标本要正对通光孔的中心。转动粗准焦螺旋，使镜筒缓缓下降，直到物镜接近玻片标本为止（眼睛看着物镜，以免物镜碰到玻片标本）。左眼向目镜内看，同时反方向转动粗准焦螺旋，使镜筒缓缓上升，直到看清物像为止。再略微转动细准焦螺旋，使看到的物像更加清晰。

4. 高倍物镜的使用　使用高倍物镜之前，必须先用低倍物镜找到观察的物像，并调到视野的正中央，然后转动转换器换至高倍镜。换用高倍镜后，视野内亮度变暗，因此一般选用较大的光圈并使用反光镜的凹面，然后调节细准焦螺旋。观看的物体数目变少，但是体积变大。

5. 油镜的使用　低倍镜找出标本的范围，然后在待检部位上加香柏油，转动转换器，将油镜头置于工作位置，从侧面观察并缓慢转动粗准焦螺旋，使油镜头浸没在油滴内，当油镜头几乎接触玻片时停止转动，然后眼睛移至目镜，缓慢向上移动粗准焦螺旋（只应上升，不能下降，以免压碎标本和损坏镜头），待看到模糊物像时，再用细准焦螺旋转动至物像完全清晰为止。观察完毕，取下标本片，立即用擦镜纸顺一个方向旋转擦拭镜头上的油。若油已干，应先用二甲苯滴在擦镜纸上擦净镜头，再用另一干净擦镜纸拭去镜头上沾有的二甲苯。

6. 整理及复原　实验完毕，把显微镜的外表擦拭干净。转动转换器，把两个物镜转到两旁，并将镜筒缓缓下降到最低处，反光镜竖直放置。最后把显微镜放进镜箱里，送回原处。

【注意事项】

1. 严禁单手提取显微镜或提起显微镜摇晃，使用时务必小心稳重。

2. 标本染色或其他任何操作切勿在载物台上操作，以免染剂或其他液体流入显微镜内部或伤及镜头。

3. 观察完一种标本欲更换另一种标本时，务必将载物台下降至最低点，换好玻片后再依标准程序重新对焦，切勿直接抽换标本，以免刮伤镜头或玻片标本。

4. 更换不同倍数的物镜时，不准用手拨动镜头更换，需使用转换器更换物镜。转动转换器时务必注意物镜和标本之间的距离，以免因操作不当而刮伤物镜镜头。

5. 若需移动显微镜，务必将显微镜提起再放至适当位置，严禁推动显微镜。推动时造成的震动可能会导致显微镜内部零件的松动。

6. 使用显微镜时座椅的高度应适当，观察时应习惯两眼同时观察，且光圈大小及光源亮度皆应适当，否则长时间观察时极易感觉疲劳。

7. 严禁多圈旋转粗准焦螺旋和细准焦螺旋，严禁双手双侧反方向旋转，以免粗准焦螺旋和细准焦螺旋损坏，显微镜无法使用。

8. 用毕显微镜应将载物台下降至最低点，然后转动转换器，将物镜转到正前方，呈"八"字形。将电源线卷好，盖上防尘罩并收入存放柜中。

【应用领域】

光学显微镜的应用领域非常广泛，主要包括医疗卫生、工业现代化、国防科技、科学研究、环境保护、农业发展、文化教育和刑侦司法鉴定等领域。

1. 医疗卫生领域借助于光学显微镜用于微生物、细胞、体液变化、组织培养、悬浮体、组织结构变化、沉淀物等的观察，为医生制订治疗方案提供参考依据和验证手段，在维护患者的身体健康、疾病检查等方面的作用巨大。

2. 光学显微镜在工业生产中也是常用的检测设备，用于观察不透明和透明的物质，如金属、陶瓷、集成电路、电子芯片、印刷电路板、液晶板、薄膜、粉末、碳粉、线材、纤维、镀涂层等。同时它也是材料学、金相学、岩石鉴定等领域必不可少的检测仪器。

3. 在国防科学领域许多新型材料的研制、新产品的开发、新技术的验证、新成果的鉴定都离不开光学显微镜，其已经成为现代国防建设技术装备的重要组成部分。

4. 光学显微镜在环保检测、农业育种、病虫害防治、畜牧兽医等方面，作为重要的检测手段和保障技术被普遍采用。

5. 光学显微镜是刑侦、司法鉴定工作中不可缺少的工具，刑侦人员常常依靠显微镜来分析各种微观的罪迹，作为确定真凶的重要手段。

6. 光学显微镜是在高等学府、科研院所、工厂研发、国防科技和特殊材料研制等科研机构的科研活动中不可缺少且应用广泛的仪器设备。甚至人们的日常生活也离不开显微镜，如美容美发行业，能用显微镜对皮肤、发质等进行检测，以获得最佳的效果。

第二节　暗视野显微镜

暗视野显微镜，也叫暗场显微镜或超显微镜（ultramicroscope），是光学显微镜的一种。在普通的光学显微镜上换装上暗视野聚光器后，就转换成暗视野显微镜。

【仪器原理】

暗视野显微镜的基本原理是丁达尔效应。普通光学显微镜的照明方式是让光束透过标本后直接进入物镜，视野是明亮的。暗视野显微镜由于聚光器中央有挡光片，利用斜射照明法阻挡透过标本细节的直射光，使照明光线不直接进入物镜，只允许被标本反射和衍射的光线进入物镜。由于不将透明光射入直接观察系统，无物体时，视野暗黑；当有物体时，以物体衍射回的光与散射光等在暗的背景中明亮可见，因而视野是黑暗的，物体的边缘是明亮的（图 4-3）。由于在暗视野显微镜下是从侧面照射到物体的光束，绕射或反射造成物体外形的侧影。因此暗视野显微镜下所看到的只是物体的轮廓或物体的运动。利用暗视野显微镜能见到小至 200nm 的微粒子，其分辨率可比普通显微镜高 50 倍。

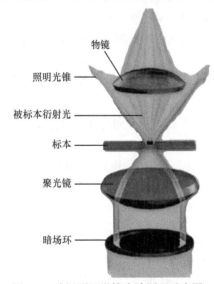

物镜
照明光锥
被标本衍射光
标本
聚光镜
暗场环

图 4-3　暗视野显微镜光路原理示意图

【结构组成】

暗视野显微镜结构与普通光学显微镜基本相同，也可分为两个部分，即机械部分和光学部分。其关键部件是暗场聚光镜。

1. 抛物面聚光镜　是抛物面玻璃球体的上下两端平行切削而成的抛物面聚光镜。在它下面中央的沉淀挡光薄膜，只允许其周边入射的照明光束进入。该光束在球体的抛物面上反射并会聚到标本上。

2. 心形聚光镜　将光学材料切削成球面反射系统，并以中光膜阻挡直射光的聚光镜为心形聚光镜。

3. 同心球面聚光镜　是利用两个球面的同一中心制造的聚光镜，基本原理都相同。这种聚光镜不涂中心挡光金属薄膜，只以球面反射面阻挡中心直射光束。

【操作方法】

1. 将普通光学显微镜上的聚光器取下，把暗场聚光器装在显微镜的聚光器支架上。

2. 在聚光器的前透镜上加一大滴香柏油。

3. 将制作好的标本片置于载物台上，升降聚光器，将聚光镜的焦点对准被检物体，即以圆锥光束的顶点照射被检物。如果聚光器能水平移动并附有中心调节装置，则应首先进行中心调节，使聚光器的光轴与显微镜的光轴严格位于一直线上。

4. 放大光源，进行聚光器光轴调节及调焦。选用与聚光器相应的物镜，调节焦距（操作方法与普通显微镜相同），找到所需观察的物像。

5. 在黑暗的背景里，观察细胞、细胞核和细胞器的衍射光图像。

【注意事项】

1. 暗视野观察物镜的数值孔径宜为 1.00～1.25，太高反而效果不佳，最好是使用带视场光阑的物镜，转动物镜中部的调节环，可随意改变数值孔径的大小。

2. 要求使用的载玻片和盖玻片必须无划痕且无灰尘，物镜前透镜也必须清洁无尘。载玻片与盖玻片的厚度应符合标准。若载玻片太厚，聚光器的焦点将落在载玻片内，达不到被检物体的平面上。使用油镜时，由于物镜的工作距离很短，甚至无法调焦，从而看不到或看不清被检物体。

3. 镜检时室内要暗，应尽可能使用遮光装置，以阻止目镜周围的光线射入。

4. 在用油镜镜检时，由于油内的杂质和气泡的漫反射，会妨碍视野的镜检效果，所以要求尽可能地除去油内的杂质和气泡。

【应用领域】

暗视野显微镜常用来观察未染色的透明样品。这些样品因为具有和周围环境相似的折射率，不易在一般明视野之下看得清楚，于是利用暗视野提高样品本身与背景之间的对比。这种显微镜能见到小至 4～200nm 的微粒子，只能看到物体的存在、运动和表面特征，不能辨清物体的细微结构。最常见的应用见于钩端螺旋体（如梅素螺旋体）的镜检（图 4-4）。

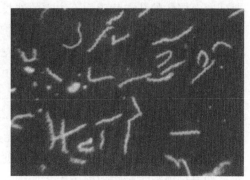

图 4-4 暗视野显微镜下梅毒螺旋体的形态

第三节 相差显微镜

生物标本中的细胞、细菌等微小透明的物体，对光的吸收率和折射指数等与周围的介质近似，在一般光学显微镜下，往往看不清其明显的轮廓和细致的内部结构。用特殊的染色法虽可看清楚细胞的形态和某些内部结构，但有些生物体不易被现有的染色法染色，看到的是经过固定的死细胞，而不是其自然状态；另外，染色反映的是细胞内各化学成分对不同染色剂的反应和亲和力，有时与真实情况相去甚远，甚至给人以假象。

生物材料不经染色，能在自然、活动的状态下看清其形态和内部结构，是生物学界长期追求的目标。相差显微镜就是适应这一要求而发展起来的一种特殊的显微镜装置，是由荷兰科学家 Zernike 于 1935 年发明的，Zernike 因此获得诺贝尔奖。

【仪器原理】

相差方法应用于生物学上的主要价值，在于它能对透明的活体进行直接观察，无须采用使细胞致死的固定和染色的方法。

1. 相差　是指同一光线经过折射率不同的介质时其相位发生变化产生的差异。相位是指在某一时间上，光的波动所达到的位置。一般由于被检物体（如不染色的细胞）所能产生的相差的差别太小，我们的眼睛是很难分辨出这种差别的。只有在变相差为振幅差（明暗之差）之后，才能被分辨。

当光波通过两种折射率不同的物质时，如空气→水，或空气→玻璃，其波长、振幅和相位皆有不同的变化。例如，光波分别通过 1cm 厚的水和 1cm 厚的玻璃时，由于两者折射率不同，通过它们的光波在相位上产生一定的差异，通过玻璃的光波相位落后。因为玻璃的密度和折射率比水大，所以光波的波长和频率都小于水。

相差决定于光波所通过介质的折射率之差与其厚度，等于折射率与厚度的乘积之差（即光程之差），介质越厚或折射率越大，光波减速也越大。相差显微镜就是利用被检物的光程之差进行镜检的。

2. 衍射与干涉　用肉眼看不到的相差，只要利用衍射和干涉现象，把相差变为明暗的振幅差，就可能看到。

（1）衍射：波在同一均匀介质里传播是沿直线方向进行的，如果在它传播的方向上，遇到迎面挡住的孔或障碍物不比它的波长大得多，这时波就会明显地绕到障碍物后面或孔的外面去（传播路线发生了弯曲），这种现象叫波的衍射。光也有衍射，光通过大小同光的波长的相差不大的细小物体时，也会发生衍射。

（2）干涉：在同一种介质里传播的两列波，如果它们的频率和波长相同，在两列波相交的区域里，由于叠加的结果，每一点的合振幅都是一定的，并且出现振动加强和振动减弱，这就是波的干涉。光也发生干涉，其原理也是如此。光波通过小颗粒的物体后产生直射光（S）和衍射光（D），衍射光的光波振幅小，相位滞后。在光学系统中，这种直射光和衍射光相遇或光的叠加，振幅发生变化，光线或明或暗，就是光的干涉现象。

如果物体粒子是折射率稍大于周围介质的极小的透明体时，由于光程（折射率和厚度的乘积）比较大，所以通过粒子的光比周围的光在相位上有所推迟。这是因为被检粒子的衍射光相位比直射光相位大约迟 1/4 波长的缘故。若是在直射光的通过点和大部分的衍射光的通过面放置吸收光或推迟相位的物质时，就能分别改变直射光和衍射光的相位和振幅。如果把直射光相位推迟 1/4 波长，使之与衍射光保持同一相位，合成波（P）等于直射光与衍射光振幅之和，即 P=S+D，振幅加大，亮度提高。相反地，把衍射光相位推迟 1/4波长，两者的相差变成 1/2 波长，合成波的振幅等于两波的振幅差，即 P=S−D，这时亮度减弱、变暗。光线的相位肉眼是看不到的，但是利用衍射和干涉的现象把相位差变成振幅差（明暗反差）就能用肉眼识别。图 4-5 表示直射光（S 细线）和衍射光（D 虚线）干涉的现象。D 的相位比 S 被推迟 1/4 波长。合成波（P 粗线）由 S 与 D 两者干涉而生成，形成被检物体的像，振幅与 S 相同，相位稍推迟。

3. 相板的作用 为了达到相差效应，在相差显微镜的物镜中，装有由光学玻璃制成的相板（phase plate）。在圆形相的平面上，有一圈与周围（里外）相板厚度不同的或凸凹的圆环。其结构如图 4-6 所示。

相板分为如下两部分。

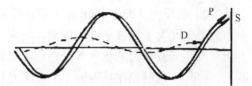

图 4-5 直射光和衍射光的干涉

S. 细线，直射光；D. 虚线，衍射光；P. 粗线，合成波

（1）共轭面（conjugate area）：通常为环状，是通过直射光的部分。其环是凸起的，也可是凹陷的。

（2）补偿面（complemetary area）：共轭面内外两侧部分，是通过衍射光的部分。 在相板的共轭面或补偿面上，涂有改变光波相位或吸收光线的物质。当光线通过时，使光波的相位或振幅改变，从而达到不同的目的与观察效果。利用相板把光波相位推迟，振幅改变。相板的作用，除推迟直射光和衍射光的相位之外，还有吸收光，从而使亮度改变的作用。物镜的后焦点位于透镜中间而相板位于物镜的后焦面上，所以，相板也安装在透镜中间。

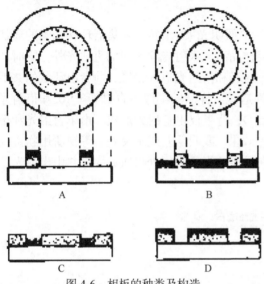

图 4-6 相板的种类及构造

A. 吸收直射光的明反差相板平面和剖面图；B. 吸收衍射光的明反差相板平面和剖面图；C. 吸收直射光的暗反差相板剖面图；D. 吸收衍射光的暗反差相板剖面图；黑色. 吸收光线层；浅色. 推迟相位层；白色. 玻璃

相板的种类比较多，对光的吸收率高低不同，所以产生不同的反差效果，从反差上大致可分下列两类，见图 4-7。

（1）明反差（bright contrast）或负反差（negative contrast）：是指在相差显微镜的视场中，物像亮度大于背景亮度的现象。在被检物体的折射率大于介质时，直射光被相板的共轭面（因为在共轭面上涂有改变相位和吸收光线的物质）推迟 1/4 波长，同时吸收 80%～90%，振幅变小，致使仅由直射光照射的背景变暗。通过补偿面的衍射没有变化，由于直射光推迟 1/4 波长，两者（直射光与衍射光）有完全相同的相位，合成波 P 等于直射光 S 与衍射光 D 之合，即 P=S+D，故振幅加大。物像是这两种波的合成波造成，即物像等于 P。所以比只有直射光照射的背景亮得多。

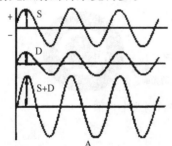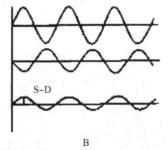

图 4-7 明反差与暗反差

A. 明反差，直射光（S）与衍射光（D）相位相同，两波干涉结果合成波 P=S+D 振幅加大；B. 暗反差，直射光与衍射光相位相差 1/2 波长，两波干涉结果合成波 P=S−D，振幅变小

（2）暗反差（dark contrast）或正反差（positive contrast）：是指在相差显微镜的视场中，背景亮度大于物像亮度的现象。与明反差相反，把通过补偿面（因为在相板的补偿面上涂有改变光波相位的物质）的衍射光推迟 1/4 波长，使衍射光与直射光的相位相差 1/2 波长，同时，直射光在共轭面（上涂吸光物质）被部分吸收。由于两者在像点相互干涉的结果，使合成波（P=S–D）振幅变小，被检物像的影像比背景显著变暗。

根据上述原理所制成的显微镜便是相差显微镜，聚光镜下面装有环状光阑，物镜后焦面装有相板。

4. 相差显微镜的光路与成像 相差显微镜的照明光束，由转盘聚集器环状光阑的环状孔射入聚光镜，透射载物台上的被检样品，经样品后，入射光除透射的直线光外，同时产生衍射光。衍射光的振幅较小，相位滞后。直射光和衍射光进入物镜，前者由环状的共轭面、后者由较大的补偿面透过相板，相互干涉造像。样品的影像由直射光（S）和衍射光（D）经干涉后的合成波（P）造成，即 P=S±D；背景仅由直射光形成。由于直射光和衍射光两种光波的相位差异不同造成不同的反差效果，或明反差或暗反差不等视所用物镜的相板类别而定。成像光束由物镜射入目镜，在目镜的视场光阑处再次放大，并由出射光瞳射出目镜（图 4-8）。

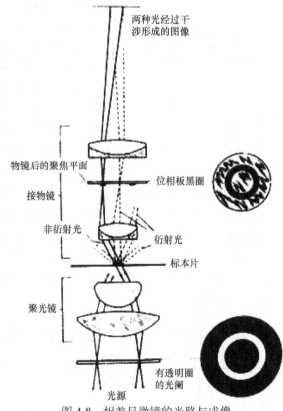

图 4-8 相差显微镜的光路与成像

【结构组成】

相差显微镜不同于普通光学显微镜,在装置上有四种必不可缺的部件:相差物镜(phase contrast objective)、具有环状光阑（annular diaphragm）的转盘聚光器（turret condenser）、合轴调中望远镜（centering telescope）和绿色滤色镜（green filter）。

1. 相差物镜　是显微镜特有的重要装置。在相差物镜内的后焦面上装有种类不同的相板。由于前述的作用，形成视场中被检样品影像与背景不同的明暗反差，各具不同的效果。因物镜内相板种类或构成的不同，物镜在明暗反差上可区分为两大类，即明反差（B）或负反差（N）物镜和暗反差（D）或正反差（P）物镜。物镜的反差类别，用英文字母 B 或 N 或 D 或 P 标志在物镜外壳上，并兼有高 H（high）、中 M（medium）和低 L（low）等不同的反差。有的相差物镜用 PH 字样的标示。

同一反差类别的物镜，依放大率的不同，又可分为 10×、20×、40×和 100×数种，因此，相关物镜种类颇多，一套可多达 20 余种。相差物镜多为消色差物镜（achromatic objective）或平场消色差物镜（PL）。

2. 转盘聚光器　位于镜台之下，普通聚光器的所在位置上，由聚光镜和环状光阑构成。环状光阑位于聚光镜之下，是一种特殊的光阑装置，由大小不同的环状通光孔构成，不同规格的通光孔——环状光阑装配在一个可旋转的转盘上，按需要调转使用（图 4-9）。环状光阑的环宽与直径各不相同，与不同放大率的相差物镜内的相板相匹配，不可滥用。转盘前端朝向使用者一面有标示窗（孔），转盘上的不同部位标有 0、1、2、3、4 或 0、10、20、40、100 字样，通过标示窗显现。"0"表示非相差的明视场的普通光阑。1 或 10、2 或 20、3 或 40 和 4 或 100，表示与相应放大率的相差物镜相匹配的不同规格的环状光阑。通过手动转入的标示窗内之数字，表示该数字所代表的环状光阑已进入光路。

3. 合轴调中望远镜　简称 CT，又名合轴调中目镜（图 4-10）。它是眼透镜，可行升降调节，具有较长的焦距的一种望远目镜。镜筒较长，其直径与观察目镜相同。它的功用仅作为环状光阑的环孔（亮环）与相差物镜相板的共轭面环孔（暗环）的调中合轴与调焦。

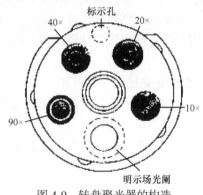
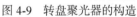

图 4-9　转盘聚光器的构造

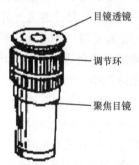

图 4-10　合轴调中望远镜

相差显微镜使用时，转盘聚光器的环状光阑与相差目镜必须匹配，且环状光阑的孔环与相差物镜相板共轭面的环孔在光路中要准确合轴，并完全吻合或重叠（图 4-11），以保证直射光和衍射光各行其路，使成像光线的相位差转变为可见的振幅差。但是，镜体的光路中前述两环的影像较小，一般目镜难以辨清，不能进行调焦与合轴的操作，必须借助合轴调中望远镜。

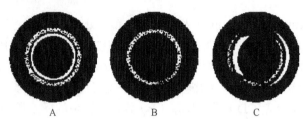

图 4-11　相差显微镜照明合轴调整

A. 环状光阑形成的亮环小于相板上暗环；B. 正确照明，亮环与暗环重合；C. 环状光阑中心不合轴

4. 绿色滤色镜　相差物镜的种类，从色差消除情况来分，多属消色差物镜（achromatic objective）或 PL 物镜。消色差物镜的最佳晰范围的光谱区为 510～630nm。这种物镜只纠正了黄、绿光的球差而未纠正红、蓝光的球差。欲提高相差显微镜的性能最好以波长范围小的单色光照明，即以物镜最佳清晰范围的波长的光线进行照明。所以，使用相差物镜时，在光路上加用透射光线波长为 500～600nm 的绿色滤色镜，使照明光线中的红光和蓝光被吸收，只透过绿光，可提高物镜的分辨能力。另外，绿色滤光片有吸热作用（吸收红色光和蓝色光），利于活体观察。

【操作方法】

相差显微镜区别于普通光学显微镜的装置主要有相差物镜、转盘聚光器、合轴调中望远镜和绿色滤色镜四种部件。使用时将这些部件调换安装在同型号的普通光学显微镜上，即成为相差显微镜。

1. 相差物镜的调换安装　从物镜转换器上拆下普通物镜，旋入相差物镜，与普通目镜配套使用。

2. 转盘聚光器的调换安装　旋转聚光器升降螺旋，调整普通明视场聚光器至最低位，旋松固紧螺丝，卸下聚光器。把转盘聚光器安放到相应位置上，旋紧固紧螺丝，转动聚光器升降螺旋，使聚光器升至最高位置。转盘聚光器的标示孔，朝向操作者。此时，转盘聚光器上面的聚光镜部分，进入光路；下面的环状光阑转盘，可视需要转动使用，把与物镜匹配的环孔旋入光路，使之处于转盘聚光镜下面。

3. 按装绿色滤色镜　把绿色滤色镜放入镜座的滤色镜架上。

4. 聚光器调中　转盘聚光器调换安装后，要进行合轴调中，使聚光器的光轴与显微镜的主光轴合一。其步骤如下所示。

（1）旋转聚光器转盘的环状光阑，将"0"位对准标示孔，使普通聚光器的明视场照明用的普通可变光阑进入光路。

（2）旋转聚光器升降螺旋，聚光器升至最高位。

（3）接通照明光源，使视场明亮。

（4）把被检样品放到载物台上，用低倍（4×）物镜聚焦。

（5）缩小镜座上的视场光阑开孔，至最小。

（6）从目镜观察，在暗视场中可见一缩小的、明亮的、多角形的视场光阑图像。

（7）转动转盘聚光器的两个调中杆，推动聚光器，把视场中的明亮的多角形的视场光阑图像，调至视场中央。

（8）开放视场光阑至视场同大，视两者周边是否完全重合；否则，复用调中螺杆，使聚光器精神聚中。

5. 相板圆环与环状光阑圆环的合轴调中 相差物镜的后焦面装有相板，按物镜放大率与反差效果的不同，相板圆环（共轭面）的大小与结构亦不同。转盘聚光器的环状光阑为一系列的透光的、不同大小的明亮环孔，与不同放大率的物镜相应。使用时严格匹配，当物镜更换时，环状光阑亦作相应的更换或调整。

在视场中观察所见，环状光阑为一明亮的圆环，而相板的圆环为一暗环。互相匹配的明环与暗环大小一致。在使用时两者要合轴，互相重叠。两环的重叠，须通过合轴调节方能取得。其方法如下所示。

（1）相差物镜与环状光阑的匹配：正确地匹配取决于所用物镜放大率。例如，当使用 40×相差物镜时，环状光阑转向 PH3 或 40 位，使相应的环状光阑进入光路。

（2）把 CT 放入目镜筒：从目镜筒取出一个目镜，换入调中合轴望远镜（CT）。CT 为一眼透镜，也是可行升降调节的望远目镜，用于观察视场中明环与暗环图像。因为用一般目镜看不见两环的清晰图像。CT 在使用前眼透镜应处于最低位，即 CT 为最短小的状态。

（3）明环与暗环的聚焦：一手固定位于目镜筒中的 CT 镜筒，使其透镜位置不能上移，另一手逆时针转到 CT 上部可调的眼透镜部分。转动的同时，通过 CT 向现场中观察，即边旋转边观察。刚开始时，两环可能为模糊的图像，继续转动 CT 目镜可调部分至清晰地窥见明环与暗环。

（4）明环与暗环的调中重叠：相板的暗环是固定不动的，处于光路之中，暗环的中心，即显微镜光轴的中心。环状光阑的亮环可调节移动。转盘聚光器环状光阑的位置，往往偏离光轴轴心，需调整，使其归中。环状光阑的调中装置或部件，因厂家或型号的不同而有别。例如，OLYMPUS BH2-PC 型相差显微镜，环状光阑调中装置为位于转盘聚光器两侧的两个伸缩自如的调中螺杆，用以操纵改换环状光阑的方位，达到调中；而 Nikon FIVORPHOT 型显微镜的相差装置，其环状光阑的调中部件为位于转盘聚光器表面，可向任一方向滑动的环状钮。调中时，手指调中装置，移动明环，使之与暗环合一。在两环调中过程，始终在通过 CT 的观察下进行。

在调节过程中，如亮环比暗环小，并位于暗环内侧时，应降低聚光器位置，使亮环放大。若亮环大于暗环时，应提升聚光器，使亮环缩小。如聚光器已升至最顶点还不能完全重合，可能是载玻片过厚。

（5）回装观察目镜：待相差物镜的暗环与环状光阑的亮环调中、重叠后，从目镜筒中取出 CT，放回观察用的接目镜，以便镜检观察。

6. 相差物镜的选择 相差物镜有不同倍率、不同反差类别和反差程度之分。相差物镜的反差类别和反差程度及放大倍数，皆用英文字母和数字标示在物镜壳中。例如

20×PH=20 倍，正反差，反差程度高。

20×PM=40 倍，正反差，反差程度中等。

100×PL=100 倍，正反差，反差程度低。

40×NH=40 倍，负反差，反差程度高。

40×NM=40 倍，负反差，反差程度中等。

100×NL=100 倍，负反差，反差程度低。

100×DH=100 倍，暗反差，反差程度高。

40×DM=40 倍，暗反差，反差程度中等。

20×DL=20 倍，暗反差，反差程度低。

10×BH=10 倍，明反差，反差程度高。

20×BM=20 倍，明反差，反差程度中等。

40×BL=40 倍，明反差，反差程度低。

相差镜检时，依据被检样品的种类、结构和反差程度的不同，而确定应选用相差物镜的种类。一般来说，相差物镜的应用范围如表 4-1 所示。

就某一具体被检物体来说，适于明反差或适于暗反差，难以定论。通常是每一种相差物镜都能得到清晰的像，只是有的物镜更好些而已，因此可任意选择，而有的样品只适于某一种相差物镜。暗反差物镜对习惯于明视场镜检者较适宜。当与染色标本进行比较或进行测定及加强半透明物体的反差时，多用暗反差；而计算数量或观察物体运动以及研究极小的样品时，多使用明反差。

表 4-1　相差物镜应用范围

字母	反差	应用
P	正	观察细胞或细胞核的内部结构
N	负	观察微小的物体如孢子、鞭毛和活的样品等
H	高	当样品反差较低时
L	低	当样品反差较高时
M	中	当样品反差为中等时

【注意事项】

1. 相差显微镜镜检对载玻片、盖玻片的要求很高，载玻片厚度应在 1.0mm 左右。若过厚，环状光阑的亮环变大，过薄则亮环变小；载玻片厚薄不均，凹凸不平，或有划痕、尘埃等也都会影响图像质量。而盖玻片的标准厚度通常为 0.16～0.17mm，过薄或过厚都会使像差、色差增加，影响观察结果。

2. 由明视野转为环状光阑时，因进光量减少，要把聚光器的光圈开足，以增加视野亮度。

3. 使用时，转盘聚光器的环状光阑与相差物镜必须匹配，且环状光阑的环孔与相差物镜相板的共轭面环孔在光路中要准确合轴，并完全吻合或重叠，以保证直射光和衍射光各行其道，使成像光线的相位差转变为可见的振幅差。精确的合轴调节是取得良好观察效果的关键，若环状光阑的光环和相差物镜中的相位环不能精确吻合，会造成直射光和绕射光的光路紊乱，应被吸收的光不能吸收，该推迟相位的光波不能推迟，失去相差显微镜的效果。

【应用领域】

相差显微镜主要用于新鲜液体标本中细胞和微生物的检查，尤其适用于活细胞检查。当前相差显微镜主要用于以下几个方面。

1. 血液学检验　新鲜血液直接用相差显微镜检查，可以观察到疟原虫滋养体在红细胞内呈阿米巴样活泼运动，也可看到中性粒细胞和单核细胞的运动和吞噬细菌和异物（如碳颗粒）等现象。

2. 尿分析　用于辨认新鲜尿中各种细胞和管型，特别是透明管型、白细胞、肾小管上皮细胞及红细胞形态的分类等。

3. 微生物学检验　用于不染色或染不上色的细菌、螺旋体、真菌孢子等的快速辨认，特别是对具有鞭毛、荚膜等特殊形态微生物的鉴别。

4. 对活细胞的连续观察　在细胞培养过程中，不允许对培养细胞进行染色。为了对活细胞连续观察，必须在专用的倒置显微镜中加相差装置。

第四节　倒置显微镜和立体显微镜

一、倒置显微镜

倒置显微镜组成和普通显微镜一样，只不过物镜与照明系统颠倒，前者在载物台之下，后者在载物台之上，用于观察培养的活细胞。倒置显微镜和放大镜起着同样的作用，就是把近处的微小物体成一放大的像，以供人眼观察。只是显微镜比放大镜可以具有更高的放大率而已。

【仪器原理】

见普通光学显微镜内容。

【结构组成】

倒置显微镜的结构组成和普通光学显微镜的构造基本一致，也分为三部分：机械部分、照明部分和光学部分，但其中组成部件位置不同。机械部分包括镜座、镜柱、镜臂、镜筒、载物台、粗准焦螺旋、细准焦螺旋等均与普通光学显微镜一致，不同之处在于物镜及物镜转换器（旋转器）的安置不同（图4-12）。载物台接于棱镜壳的下方，可自由转动，盘上有3~4个圆孔，是安装物镜部位，转动转换器，可以调换不同倍数的物镜，当听到碰叩声时，方可进行观察，此时物镜光轴恰好对准通光孔中心，光路接通。除此之外，倒置显微镜配备有相差物镜，可以起到相差显微镜的观察目的。

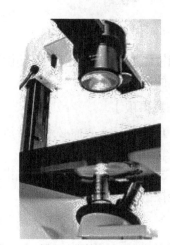

图4-12　倒置显微镜的光源和物镜位置

倒置显微镜的照明部分与普通光学显微镜存在着如下不同之处。

（1）反光镜：装在镜座上面，可向任意方向转动，它有平、凹两面，其作用是将光源光线反射到聚光器上，再经通光孔照明标本，凹面镜聚光作用强，适于光线较弱的时候使用，平面镜聚光作用弱，适于光线较强时使用。

（2）聚光器（集光器）位于镜台下方的聚光器架上，由聚光镜和光圈组成，其作用是把光线集中到所要观察的标本上。

1）聚光镜：由一片或数片透镜组成，起汇聚光线的作用，加强对标本的照明，并使光线射入物镜内，镜柱旁有一调节螺旋，转动它可升降聚光器，以调节视野中光亮度的强弱。

2）光圈（虹彩光圈）：在聚光镜下方，由十几张金属薄片组成，其外侧伸出一柄，推动它可调节其开孔的大小，以调节光量。

【操作方法】

1. 倒置显微镜中最常用的观察方法就是相差。由于这种方法不要求染色，是观察活细胞和微生物的理想方法。在此提供各种聚光器来满足需要，这种方法提供带有自然背景色的、高对比度的、高清晰度的图像。

2. 开机：接连电源，打开镜体下端的电控开关，其整体结构如图 4-13 所示。

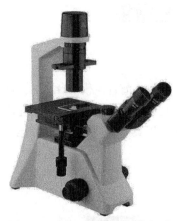

图 4-13　倒置显微镜的结构组成

3. 使用

（1）准备：将待观察对象置于载物台上。旋转三孔转换器，选择较小的物镜。观察，并调节铰链式双目目镜，舒适为宜。

（2）调节光源：推拉调节镜体下端的亮度调节器至适宜。通过调节聚光镜下面的光栅来调节光源的大小。

（3）调节像距：转三孔转换器，选择合适倍数的物镜；更换并选择合适的目镜；同时调节升降，以消除或减小图像周围的光晕，提高了图像的衬度。

（4）观察：通过目镜进行观察结果；调整载物台，选择观察视野。

4. 关机　取下观察对象，推拉光源亮度调节器至最暗。关闭镜体下端的开关，并断开电源。旋转三孔转换器，使物镜镜片置于载物台下侧，防止灰尘的沉积。

【注意事项】

1. 所有镜头表面必须保持清洁，落在镜头表面的灰尘，可用吸耳球吹去，也可用软毛刷轻轻的掸去掉。

2. 当镜头表面沾有油污或指纹时，可用脱脂棉蘸少许无水乙醇和乙醚的混合液（3∶7）轻轻擦拭。

3. 不能用有机溶液清擦其他部件表面，特别是塑料零件，可用软布蘸少量中性洗涤剂轻擦。

4. 在任何情况下操作人员不能用棉团、干布块或干镜头纸擦试镜头表面，否则会刮伤镜头表面，严重损坏镜头，也不要用水擦拭镜头，这样会在镜头表面残留一些水迹，因而可能滋生霉菌，严重损坏显微镜。

5. 仪器工作的间歇期间，为了防止灰尘进入镜筒或透镜表面，可将目镜留在镜筒上，或盖上防尘塞，或用防尘罩将仪器罩住。

6. 显微镜尽可能不移动，若需移动应轻拿轻放，避免碰撞。

7. 不允许随意拆卸仪器，特别是中间光学系统或重要的机械部件，以免降低仪器的使用性能。

【应用领域】

倒置显微镜供医疗卫生单位、高等院校、研究所等用于微生物、细胞、细菌、组织培养、悬浮体、沉淀物等的观察，可连续观察细胞、细菌等在培养液中繁殖分裂的过程，并可将此过程中的任一形态拍摄下来。在细胞学、寄生虫学、肿瘤学、免疫学、遗传工程学、工业微生物学、植物学等领域中应用广泛。

二、立体显微镜

立体显微镜（dissecting microscope）又被称为实体显微镜或解剖显微镜，是为了不同的工作需求所设计的显微镜。解剖显微镜能形成正立像，立体感强。常常用在一些固体样本的表面观察，或是解剖、钟表制作和小电路板检查等工作上。

【仪器原理】

解剖显微镜的镜体中装有几组不同放大倍数的物镜；镜体的上端安装着双目镜筒，其下端的密封金属壳中安装着五组棱镜组，镜体下面安装着一个大物镜，使目镜、棱镜、物镜组成一个完整的光学系统。物体经物镜作第一次放大后，由五角棱镜使物像正转，再经目镜作第二次放大，使在目镜中观察到正立的物像。在镜体架上还有粗调和微调手轮，用以调节焦距。双目镜筒上安装着目镜，目镜上有目镜调节圈，以调节两眼的不同视力。

【结构组成】

解剖显微镜的光学结构：由一个共用的初级物镜对物体成像后的两光束被两组中间物镜——变焦镜分开，并成一体视角再经各自的目镜成像，它的倍率变化是由改变中间镜组之间的距离而获得的，因此又称为"连续变倍体视显微镜"（图4-14）。随着应用的要求，目前体视镜可选配丰富的选购附件，如荧光、照相、摄像、冷光源等。

【操作方法】

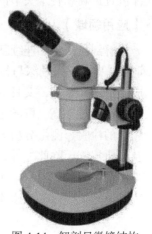

1. 取用（或放回）时，若需要与镜箱一起搬动，应将镜箱锁好，以免零件倾出而损坏。同时镜箱的钥匙必须拔除，避免不小心将钥匙碰断在锁孔里。

2. 取用解剖显微镜时，必须用右手握持支柱，左手托住底座，小心平稳地取出或移动。

3. 使用前必须检查附件是否缺少及镜体各部有无损坏，转动升降螺丝检查有无故障，若有问题及时报告。

4. 取下镜管上的防尘罩，换上目镜，再将眼罩放在目镜的上端。

5. 将所观察的物体置于玻片上或蜡盘中，再放到载物台上，待观察。

图4-14　解剖显微镜结构

6. 拧开锁紧螺丝，先把镜体上升到一定高度，然后锁紧镜体。

7. 观察时，先转动目镜管，使两个目镜间的宽度适合于两眼间的距离。然后转动升降螺丝，使无视觉圈的目镜成像清晰，同时转动视觉圈，使另一目镜的物像清晰。需要放大观察时，转动倍率盘。

8. 调节焦距时，转动升降螺丝应适度，不要用力过猛，以免滑丝。

9. 目镜或物镜上有异物时，可用擦镜纸轻轻擦拭。

10. 用毕后，清理载物台上，松开锁紧螺丝将镜体放下，并锁紧。用布把镜身擦干净，放入镜箱内。

【注意事项】

解剖显微镜在使用过程中由于使用不当，环境对仪器影响和长期使用零件磨损等原因，使仪器性能下降，或发生各种故障。对于故障的判断，应先做全面的分析和检查，决不可凭片面现象就下结论。

1. 温度变化对解剖显微镜的各个转动轴（竖轴与横轴）的影响特别大，在严寒或酷热的气候中使用时，就会使仪器转动困难。

2. 振动与摩擦的影响，仪器在运输过程中，受长途搬运的振动或在气温变化无常的环境中，各零件、组件的位置难免要发生变动。其中转动轴、转动螺旋，以及调焦滑筒等零件、组件，都容易在不同程度的摩擦中产生损耗，使仪器的正常使用受到一定的影响。

3. 润滑油脂变质，解剖显微镜的转动轴、转动螺旋及导轨中所用的润滑油脂，其质量要求很高，除要求油脂的润滑性和脱水性良好外，还要求有很高的耐温性，特别是用于转动轴中的润滑油，其耐温性与附着性要求极高，否则在温度过高时油的气化流失，温度过低时油的黏度增加，均能使轴的转动失常。

4. 灰尘潮气影响：解剖显微镜在长期使用过程中经常与周围环境中的灰尘、潮气接触，即使密封性较好的仪器，灰尘也会逐渐地通过缝隙进入仪器内部，与油脂混合起来，使各个运动组件产生不同程度的摩擦、紧涩、生锈、卡死和晃动等故障，此外，潮气附在光学零件上面，不及时擦去，还会使光学零件表面发霉，胶合部分脱胶和镀银面损坏等。

5. 必须定期维修解剖显微镜，并经常保持仪器内部清洁干燥，这对保持各个零件、组件位置正确和各个关节的灵活极为重要。

【应用领域】

解剖显微镜（连续变倍体视显微镜）具有较大的变倍比，从低倍到高倍连续变倍全程清晰，具有超大景深与长工作距离。在观察物体时能产生正立的三维空间影像，立体感强，成像清晰和宽阔，又具有长工作距离，是适用范围非常广泛的常规显微镜。操作方便、直观、检定效率高，可满足现代生物、医药、环境、农林、化工、公安、微电子、半导体等领域的检验、测量分析要求，广泛用于学校、生物工程和科学研究、工业装配、测试测量及品质控制。除此之外，还适用于电子工业生产线的检验、印刷线路板的检定、印刷电路组件中出现的焊接缺陷（印刷错位、塌边等）的检定、单板 PC 的检定、真空荧光显示屏 VFD 的检定等，配测量软件可以测量各种数据。

第五节　荧光显微镜

荧光显微镜技术（fluorescence microscopy）是利用短波长的光照射待检样品，诱导其所带的荧光色团发射荧光，进而在荧光显微镜下加以观察并记录的检测方法。1904 年，Kohler 首次用显微镜观察到经紫外线照射发出荧光的生物组织。1944 年，Lehman 观察到了植物叶绿体和花粉能够自发荧光。1938 年，Haitinger 荧光染料的发明大大拓宽了荧光技术的应用范围。与传统显微镜技术相比，荧光显微技术具有灵敏度高、专一性强、操作简便快捷、可观察活体染色的细胞等优点，在医学、生物学等领域研究中的重要作用日益凸显。

【仪器原理】

荧光显微镜是对细胞内可发荧光物质的荧光强度进行定性和定量研究的一种光学工具。荧光指物质在一定短波长的光（如紫外光）的照射下吸收光能进入激发态，重回基态时在极短时间内放射出比照射光波长更长的光（如可见光），这种光就称为荧光。细胞内的荧光物质有两类：一类经激发光照射后即可直接发荧光，如叶绿素的火红色荧光和木质素的黄色荧光等；另一类物质本身不产生荧光，以特定的荧光染料或荧光抗体染色后，再经激发光照射亦可发荧光，这种荧光称为次生荧光（或间接荧光），如叶绿体吸附吖啶橙后发出的橘红色荧光。荧光显微镜需要特殊光源（多为紫外光光源）能提供足够强度和波长的激发光，从而诱发荧光物质发出荧光。

荧光显微镜是利用一个高发光效率的点光源（如超高压汞灯），经过滤色系统发出一定波长的光（如紫外光 365nm 或紫蓝光 420nm）作为激发光，激发标本内的荧光物质发射出荧光，通过物镜后面的阻断（或压制）滤光片的过滤，再经物镜和目镜的放大作用加以观察，肉眼在视场中所看到的图像，主要是样品的荧光映像。物镜后面的阻断滤光片的作用有两方面：一方面可以吸收和阻挡激发光进入目镜以免干扰荧光和损伤眼睛；另一方面可以选择并让特定的荧光透过，呈现专一的荧光色彩。

荧光显微镜按照光路原理可分为如下两种。

1. 落射式荧光显微镜激发光从物镜向下落射到标本表面，即用同一物镜作为照明聚光器和收集荧光的物镜（图 4-15）。

2. 透射式荧光显微镜为旧式的荧光显微

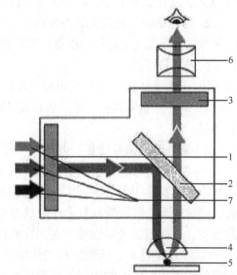

图 4-15 落射式荧光显微镜光源原理图
1. 激发滤光片；2. 双色束分离器；3. 阻断滤光片；4. 物镜；5. 镜检对象；6. 目镜；7. 光源

镜，其激发光源通过聚光镜穿过标本材料来激发荧光。其特点是低倍镜时荧光强，随着放大倍数增加其荧光减弱，因此仅适用于观察较大的标本。

【结构组成】

荧光显微镜的结构一般包括光源、滤色系统、反光镜、聚光器、物镜、目镜、落射光装置七个部分组成。

1. 光源荧光显微镜的常用光源都是白光光源：高压汞灯和氙灯，近年新出了金属卤素灯和 LED。

（1）汞灯：超高压汞灯（50～200W），现在多采用 200W，它是由石英玻璃制成，中间是内充一定数量的汞球形结构，工作时两电极放电，引起球内汞蒸发，气压迅速升高，一般 5～15min 汞完全蒸发，此时球内压可达 50～70 个标准大气压力，超高压汞灯发射很强的紫外光和蓝紫光，是电极间放电使汞分子不断解离和还原过程中发射光量子的结果，足够激发各类荧光物质，因而普遍被荧光显微镜所采用。汞灯集中在近紫外、蓝光及绿光附近，这种在峰值的高激发能量确保产生明亮的荧光信号，但光毒性却很强，用来对固定样品或弱荧光成像。

（2）氙灯：有着与汞灯不同的激发光谱，相比而言，氙灯的强激发在近红外 800～1000nm，激发比较平缓，光谱强度更均匀，在红外及中红外仍有较强光谱强度，能量较强更易到达物镜后孔径，因而适用于不同波长间强度的比较。

（3）金属卤素灯：这是近年来出现的一种光源，它和汞灯的激发光谱很像，但它和显微镜以光纤相连，光纤从光源连到显微镜上，对活细胞成像的另一个优势是内置强度设计装置，可以容易调节激发光，能散热，寿命更长。

（4）LED 灯：也是近年来新出现的光源，光源的开关在毫秒间，光的衰减既快又精确，减少样品在光照下的暴露时间，长期活细胞试验下可大大减少光毒性。与白光相比，LED 光激发光谱非常窄，需要多个 LED 波段才能使得 LED 光源为多色荧光提供应用。

2. 滤色系统 是荧光显微镜的重要部位，由激发滤板和压制滤板组成。滤板型号，各厂家名称常不统一。滤板一般都以基本色调命名，前面字母代表色调，后面字母代表玻璃，数字代表型号特点。

（1）激发滤板：根据光源和荧光色素的特点，可选用以下激发滤板，提供激发光。

1）紫外光激发滤板：此滤板可使 400nm 以下的紫外光透过，阻挡 400nm 以上的可见光通过。

2）紫外蓝光激发滤板：此滤板可使 300～450nm 范围内的光通过。

3）紫蓝光激发滤板：它可使 350～490nm 的光通过。最大吸收峰在 500nm 以上者的荧光素（如罗达明色素）可用蓝绿滤板激发。近年开始采用金属膜干涉滤板，由于针对性强，波长适当，因而激发效果比较玻璃滤板更好。激发滤板分薄厚两种，一般暗视野选用薄滤板，亮视野荧光显微镜可选用厚滤板，目的是获得最明亮的荧光和最好的背景。

（2）压制滤板：压制滤板的作用是完全阻挡激发光通过，提供相应波长范围的荧光。与激发滤板相对应，常用以下三种压制滤板：

1）紫外光压制滤板：可通过可见光、阻挡紫外光通过。

2）紫蓝光压制滤板：能通过 510nm 以上滤长的荧光（绿到红）。

3）紫外蓝光压制滤板：能通过 460nm 以上波长的荧光（蓝到红）。

3. 反光镜 一般使用反光层镀铝平面反光镜，因为铝对紫外光和可见光的蓝紫区吸收少，反射率达 90% 以上。

4. 聚光器 是用石英玻璃或其他透紫外光的特殊玻璃制成，常用的有明视野聚光器和暗视野聚光器两种，相差荧光聚光器较少见。

（1）明视野聚光器：多用在一般荧光显微镜上，其聚光力强，操作方便，最适于对低、中倍放大标本的观察。

（2）暗视野聚光器：激发光不直接进入物镜，除散射光外，激发光也不进入目镜，使用薄激发滤板，即可增强激发光的强度，压制滤板也可以很薄，当紫外光激发时，用无色滤板（不透过紫外）即可产生黑暗背景，从而增强荧光图像的亮度和反衬度，提高图像的质量，从而易于发现亮视野难以分辨的细微荧光颗粒，其应用日益广泛。

（3）相差荧光聚光器：相差聚光器与相差物镜配合使用，可同时进行相差和荧光联合观察，既能看到荧光图像，又能看到相差图像，有助于荧光的定位准确，一般荧光观察很少需要这种聚光器。

5. 物镜　各种物镜均可应用，但最好选择自体荧光极微且透光性能（波长范围）适合于荧光消色差的物镜。由于图像在显微镜视野中的荧光亮度与其放大倍数成反比，而与物镜镜口率的平方成正比，因此为了提高荧光图像的亮度，应选择使用镜口率大的物镜，尤其在高倍放大时。使用时对荧光不够强的标本，选择镜口率大的物镜，配合以尽可能低的目镜（4×，5×，6.3×等）。

6. 目镜　在荧光显微镜中多用低倍目镜，如 5× 和 6.3×。过去因为单筒目镜亮度比双筒目镜高一倍以上，但不便于观察。目前荧光显微镜多用双筒目镜，观察方便。

7. 落射光装置　先进的落射光装置能把光源射来的光射到干涉分光滤镜后，波长短的部分（紫外和紫蓝）经滤镜上镀膜反射，当滤镜对向光源呈 45° 角时，则垂直射向物镜，经物镜再射向标本，激发标本，这时物镜充当聚光器。同时，波长长的部分（绿、黄、红等）对可透过滤镜充当的激发滤板效应，再加上标本的荧光处在可见光长波区，因而可透过滤镜而到达目镜观察，其荧光图像的亮度随着放大倍数增大而提高，在高放大时比透射光源强。它除具有透射式光源的功能外，更适用于不透明及半透明标本，如厚片、滤膜、菌落、组织培养标本等的直接观察。

【操作方法】

1. 将材料片放在载物台上。

2. 将激发滤光片转至适当位置，选择合适的阻挡滤光片关闭荧光通道，打开荧光激发器电源，点燃光源，15min 内不得关闭，关闭后 30min 内不得再启动。

3. 等待期间依次打开与显微镜连接的电脑、数码相机及显微镜的电源开关。

4. 先在低倍镜通过粗、细准焦螺旋调整焦距，找到需要观察的标本。再换成高倍镜寻找合适的视野。

5. 关闭显微镜光源，打开荧光通道，调焦，锁定镜检目标。

6. 打开电脑桌面上的数码成像系统软件，按照提示一步步采集数码图像并保存，常见荧光观察结果如图 4-16 和图 4-17 所示。

7. 镜检完成后依次关闭激发器、显微镜、数码相机及电脑的电源。

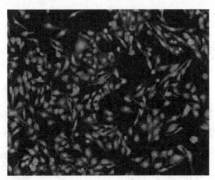
图 4-16　细胞显示绿色荧光

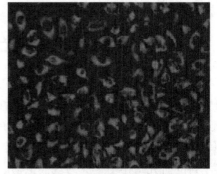
图 4-17　细胞显示红色荧光

【注意事项】

1. 荧光显微镜属于贵重高损耗类仪器，维护成本相对较高，要求所有的操作者培训后才能单独使用。

2. 严格按照荧光显微镜出厂说明书要求进行操作，不得随意更改步骤。

3. 因观察荧光使用的光源含紫外光，对人眼有损害作用，应避免或尽量减少用眼睛直视光源的时间，故最好安装或者佩戴紫外防护罩。

4. 为延长光源寿命，打开灯后不可立即关闭，以免汞蒸发不完全而损坏电极，一般需要等 15min 后才能关闭。关闭汞灯之后，必须等待至少 30min 后灯内汞蒸气冷却至液态才能再次打开，否则容易导致光源爆炸，造成危害。

5. 高压汞灯工作时会散发大量的热量，因此，工作环境温度不宜太高，必须有良好的散热条件。

6. 光源的使用寿命一般约200h，需及时更换，否则亮度不够，影响观察。同时为了延长使用寿命，镜检完毕后注意及时关闭激发器电源。

7. 载玻片必须光洁，厚度均匀且为 0.8～1.2mm，玻片太厚吸收紫外光多，激发光难以在标本上聚集，无明显自发荧光。必要时可选用石英玻璃载玻片，它可以使紫外光顺利通过，再反射激发标本发出荧光。如果观察的是组织切片或其他标本，都不能太厚，一般以 5～20pm 为宜，切片太厚可使激发光大部分消耗在标本下部，从而阻碍标本上部荧光的激发。切片折叠或杂质过多均可影响荧光的观察。

8. 标本染色后应及时观察，高频率更换视野，避免时间过长导致荧光猝灭。

9. 激发器应安装稳压器，电压不稳会降低荧光灯的寿命。

10. 不要污染物镜镜头。一旦污染，先用擦镜纸擦一遍，再用显微镜专用擦洗液擦洗，最后用镜纸再擦一遍。

11. 注意清洁载物台，防止有害、有毒荧光染料的污染。

【应用领域】

随着分子时代的到来，荧光显微镜的应用日益广泛，几乎所有研究细胞内或细胞间化学物质的形态结构、吸收、运输、分布及定位等都离不开它。既可以根据荧光的有无、色调比较进行物质判别，又可以通过检测荧光量对物质进行定性、定量分析。尤其对于医学院校的研究生来说，掌握荧光显微术是对蛋白质、核酸、酶、糖及脂类等生物分子进行研究的基本手段。

第六节　激光共聚焦扫描显微镜

共聚焦显微技术由美国科学家 Marvin Minsky 发明，并于 1957 年申请了专利。随着激光研究的长足进步，到 20 世纪 80 年代后期，激光共聚焦扫描显微镜(confocal laser scanning microscope，CLSM) 成为一种高分辨率的显微成像技术，普遍用于荧光成像和细胞分析，应用领域扩展到细胞生物学、微生物学、发育生物学、遗传学、神经生物学、生理和病理学等学科的研究工作中，成为现代生物医学微观研究的重要工具。

【仪器原理】

普通的荧光显微镜在对较厚的标本进行观察时，来自观察点邻近区域的荧光会对结构的分辨率形成较大的干扰。激光共聚焦扫描显微镜是以激光作为光源，在传统光学显微镜基础上采用共轭聚焦原理和装置，并利用计算机对所观察的对象进行数字图像处理的一套观察、分析和输出系统。把光学成像的分辨率提高了30%～40%，使用紫外或可见光激发荧光探针，从而得到细胞或组织内部细微结构的荧光图像，可以在亚细胞水平上观察生理信号及细胞形态的变化。激光共聚焦显微成像原理见图4-18，利用放置在激光光源后的照明针孔（light source pinhole）和放置在检测器前的探测针孔实现"点照明"和"点探测"，来自光源的光通过照明针孔发射出的光聚焦在样品（specimen）焦平面（focal plane）的某个点上，该点所发射的荧光成像在探测针孔上，该点以外的任何发射光均被探测针孔阻挡，焦平面上的观察目标点呈现亮色，而非观察点则作为背景呈现黑色，反差增加，图像清晰。在成像过程中，照明针孔与探测针孔对被照射点或被探测点来说是共轭（conjugate）的，因而被称为共聚焦（con-focal）显微技术，被探测点即共焦点（focal point），被探测点所在的平面即焦平面。计算机以像点的方式将被探测点显示在计算机屏幕上，为了产生一幅完整的图像，由光路中的扫描系统在样品焦平面上扫描，从而产生一幅完整的共焦图像。只要载物台沿着Z轴上下移动，将样品新的一个层面移动到共焦平面上，样品的新层面又成像在显示器上，随着Z轴的不断移动，可得到样品不同层面的连续的光学切片图像。

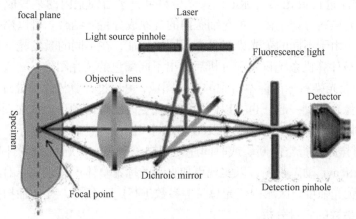

图4-18 激光共聚焦扫描显微镜成像原理

激光共聚焦扫描显微镜对普通光学显微镜从技术上作了以下几点改进。

（1）用激光做光源，因为激光的单色性非常好，光源波束的波长相同，从根本上消除了色差。

（2）采用共聚焦技术在物镜的焦平面上放置了一个当中带有小孔的挡板，将焦平面以外的杂散光挡住，消除了球差，并进一步消除了色差。

（3）在显微镜的载物台上加一个微量步进马达，可使载物台上下步进移动，最小步进距离为0.1μm，采用点扫描技术将样品分解成二维或三维空间上的无数点，用十分细小的激光束（点光源）逐点逐行扫描成像，再通过微机组合成一个整体平面的或立体的像，则细胞或组织各个横断面的图像都能清楚地显示，实现了"光学切片"的目的。而传统的光镜是在场光源下一次成像的，标本上每一点的图像都会受到相邻点的衍射光和散射光的干扰。这两种图像的清晰度和精密度是无法相比的。

（4）用计算机采集和处理光信号，并利用光电倍增管或冷电耦器件放大信号图。在共聚焦显微镜中，计算机代替了人眼或照相机进行观察、摄像，得到的图像是数字化的，可以在电脑中进行处理，再一次提高图像的清晰度。而且利用了光电倍增管，可以将很微弱的信号放大，灵敏度大大提高。

【结构组成】

激光共聚焦扫描显微镜主要由研究级显微镜、激光发射器、扫描器、检测器、计算机系统（包括数据采集、处理、转换、应用软件）、图像输出设备及防震台等主要部件组成。根据研究需要可以选择不同的激光器：Ar(UV)(351～364nm)、He-Cd(442nm)、Ar(458nm，476nm，488nm，514nm)、Ar-Kr(488nm，568nm，647nm)、Kr(568nm)、Gre-Ne(543nm)和 He-Ne（ 633 nm ）等。其具有多个荧光通道，可同时探测多个被标记物。

【操作方法】

首先对待测样品进行荧光染料标记，然后选择相应的激光器类型和滤片，再依据实验目的选择合适的软件，一般仪器的软件分为静息状态图像分析软件、动态测量软件和特殊软件，最后按软件要求设置有关参数，进行观察和分析。

1. 对待测样品进行荧光染料标记，荧光染料可直接与细胞内的某些成分或结构相结合；也可先用荧光染料标记抗体，再与细胞内的抗原成分特异结合。可以用一种或多种荧光染料进行标记。由于不同的荧光染料具有不同的特征，在不同的激发光下可以产生不同波长的荧光，可被计算机系统识别和分析后输出不同颜色的荧光图像。

2. 对于多种荧光染料标记标本得到的荧光图像，可通过计算机软件处理，将不同波长和颜色的荧光图像合成到一起，也可以两两组合或更改图像的颜色，或在图像上加标记、符号、标尺等，以得到细胞中不同成分及结构在同一图像中予以区别显示。

3. 还可以对样品进行空间断层或时间序列扫描（ xyz，xyt ），通过软件处理得到标本的三维实体结构和 avi 动态视图，以实现更加直观的标本整体形态表现。对细胞形状、周长、面积、平均荧光强度、区域内荧光总量等参数进行定量分析，对 Z 轴扫描的图像可进行体积、深度等参数的定量分析。

4. 通过软件可调节激光功率、PMT 电压（ HV ）、电子增益（ gain ）、背景补偿（ offset ）和针孔大小等参数，控制扫描速度，选择合适的分辨率等，从而得到更好的图像。

【注意事项】

1. 激光共聚焦扫描显微镜要安装在防震台上，实验室内的环境温度应保持在 20～24℃，湿度 40%～60%，以保证仪器的最佳状态，延长使用寿命。

2. 严格按照开关机顺序执行，且开关机间隔时间应大于 30min，以免损坏激光管。特别注意氩离子激光器在开机时要预热 15min，在关闭时需充分冷却后才可以关闭。

3. 使用过程中不得直视激光束，以免损伤眼睛。

4. 避免频繁开/关荧光灯，只看白光时，则不要打开荧光灯。

5. 使用时应保持仪器和台面的干净清洁。载物台、物镜、目镜等容易污染的光学部件应经常用擦镜纸蘸取清洁液进行擦拭，清洁液使用无水乙醇：无水乙醚（ 30：70 ）混合液。使用油镜后要及时用清洁液对物镜进行清理。

6. 实验参数选择时，通常激光功率越大，图像越亮，样品荧光也越容易被猝灭；对于生物样品，激光功率太大会灼烧样品，因此激光功率要尽可能小；探测针孔越大，进入光检测器的信号越多，当荧光信号非常弱时，可适当增大探测针孔；增加系统增益将增强信号强度，但会降低图像质量，因此尽量不增加增益；降低扫描速度和增加扫描次数可使图像信噪比提高，但也越容易发生光漂白，因此通常选择标准扫描速度。

【应用领域】

激光共聚焦扫描显微镜可以实现对自然状态下被测生物体的二维图层或三维重构图像，得到细胞或组织内部微细结构图像，对单细胞或细胞群体的溶酶体、线粒体、内质网、细胞骨架、结构性蛋白质、DNA、RNA、酶和受体分子等细胞特异结构的含量、组分及分布进行定性、定量、定时及定位测定；同时可测定分子扩散、膜电位、氧化-还原状态和配体结合等生化反应变化程度。另外，还可以对细胞的面积、平均荧光强度、积分荧光强度、细胞周长、形状因子及细胞内颗粒数等参数进行自动测定。激光共聚焦扫描显微镜不仅能观察固定的细胞、组织切片，还可以对活细胞的结构、分子、离子进行实时动态观察和检测，是研究分子细胞生物学、遗传学、免疫学及病理学的良好的实验手段和分析工具。

第七节　电子显微镜

电子显微镜是一种对物体超微结构进行分析的精密仪器，常用来观察样品的内部结构和表面形态特征变化。随着物理学、光学、电子学等技术的进步，电镜技术也得到较快发展，日益成为医学、农学、动物学、植物学、微生物学、地质学、材料学、冶金、纺织、食品与药品等学科进行教学、科研的重要辅助工具。

【仪器原理】

电子显微镜是根据电子光学原理，利用高速运动的电子束和电子透镜代替传统的光束和光学透镜，使小于 0.2μm 的亚显微结构或超微结构在非常高的放大倍数下成像的一种显微镜。普通光学显微镜只能清楚地观察大于 0.2μm 的结构，要想看清更为细微的结构，要求显微镜具备更高的分辨率，就需要选择波长尽可能短的光源。电子束的波长要远远小于可见光和紫外光，且其波长与发射电子束的电压平方根成反比，电压越高波长就越短。因此，电子显微镜的分辨率远高于普通光学显微镜，目前可达 0.2nm，放大倍数可至 80 万倍左右。

电子显微镜按结构和用途可分为透射电子显微镜、扫描电子显微镜、反射电子显微镜和发射电子显微镜等。研究中使用最为广泛的是透射电子显微镜（transmission electron microscope，TEM）和扫描电子显微镜（scanning electron microscope，SEM）。

透射电子显微镜原理——在真空条件下，电子枪经过加热或者在强电场作用下发射出电子束，经过聚光镜汇聚到待测样品的某一区域，穿透样品时形成散射电子和透射电子，透过样品的电子强度分布与样品的组织结构一一对应，荧光屏将电子强度分布转换为人肉眼可见的光强分布。电子束投射到样品时，可随组织构成成分的密度不同而发生相应的电子发射，如电子束投射到质量大的结构时，电子被散射的多，因此投射到荧光屏上的电子少而呈暗像，电子照片上则呈黑色，如此，便形成人眼可辨的有亮有暗的区域，常用于观察和分析细微物质的内部结构（图 4-19）。

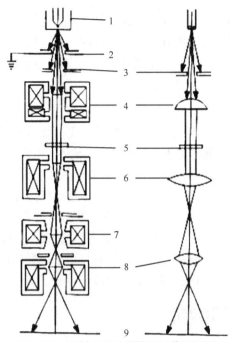

图 4-19　透射电子显微镜的工作原理图

1. 电子源；2. 阴极；3. 光阑；4. 聚光镜；5. 样品；6. 物镜；7. 中间镜；8. 投影镜；9. 终像

扫描电子显微镜原理——在真空条件下，从电子枪中发射出经高压加速后的电子束，射向镜筒，经过聚光镜聚焦，在样品表面形成一个具有一定能量、强度、斑点直径的电子束。在扫描线圈的磁场作用下，入射电子束在样品表面上按照一定的时间、空间顺序做光栅式逐点扫描。在样品表面激发出次级电子，次级电子由探测体收集，并被闪烁器转变为光信号，再经光电倍增管和放大器转变成电信号，运送到显像管，在荧光屏上显示出与电子束同步的扫描图像。试样表面信号强度与显像管荧光屏亮度一一对应，次级电子的多少与电子束入射角有关，也就是说与样品的表面结构有关，图像为立体形象，反映了标本的表面结构，因而主要用于观察和分析细微物质表面的立体形貌（图 4-20）。为了使标本表面发射出次级电子，标本在固定、脱水后，要喷涂上一层重金属微粒，重金属在电子束的轰击下发出次级电子信号。

【结构组成】

透射电子显微镜包括电子光学系统、真空系统和供电系统三个部分组成。

（1）电子光学系统：主要有电子枪、电子透镜、样品架、荧光屏和照相机构等部件，这些部件通常是自上而下地装配成一个柱体。

电子枪是由钨丝热阴极、栅极和阴极构成的部件。它能发射并形成速度均匀的电子束，所以加速电压的稳定度要求不低于万分之一。

电子透镜是电子显微镜镜筒中最重要的部件，它用一个对称于镜筒轴线的空间电场或磁场使电子轨迹向轴线弯曲形成聚焦，其作用与玻璃凸透镜使光束聚焦的作用相似，所以称为电子透镜。现代电子显微镜大多采用电磁透镜，由很稳定的直流励磁电流通过带极靴的线圈产生的强磁场使电子聚焦。

（2）真空系统：为了保证真在整个通道中只与试样发生相互作用，而不与空气分子发生碰撞，因此，整个电子通道从电子枪至照相底板盒都必须置于真空系统之内，一般真空度为 $10^{-7} \sim 10^{-4}$ mmHg（1mmHg=1.333×10^2Pa）。

（3）供电系统：透射电镜需要两部分电源：一是供给电子枪的高压部分；二是供给电磁透镜的低压稳流部分。电源的稳定性是电镜性能好坏的一个极为重要的标志。所以，对供电系统的主要要求是产生高稳定的加速电压和各透镜的激磁电流。近代仪器除了上述电源部分外，尚有自动操作程序控制系统和数据处理的计算机系统。

扫描电镜一般包括电子光学系统，电子讯号收集、处理和显示系统及样品室、真空和电气系统三部分。

（1）电子光学系统的组成：①电子枪与透镜系统；②电子探针扫描偏转系统。

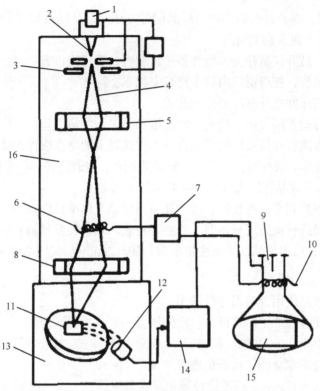

图 4-20 扫描电子显微镜的工作原理图

1. 电子枪；2. 阴极；3. 阳极；4. 电子束；5. 电磁透镜；6. 扫描线圈；7. 扫描发生器；8. 电磁透镜；9. 显像管的栅极；
10. 线圈；11. 样品；12. 探测器；13. 试样室；14. 信号放大器；15. 显像管；16. 真空系统

作用：产生直径为几十埃的扫描电子束，即电子探针，使样品表面作光栅状扫描。

（2）电子讯号收集、处理和显示：扫描电镜束与样品作用后可产生如下多种讯号。①二次电子；②背散射电子；③X 线；④吸收电子；⑤俄歇电子；⑥阴极发光；⑦电子-空穴对；⑧透射电子。各种讯号由特定的检测系统收集检测，形成不同电子图像。

二次电子收集系统的组成：①栅网；②聚焦环；③闪烁体。栅网上加压吸引二次电子，通过调整聚焦环位置可改变闪烁体前加速电场分布，使二次电子比较集中打到加高压的闪烁体上，转换成光信号，经光导管传递到光电倍增管进行信号放大，将光电倍增管输出的电信号接到视频放大器，再稍加放大后即可用来调制显像管亮度获得图像。

（3）样品室、真空及电气系统：扫描电镜样品室位于镜筒下方，装有冷阱附件，冷阱内冷却片端部位于样品与物镜极靴之间。工作时放入液氮以冷却冷却片，在样品周围造成低温环境，减少污物污染镜筒及样品。冷阱主要在 X 线分析时使用。扫描电镜真空系统与透射电镜基本相同，包括机械泵扩散泵、气动碟阀、真空管道和真空测量装置等。机械泵与油扩散泵串接，将镜筒抽成高真空状态，真空要求高于 1.33×10^{-4}Pa。电气系统有高压电源、透射电源、光电倍增管电源，扫描部件、微电流放大器和低电压电源等，要求具有高稳定度。

【操作方法】

1. 取材后最好放入固定液（一般由电镜室提供），及时根据实际在固定液中修成需要的大小。固定后的样品可在 4℃条件保存。针对实验目的不同，样品取材不同，结合电镜室专业人员的建议，再选择合适的电镜样品制备方法。样品制备步骤多且繁琐，费时长，注意提前预安排好上机观察的时间。

2. 接通电源，打开仪器开关，检查各按钮是否处于正确位置。

3. 调试真空系统，使得镜筒内处于高真空状态。

4. 选择所需高压并打开高压部分的开关。

5. 缓慢扭动灯丝控制按钮，检查灯丝的饱和状态，加热灯丝。

6. 将物镜、中间镜和投影镜的光轴合一，使光轴上的物点成像在荧光屏的中心位置。

7. 电镜调试完毕，放样品到样品夹，样品要摆正，且载网与样品夹接触良好。轻放样品进入样品室，保证样品杆进入真空系统的部分无污染。

8. 先在低倍下找到合适的视场，再选择适当的放大倍率仔细观察。

9. 调焦，选择最佳视野进行拍照。注意底片放入相仓前要预抽真空半小时。

10. 照相完毕，取出样品，切断主机电源，10～20min 后关闭总电源。

【注意事项】

1. 严格按照产品使用说明书进行操作。

2. 操作者必须经过严格的培训，初次使用者一定在指导下使用。

3. 保持室内温度：0～40℃。相对湿度：45%RH～85%RH。

4. 仪器不具有防水功能，请避免进水。

5. 禁止异物进入显微镜，若不慎使异物或水分液体进入仪器内部，先关机并联系维修人，切勿自行拆解仪器，以避免静电击穿精密芯片。

6. 勿用手指触摸镜头，以免表面造成刮痕。

7. 保持仪器整洁，勿用乙醇等有机溶剂清洁。

8. 使用前注意调试镜筒内部的高真空，否则，真空度不够会降低图像的反差，引起电子束处于不稳定的"闪烁"状态，进而缩短灯丝寿命，污染样品。

9. 使用前和更换灯丝都要对物镜、中间镜和投影镜进行合轴对称调整，合轴不当，则无法正确聚焦。

【应用领域】

随着电镜技术的不断发展，电子显微镜已被广泛地应用在材料学、冶金学、地矿学、生物学、医学及地质勘探、机械制造、生产工艺控制、产品质量控制等学科和领域中，促进了各有关学科的发展。

1. 工业方面 工业检视，如电路板、精密机械等；印刷检视，SMT 焊接检查；纺织检视等。

2. 美容方面 皮肤检视、发根检视、红外理疗（特定产品）。

3. 生物及医学应用 可研究动物细胞、植物细胞和肿瘤细胞的细胞壁、生物膜、细胞器（叶绿体、线粒体内质网、高尔基体、溶酶体、微体、中心体）、细胞骨架和细胞质内含物（如糖原、脂类、蛋白质、核酸）等的结构和形态；微生物的超微结构如菌体鞭毛、菌毛、芽孢、荚膜等结构、病毒的囊膜、衣壳、霉病菌菌丝和孢子等形态。

4. 其他方面的应用 如扩视器可协助智障人士阅读；宝石鉴定古董、字画、玉器、文物等鉴定；其他一些视频图像分析领域等。

第五章　医学实验室各类离心机的使用

第一节　普通台式离心机

台式离心机主要用于将悬浮液中的固体颗粒与液体分开，或将乳浊液中两种密度不同又互不相溶的液体分开（如从牛奶中分离出奶油）。利用不同密度或粒度的固体颗粒在液体中沉降速度不同的特点，有的沉降台式离心机还可对固体颗粒按密度或粒度进行分级。

【仪器原理】

台式离心机是利用离心机转子旋转产生的离心力，分离液体与固体颗粒或液体与液体的混合物中不同浮力密度的各组分的机械，当含有细小颗粒的悬浮液静置不动时，由于重力场的作用使得悬浮的颗粒逐渐下沉（图 5-1）。粒子越重，下沉越快，反之，密度比液体小的粒子就会上浮。微粒在重力场下移动的速度与微粒的大小、形态和密度有关，并且与重力场的强度及液体的黏度有关。此外，物质在介质中沉降时还伴随有扩散现象。扩散是绝对的，扩散与物质的质量成反比，颗粒越小扩散越严重。而沉降是相对的，要受到外力才能运动。沉降与物体重量成正比，颗粒越大沉降越快。对小于几微米的微粒如病毒或蛋白质等，它们在溶液中呈胶体或半胶体状态，仅仅利用重力是不可能观察到沉降过程的。因为颗粒越小沉降越慢，而扩散现象则越严重，所以需要利用离心机产生强大的离心力，才能迫使这些微粒克服扩散产生沉降运动。

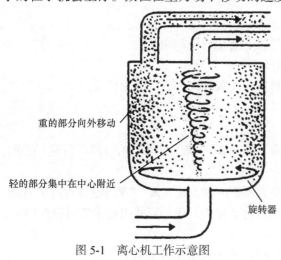

重的部分向外移动

轻的部分集中在中心附近

旋转器

图 5-1　离心机工作示意图

【结构组成】

普通离心机主要由电动机、调速器、转头等组成（图 5-2）。

1. 电动机　是离心机的主体，将电能转换为机械能，给离心机提供动力。常见的电动机包括定子和转子两部分。

（1）定子：电动机中固定的部分称为定子，由机座、定子铁芯和磁场绕组组成。定子铁芯的内壁有两个突出部分，磁场绕组绕在两个突出的铁芯上，当两个绕组通有电流时即构成两个集中式磁极，产生感应电动势形成旋转磁场。

（2）转子：电动机中旋转的部分称为转子，由转子铁芯、转子绕组、整流子和转轴组成。转子在旋转磁场中受到电磁力的作用形成电磁转矩，电动机转子就沿着旋转磁场的方向转动，带动需要的机械工作。

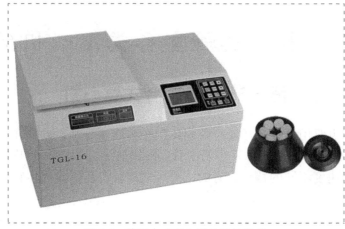

图 5-2 普通台式离心机的结构组成

2. 调速器 在转速范围内对电动机转速进行控制。

3. 离心机转头 常用铸铝制成，呈锥形，中间有一圆孔，套在电动机上端的转轴上，然后用螺帽旋转固定。转盘上有 6～12 个对称的 45°角的斜孔，用于放试管。

【操作方法】

1. 离心机必须置于水平坚固台面上，门盖上禁止放任何物品。

2. 打开门盖，确保已经拧紧螺母固定好转子。

3. 对称放入已配平样品以确保转子平衡运行，盖严离心管，盖上门盖。

4. 打开电源，接通电源开关。

5. 参数设置

（1）转速设置：接通电源，在转速视窗下按"▲""▼"键设置所需离心转速，注意，设置的转速不能超过该转子的最高转速。

（2）时间设置：在时间视窗下，根据离心所需时间，按"▲""▼"键设置所需时间。

6. 按启动键启动离心机，到达设定时间后自动停机，停稳后蜂鸣提示方可打开门盖，取出样品。

7. 中途需要停机时，可按停止键，离心机自动切断驱动电机电源。

8. 运行完毕后，不使用时，请关闭电源开关，并拔下插头。

【注意事项】

1. 电源插座必须有可靠接地。

2. 使用前检查转子和离心管是否有裂纹、腐蚀痕迹及老化现象，如有必须更换，严禁使用已产生裂纹或被腐蚀的转子。

3. 严禁超过转子设定最高转速运行。

4. 样品一定要配平对称放置，否则会损坏离心机。

5. 离心管一定要盖严，以免管内液体腐蚀离心机。如不小心将液体洒到离心机上，及时擦净以免腐蚀。

6. 运转过程中不得移动离心机，不得打开门盖进行操作。

7. 离心机在停止运转前，不可将盖子打开，以免发生危险。

8. 因为某些特殊原因在离心机工作的时候需要让其停止时按"停止"键。

【应用领域】

台式离心机的应用领域非常广泛，主要包括医疗卫生、血站、高等院校、科研院所、生物制药、农牧业、食品等领域。

1. 医疗机构如医院、疾控中心、血液中心等应用离心机分离血液中的有形成分，浓缩体液中细胞或其他有形成分，作分析测定用；分离标本中已经沉淀的蛋白质；分离血液中的脂质成分，如分离血浆中乳糜微颗粒及各种脂蛋白等。

2. 研究机构如高等院校、研究院所、研发中心和实验室等利用离心机进行细胞器、蛋白质、病毒等样品的分离；

3. 工业生产如生物制药中用于 DNA 提纯或分离，血液制剂中用于血液成分的分离，食品加工中用于乳脂分离等。

第二节 高速冷冻离心机

高速冷冻离心机是转速为 10 000～30 000r/min 同时具有冷冻功能的离心机，可利用高速旋转产生的强大的离心力，加快液体中颗粒的沉降速度，把样品中不同沉降系数和浮力密度的物质分离开，达到将样品溶液中的悬浮物质进行高纯度的分离、浓缩、精制和提取的目的，通常用于微生物菌体、细胞碎片、大细胞器等的分离制备和收集，适合于分离量少、离心要求高、温度低的实验。

【仪器原理】

高速冷冻离心机在低温状态下高速旋转产生的离心力可使悬浮于液体中的固体物质形成沉淀，也就是悬浮体液中质量或体积较大的物体向转头半径较大的方向移动，而质量或体积较小的部分沉积在转头半径较小的地方。高速冷冻离心机（外观见图 5-3）与普通离心机相比区别在于两个方面：一是高速运转时转子会与空气摩擦生热，导致机身温度不易控制，所以需要制冷系统来控制温度保护离心机机器元件；二是在分离一些有机活性物质或易挥发性物质时需要在低温状态下保持物质本身的生物活性或防止高温挥发。

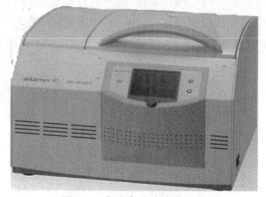

图 5-3 台式高速冷冻离心机

【结构组成】

高速冷冻离心机主要分两部分，即离心部分和冷冻部分，包括驱动电机、压缩机组、操作面板和显示器、钢制机架、电子门锁、合金转子等部件构成。通过程序的设置能实现离心转数可调、离心时间可设定、离心温度可控制三个最基本的要素。高速冷冻离心机所用转头由钛合金或铝合金制成，离心管由聚丙烯、聚苯乙烯硬塑料制品或特制玻璃制品。

1. 驱动电机 是无碳刷变频电机。

2. 压缩机组 薄片式压缩机位于离心机后部，采用空气制冷。

3. 操作面板和显示器 可通过操作面板和图形化 LCD 密封显示器对离心机进行操作。单钮实现所有数据的输入，当按键的指示灯亮起时，就可以按动该按键（图5-4）。

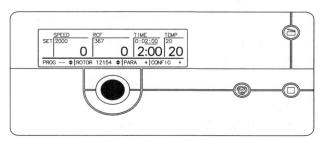

图 5-4 高速冷冻离心机操作面板和显示

（1）启动键 : 用于启动离心机；终止之前的一个减速过程，重新启动离心机；以预设的转速短时运转。按下启动键保持不动（超过 1s），离心机就会以最大加速曲线加速到最大转速，松开启动键后，离心机以最大减速曲线减速。

（2）停止键 : 用于提早结束离心机的工作。按下停止键保持不动（超过 1s），离心机就会以最大减速曲线减速。

（3）开盖键 : 用于开盖，只有当离心机处于该状态时，才能开盖；离心机已经完全停止运行，开盖键亮起。

（4）旋钮：用于选择、更改参数和图表编号。

4. 钢制机架 离心机外壳、机盖、离心腔等是由钢板制成，自动监控盖锁装置和铰链结构提供了安全保障。

5. 电子门锁 离心机只有在闭合电源开关、机盖关闭正确时方能启动。顶盖一经闭合，电磁控制锁定装置自动锁定。顶盖只能在转子处于完全停止状态才能打开。

6. 合金转子 包括角转子、水平转子和酶标板转子等（图 5-5）。

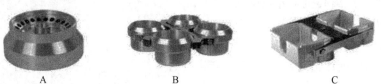

图 5-5 角转子（A）、水平转子（B）和酶标板转子（C）

【操作方法】

1. 将离心机放置于坚固平台上，检查离心机是否放置平稳。

2. 插上外接电源，把离心机前面的开关拨到 ON 位置上，打开液晶显示屏。

3. 设定区域亮起时，就可以对相应的参数进行更改，通过按下旋钮退出更改模式。

（1）设置转速（图 5-6）：区域的上部显示了离心机的设定转速，下部是实际转速，最大转速值取决于转子。

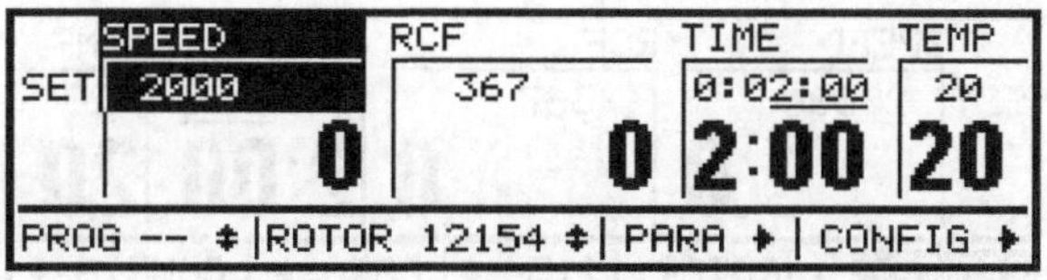

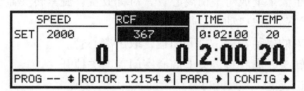

图 5-6　显示器转速设定界面

（2）设置相对离心力（RCF）（图 5-7）：离心力为离心样品对应的加速度。离心力的设定值位于区域的上部，下部是实际值，最大相对离心力值取决于转子。

图 5-7　显示器离心力设定界面

（3）设置时间（图 5-8）：设定的运转时间位于区域的上部，下部显示的是剩余时间。时间是从离心机启动的时间算起到开始减速。最大数值是 9h 59min。设定时间具有下划线（图例是 2min）。设定值以小时、分钟和秒显示。实际值和设定值具有相同的表示方法，以小时：分钟或分钟：秒（设定值小于 10min 时）显示。如果超过最大设定时间 9h 59min 或小于 1min，离心机将连续运行，设定值不再显示，取而代之的是"HOLD"。启动连续运转后，显示的是运行过的时间而不是剩余时间。

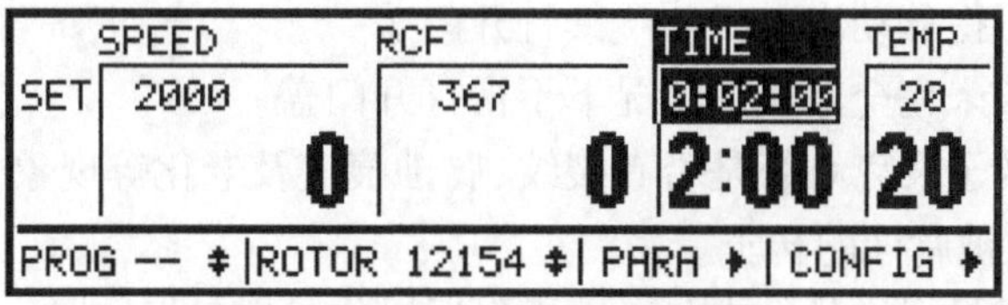

图 5-8　显示器时间设定界面

（4）设置温度（图 5-9）：通过输入温度值来设定离心腔的温度。温度设定值可在 -40～ -20℃之间选择。上部显示设定值，下部显示实际值。刚启动时，转子与离心管内样品之间有一温度差，运行一段时间后逐渐减少。离心机顶盖一打开，制冷系统即停止工作以避免转子室结冰。

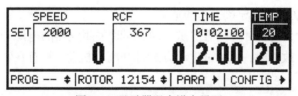

图 5-9　显示器温度设定界面

（5）选择程序（图 5-10）：此区域内显示的是实际运行的程序号。如果当前程序尚未储存，则显示"——"。激活该区域，可以不用调出选择列表而载入已储存的程序。箭头标记的程序选择列表区域表示已保存程序。可以存储 50 个程序，编号 1～50，可以选择和装载已有程序。

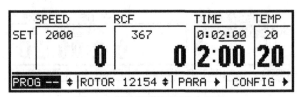

图 5-10　显示器程序设定界面

4. 打开离心室门盖，小心装上合适转头。

5. 在天平或电子天平上成对平衡离心管，对称放置，旋紧转头盖子。

6. 关好离心室门盖，按启动键运行。

7. 听到离心结束的提示音后，打开门盖，取出离心管。

8. 取出并清洁转头、离心室，关上离心室门盖，关掉开关。

9. 填写使用登记表。

【注意事项】

1. 离心机必须有可靠接地，周围必须保持 30cm 以上的安全距离通风。

2. 附近禁止存放任何危险物品，不得将离心机置于辐射源附近及直接曝晒。

3. 转子必须正确安装在转子座上，确保连接良好，连接转子与电机轴的螺钉必须拧紧；严禁超过转子设计规定的最高转速运行；严禁转子不平衡使用，离心管必须对称放置，不可单数管运行，管内溶液必须均匀一致以确保平衡运行，勿向转头中加纸屑、冰块、水作平衡之用。

4. 运转过程中不得移动离心机，严禁打开门盖。

5. 在电机及转子未完全停止的情况下不得打开门盖。

6. 使用前检查转子及离心管是否有裂纹、腐蚀痕迹及老化等现象，如有必须立即更换，严禁使用产生裂纹或被腐蚀的转子。

7. 请勿离心易燃易爆样品，或在离心机附近操作易燃易爆物品。传染性、有毒、致病性、放射性物质等只能在特定转子中进行离心。

8. 请注意玻璃离心管的最大转速，当转速超过 4000r/min 时，会增加玻璃管破碎的危险。

9. 离心机运行过程中不允许抬起、搬运、倚靠或者坐靠离心机。

10. 不允许使用其他厂家的转子和附件，伪劣产品在高速运转时容易发生玻璃管碎裂或离心管损坏的现象，从而导致失衡的危险。

11. 分离结束后，应及时将仪器擦拭干净，同时关闭仪器的电源开关并拔掉电源插头。

12. 当电源发生故障时，可通过手动方式打开离心机盖，只有在转子处于静止状态时，才能开锁开盖。

【应用领域】

高速冷冻离心机广泛应用于生命科学的研究，是科研院所、临床医学、工业生产中不可缺少的重要工具。

1. 在植物病害、农业昆虫、分子植物病等领域分离蛋白质及其他分子，对农作物保护和病虫害防治的研究意义重大。

2. 在临床上用于测定血细胞比积值，也可用于微量血液或溶液的分离。

3. 在工业酿酒中用于酵母基因组 DNA 的提取。

4. 在医药和化工等许多领域，从液体混合物中分离提炼出所需要的纯净物。

第三节　超速冷冻离心机

超速冷冻离心机具有在低温条件下高速离心的功能，一般转速为 30 000～100 000r/min，可保护生物大分子的活性，常用于蛋白质、酶、细胞碎片、细胞内容物等的分离制备和收集。

【仪器原理】

超速离心包括差速离心、速度梯带离心和沉降平衡离心。差速离心是选择不同转速的离心，分别分离各个不同组分，如先用低速沉降大颗粒和上清液，再高速沉降中等颗粒，最后超速沉降小颗粒，采用逐级提高离心力分离上清液的方法，把不同大小的颗粒分开。速度梯带离心是将样品放在一个连续的密度梯度液体上，通过离心，大颗粒沉降快，小颗粒沉降慢，经过一段时间，相同的颗粒就在同一深度形成一条带，因此把各种组分分开来，适用于分离密度相同、而大小不同的物质。例如，不同的蛋白质组分密度都差不多，但分子量不一样，用此法很容易将其分开。沉降平衡离心是静力学的方法，在离心管中形成一个液体梯度，在离心时各组分以不同的速度下沉，但最终停留在与自己相同的密度中，形成一条狭窄的平衡带，并保持相对的稳定，为了使样品所有组分都能达到它们的平衡位置，需要长时间离心，这种方法适用于分离大小相似但密度不同的物质，如核酸的分离。

【结构组成】

超速冷冻离心机主要分两部分，即离心部分和冷冻部分，包括高频驱动电机、压缩机组、触摸屏和显示器、安全装置、转子室、钢制机架等部件（图 5-11）。

1. 驱动电机　高频驱动电机，电机转速由电源频率控制。

2. 压缩机组　采用氟利昂制冷模块。

3. 触摸屏和显示器　通过触摸屏幕设置运行参数和执行操作（图 5-12）。

（1）转速区：上部低于 5000r/min 时以 10r/min 为增量显示转速，高于 5000r/min 时以 100r/min 为增量显示转速，下部设置和显示从 1000 到最大转速，以 100r/min 为增量。个位和十位显示为 0。

（2）时间区：上部显示剩余运行时间，如果运行时间为持续，上部显示的是运行经过时间，下部设置和显示以分钟和小时为增量从 1min 到 999h 59min 范围内的时间。

（3）温度区：上部显示为 0.1℃为增量的温度，下部显示和设置以 0.1℃为增量的从 0～40℃范围的温度，转子室的压力等于大气压时，转子室内温度保持在 25℃。

（4）加速和减速区：加速显示加速模式为从 1 到 9、0，减速显示减速模式从 1 到 9、0 和自由滑行。

（5）真空按钮：用于打开或关闭真空泵，打开即开启温度控制，关闭时转子室的压力和大气压相等。

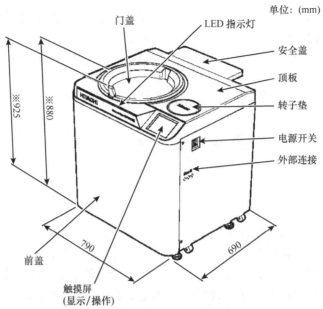

图 5-11　立式超速冷冻离心机结构示意图

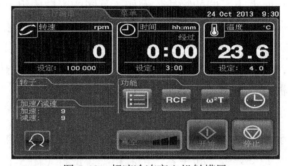

图 5-12　超速冷冻离心机触摸屏

4. 外部连接

（1）USB 主机端：使用 USB 连接将离心机的操作历史记录输出到 USB 闪存驱动器。

（2）USB 设备端：用于连接附带的"HIMAC ASSIST"或用于维护。

（3）LAN：用于连接"HIMAC LogManager"选购件。

5. 转子室　构造如图 5-13 所示。

6. 安全装置

（1）门锁系统：电源关闭时，室门保持闭锁状态。只有当转子处于静止状态或对转子室进行通风时才可以打开和关闭室门。

（2）转子室的保护装置：转子可能由于高速旋转而飞出（或从驱动轴脱落），围住转子室的厚钢护环可确保操作人员的安全。

（3）不平衡检测器：如果在操作过程中，由于严重失衡或设置不当导致转子振动过大，不平衡检测器会检测到此种情况，并立即减慢转子的转速。

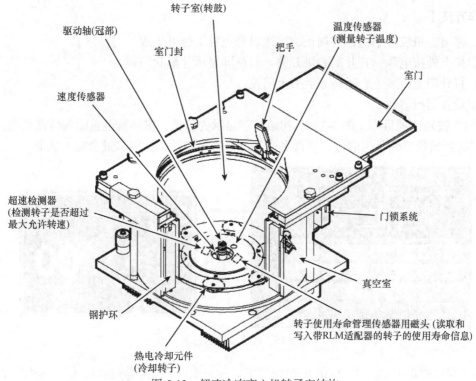

图 5-13　超速冷冻离心机转子室结构

（4）速度传感器和超速检测器：如果设定的转速高于最大允许转速，超速离心机会在转速达到 3000r/min 之前检测到错误，然后将显示一条报警信息，并减慢转子转速直到停止。

（5）转子监控系统：测量转子转动惯量，在转子的转动能超过装置的承受能力时立即减速，结合双 CPU 超速防护系统，保证了高度的安全性。

7. 转子适配器　有三种类型（见图 5-14）：转子使用寿命管理（RLM）适配器、光纤适配器和转盘适配器。

（1）转子使用寿命管理适配器：有存储器用于管理转子的使用寿命。

（2）光纤适配器：周围环绕着黑白相间的条纹，条纹数对应该转子的最大允许转速。

（3）转盘适配器。

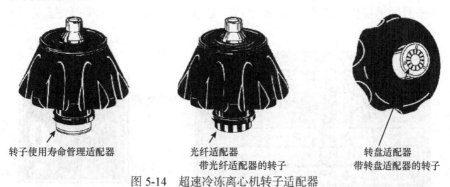

图 5-14　超速冷冻离心机转子适配器

8. 钢制机架　离心机外壳、机盖、离心腔等由钢板制成。

【操作方法】

1. 将离心机放置平稳，必须正确接地以避免发生触电事故。

2. 插上外接电源，打开离心机开关，触摸屏显示并解除门锁。

3. 打开门盖，装上合适转子后关上门盖。

4. 设置运行参数

（1）按转速项目栏（图 5-15）：初始数字显示为蓝色，按屏幕键盘输入转速数值；如果设置的初始数字颜色为白色，则再次按要设置的项目栏，按屏幕键盘输入数值。

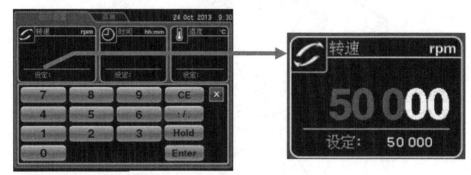

图 5-15　转速设置示意图

（2）按时间项目栏（图 5-16）：初始数字显示为蓝色，按屏幕键盘输入离心时间数值。

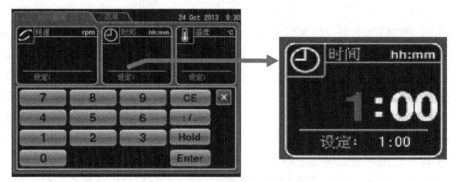

图 5-16　时间设置示意图

（3）按温度项目栏（图 5-17）：初始数字显示为蓝色，按显示屏幕键盘输入离心温度数值。

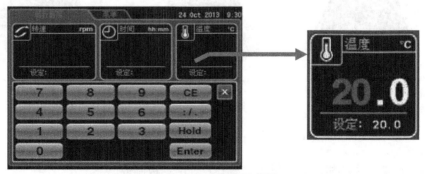

图 5-17　温度设置示意图

（4）确认输入值：按"Enter"按钮，如设置错误，按"CE"按钮取消不正确的输入内容，重新设置数值。

（5）设置加速和减速模式（图5-18）：按加减速项目栏，显示屏幕键盘后，输入加速或减速数值。

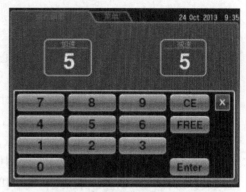

图5-18　加减速模式设置示意图

5. 在运行画面选择按转子指示栏后选择转子目录，在转子目录画面选择所需转子类型，在所旋转自类型栏中选择所需转子，然后按"确定"按钮（图5-19）。

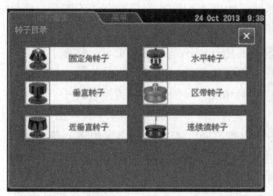
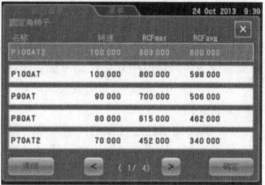

图5-19　转子选择设置示意图

6. 按"真空"按钮，从转子室排出空气，启用温度控制；真空按钮的指示灯显示转子室的真空度：0格为常压状态，1格为低真空，2格为中真空，3格为高真空，处理对温度敏感的样品时，达到高真空度时再按"开始"（图5-20）。

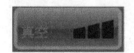 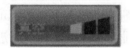 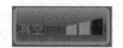 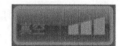

图5-20　真空设置示意图

7. 按"开始"按钮，指示灯闪烁，转子开始旋转，定时器开始计时；达到设定转速时，"开始"按钮指示灯变为稳定亮灯状态，白色的光点环绕按钮旋转。

8. 超过设置离心时间时停止离心，"停止"按钮指示灯闪烁，转子开始减速。

9. 转子停止后，"停止"按钮变为稳定亮灯，蜂鸣器发出声音提示离心结束。

10. 按真空按钮，真空泵停止，排气阀开始工作将转子室恢复为正常大气压，门锁解除。

11. 打开门盖，取出转子，关上离心室门盖，关掉开关。

12. 填写使用登记表。

【注意事项】

1. 务必遵照说明书中的所有安全防范措施，如果忽视有可能会造成人身伤害和（或）设备损坏。

2. 请勿在转子正在旋转时试图强行打开门盖，请勿试图用手减缓或停止正在旋转的转子。

3. 在转子室中将转子小心稳妥地安装到驱动轴（冠部），务必将转子销放入驱动孔（冠部孔）与冠部销分开，每月清洁一次离心机的驱动轴（冠部）表面和转子的驱动孔（冠部孔）内部。

4. 请勿在转子正在旋转时倾斜或移动设备，请勿在设备上放置任何物品或倚靠在设备上。

5. 请勿使用其他制造商制造的转子，否则可能会导致离心机损坏。

6. 如果转子在高速旋转时发生故障，离心机本身可能会移动，确保离心机四周留有30cm 区域以备移动所需，在操作过程中请勿进入该区域，也不要在离心机的顶部或周围区域放置易燃、易爆危险物品或将离心机置于辐射源附近及直接曝晒。

7. 请勿从转子中取出转子使用寿命管理适配器或光纤适配器/转盘，或更换为其他转子用适配器；适配器是检测转子超速的关键部件；如果适配器与附带的转子不匹配，则转子可能会损坏，从而导致超速离心机损坏。

8. 确认转子附带的耐化学腐蚀性能表，请勿使用任何不适用于离心管、管帽、离心瓶或瓶盖等的样品，使用此类样品可能会腐蚀或劣化这些部件，并导致样品渗漏。

9. 请勿使用已腐蚀、划伤或裂纹的转子、叶轮和配件。操作之前请检查转子、叶轮和配件是否异常。

10. 请勿使用已超过预期使用寿命的离心管或离心瓶，否则可能会导致离心管或离心瓶、转子和离心机损坏；使用离心管/离心瓶之前请务必检查其是否劣化和损坏（裂纹、变形等），如果发现类似问题请勿使用该离心管或离心瓶。

11. 请勿将任何溶液，如水、洗涤剂或消毒剂直接倒入转子室，小心不要让样品渗漏，否则可能会导致驱动单元和（或）传感器的轴承腐蚀或劣化。

12. 离心管中的样品量需大致均衡，务必避免出现较大的样品量差值。

13. 离心结束后，应及时将仪器擦拭干净，同时关闭仪器的电源开关并拔掉电源插头。

【应用领域】

超速离心技术是分子生物学、生物化学研究和工业生产中不可缺少的手段，主要用于疫苗的研究和生产，生物、医学、化学、农业食品及制药行业可进行生物大分子、纳米颗粒、病毒及细胞器等样品的分离和纯化。

1. 在临床上分离提纯血清脂蛋白，发现异常血清蛋白质成分。

2. 在科研中用于研究生物大分子和高分子聚合物的大小、形状、缔合、离解和降解，测定其沉降系数、扩散系数和分子量，可用于鉴定其提纯后的均一程度、组成和浓度。

3. 在生物领域可用于分离亚细胞器、DNA、RNA 和蛋白质及多糖等生物大分子，在分离时无须加入可能引起被分离物质结构改变的物质，为观察它们的"天然"结构与功能提供了手段。

第六章　电泳分析研究相关仪器设备的使用

第一节　电　泳　仪

电泳（electrophoresis，EP）是指带电荷的粒子或溶质在电场中向与所带电荷极性相反的方向移动的现象。利用不同带电粒子在电场中移动速度的不同对混合物中的各种组分进行分离和分析的技术称为电泳技术，利用电泳技术对混合物中的组分进行分离的仪器称为电泳仪。

【仪器原理】

按原理的不同，可分为移动界面电泳、区带电泳和稳态电泳（置换电泳）三种形式的电泳分离系统。按介质的不同，可分为纸上电泳、醋酸纤维素薄膜电泳、琼脂糖凝胶电泳、聚丙烯酰胺凝胶电泳、等电聚焦电泳及毛细管电泳等。凝胶具有微细的多孔网状结构，除了产生电泳作用外，还具有分子筛效应，小分子物质在凝胶介质中会比大分子物质跑得快，使电泳的分辨率得以提高。

用凝胶物质作支持物进行电泳的方法即为凝胶电泳。它适合于蛋白质、免疫复合物、核酸与核蛋白的分离、纯化和鉴定，在临床化学检验中得到广泛的应用。凝胶的最大优点是几乎不吸附蛋白质，因此凝胶电泳无拖尾现象。最早使用的凝胶是淀粉凝胶，随着技术的不断改良，凝胶电泳先后派生出琼脂糖凝胶电泳、聚丙烯酰胺凝胶电泳、双向凝胶电泳、变性梯度凝胶电泳、恒定变性凝胶电泳、温度梯度凝胶电泳、脉冲场凝胶电泳等多种凝胶电泳技术。

【结构组成】

习惯所说的电泳仪严格讲应称为电泳系统或电泳装置，它是由几大部件组成用于完成特定功能的一个完整的系统。"电泳仪"仅是电泳系统的直流电源装置，是电泳系统中的一个组成部件，只不过习惯上将整套电泳系统称为"电泳仪"。

1. 电泳槽

（1）缓冲液池：电泳槽含有两个缓冲液池，根据电泳技术类别的不同，两个池中可盛放相同或不同的电解质缓冲液。常见的如核酸电泳槽（图 6-1）和蛋白质电泳槽（图 6-2）。

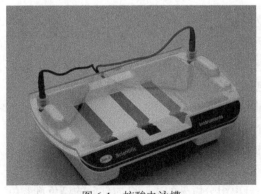

图 6-1　核酸电泳槽

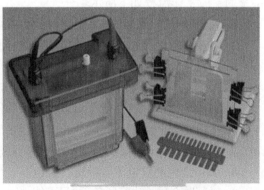

图 6-2　蛋白质电泳槽

（2）电极：电泳系统的电极是用耐腐蚀的金属制成的细丝，有不锈钢、镍镉合金和铂金等不同材质，其中以铂金丝性能最好且最为常用。电极一般贯穿整个电泳池的长度，浸泡于池内的缓冲液中，另一端与电泳仪的电源输出端相连接，通电后为池内的缓冲液提供直流电场。

（3）电泳支持介质：架于两个缓冲液池之间，其两端分别浸入池内的缓冲液中，然后在介质中点加样品溶液，通电后在设定的直流电压、电流状态下进行一定时间的电泳。

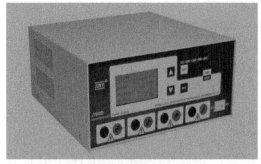

图6-3　电泳仪示意图

2. 电泳仪　是专为电泳提供外加电场的直流电源（图6-3），其输出电压、电流或功率要求相对稳定或按特定规律变化。按输出类型分为稳压、稳流、稳功率三种类型。

3. 电泳系统配件　电泳系统配件指配套的恒温循环冷却装置、凝胶烘干器、检测分析装置等，如进行核酸电泳（图6-4）和蛋白质电泳（图6-5）的各类配件，但并不是所有的电泳系统都具有这些附件。

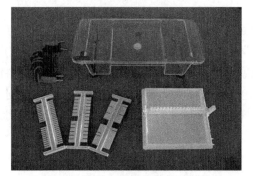

图6-4　核酸电泳系统配件示意图

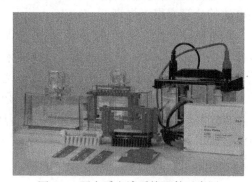

图6-5　蛋白质电泳系统配件示意图

【操作方法】

电泳仪的工作模式可分为手动模式和全自动模式。手动模式在完成电泳后，需逐步对分离的区带进行染色、固定、脱色、检测等操作。全自动模式的电泳系统可以在计算机的控制下，自动完成样品点样、电泳、染色、固定、脱色及检测等一系列操作。全自动电泳系统的一般工作流程如下所示。

1. 开机预热仪器，准备好电泳介质如凝胶板。

2. 将装有待检测样品的容器放入仪器样品区。

3. 启动电泳程序，仪器根据设定好的程序参数，将一定量的样品点加到凝胶板介质上。

4. 根据不同类型电泳的要求，按设定的电压、电流和时间等参数进行电泳。

5. 完成电泳后，在介质上添加一定量的固定剂固定电泳区带。

6. 按设定好的温度对固定后的电泳区带介质进行预烘干。

7. 按设定的时间对固定后的介质进行冲洗，洗去凝胶板上的其他杂质。

8. 加入染色剂对电泳区带进行染色。

9. 对凝胶介质板进行脱色，要尽可能消除除分离组分以外的凝胶介质部分的染色剂颜色。

10. 彻底烘干。

11. 自动对烘干后的凝胶片的染色区带进行光电扫描，记录波形和面积。

12. 计算各区带百分比。

【注意事项】

要想使电泳系统充分发挥其效能，获得可靠的测定结果，应该严格按照说明书操作，并且加以正确的维护保养。

1. 电泳仪工作期间，禁止人体接触电极、电泳物及其他可能带电部分，也不能到电泳槽内取放东西。

2. 仪器通电后，不要临时增加或拔出输出导线插头，以防短路现象发生。

3. 不同介质支持物的电泳不要同时在同一电泳仪上进行。

4. 在总电流不超过仪器额定电流时，可以多槽关联使用，但要注意不能超载，否则容易影响仪器寿命。

5. 使用过程中发现异常现象，须立即切断电源，进行检修。

【应用领域】

电泳仪通常应用于蛋白质和核酸电泳鉴定分析。

第二节　蛋白质转膜仪

蛋白质转膜仪是用来转印蛋白质的仪器，通过在凝胶中实施分离的蛋白质向印迹膜载体转印的过程，能够准确、高效地将蛋白质转印到膜上，并可以保持蛋白质在凝胶中较高的分辨率。

【仪器原理】

免疫印迹法（immunoblotting test，IBT）亦称酶联免疫电转移印斑法，因与 Southen 早先建立的检测核酸的印迹方法 Southen blot 相类似，亦被称为 Western blot。免疫印迹是在蛋白质电泳分离和抗原抗体检测的基础上发展起来—项检测蛋白质的技术。

典型的印迹实验包括三个阶段：第一阶段为蛋白质的电泳分离，SDS-聚丙烯酰胺凝胶电泳（SDS-PAGE）。抗原等蛋白质样品经 SDS 处理后带负电荷，在凝胶中从阴极向阳极泳动，分子量越小，泳动速度就越快。此阶段分离效果肉眼不可见。第二阶段将电泳后凝胶上的蛋白质转移至固体膜上，用非特异性、非反应活性分子封闭固体膜上未吸附蛋白质的区域。第三阶段为酶免疫定位，将印有蛋白质条带的硝酸纤维素膜（NC 膜）依次与特异性抗体和酶标第二抗体作用后，加入酶反应底物，使区带染色。

免疫印迹是一个用于蛋白质分析的常规技术，在电场的作用下将电泳分离的蛋白质从凝胶转移至一种固相支持物，然后利用抗原-抗体的特异性反应，从蛋白质混合物中检测出目标蛋白质，从而定量或定性的确定正常或实验条件下细胞或组织中目标蛋白质的表达情况。蛋白质从凝胶向膜转移的过程普遍采用电转印法，分为半干式和湿式转印两种模式，与 SDS 结合的蛋白质由于带有负电，在电场中向正极迁移，并最终结合在固相支持物上。两种方法均卓有成效，且各有所长，可根据情况进行选择。

【结构组成】

蛋白质转膜仪的结构组成可分为两个部分（图 6-6），即电转槽和电泳仪。电转槽由槽体、阴极和阳极构成，用于存放转移缓冲液和进行实验过程。电泳仪在分子生物学领域中最常用的是琼脂凝胶电泳。带电粒子在电场中运动时，不同物质由于所带电荷及分子量的不同，在电场中运动速度也会不同，根据这一特征，可以将一定混合物进行组分分析或单个组分提取制备。

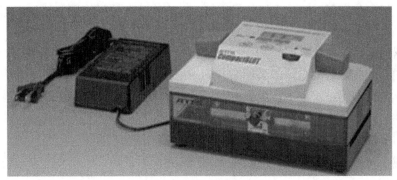

图 6-6　蛋白质转膜仪

【操作方法】

1. 样品收集　收集培养的细胞，细胞裂解液种类各异，煮沸；动物组织与细胞不同，需预先破碎匀浆处理。

2. 样品定量　样品电泳前需要测定蛋白质浓度。

3. 转膜操作　制备足够的转移缓冲液以充满电转槽。从玻璃板上取下凝胶，去除所有浓缩胶，浸入缓冲液 30min。滤纸在电转缓冲液中浸泡 1min，准备 PFDV 膜，在甲醇中浸泡，膜均匀地由不透明变成透明。

4. 组装转移叠层　打开转移夹子，黑孔板朝下，放一块泡沫（纤维）垫，泡沫垫用缓冲液泡一下，在泡沫垫上放一张滤纸，将凝胶放在滤纸上。将膜放在凝胶上，在叠层上再放一层滤纸，在滤纸上再放一块泡沫垫，合上转移夹子。

5. 蛋白质转移　将夹子合好，放到转移槽中，要使夹子的黑面对槽的黑面，夹子的白面对槽的红面。电转移时会产热，在槽的一边有较大空隙，放入事先准备好的冰盒来降温。将整个电泳槽放入一个大的容器中（大的塑料泡沫盒子最好），在这个容器中盛满冰。

6. 显色或化学发光显影　标记物不同，其显色方法也不同，通过胶片或影像系统（CCD）收集。较常用的检测系统有 HRP 标记二抗的增强化学发光（ECL）系统和 DAB 检测系统。

【注意事项】

1. 应尽量避免引入影响后续定量的杂蛋白（如细胞培养液、蛋白酶抑制剂等）及其他干扰物质。

2. SDS 对蛋白质变性和电泳分离至关重要，浓度应控制在 2%～10%，并根据具体需要调整。

3. 制备好的样品可以在 -20℃保存，但时间不宜过长，并避免反复冻融，否则蛋白会发生降解。

4. 根据目标蛋白质的分子量选择合适浓度的凝胶，以达到最优的分离效果和分辨率。

5. 样品属性、膜类型、胶浓度及转移缓冲液均会影响蛋白质的转移效率，如小分子量蛋白质与大分子量蛋白质相比，转移迅速，但结合不牢固。

6. 蛋白质与固相支持物结合的程度受多种因素影响，如膜属性（孔径和类型），缓冲液属性（pH、盐离子种类、盐浓度、去垢剂等），如实验结果不佳，可分别进行优化。

7. 转膜的时间和电流大小可根据蛋白质分子量大小灵活调整。

8. 影响非特异性结合的因素很多，针对不同的免疫原，其封闭条件均可进行优化，没有通用的封闭液，因为每个抗原-抗体反应都具有独特的性质。

9. 清洗步骤对移除未结合试剂、降低背景、增加信噪比至关重要，清洗不够会造成较高背景，清洗过度会导致灵敏度降低，清洗液的成分可适当进行调整。

10. 蛋白质经 SDS-PAGE 分离后，必须及时从凝胶中转移到固相支持物上，固相支持物能牢固结合蛋白又不影响其抗原活性，而且支持物本身还有免疫反应惰性，这使其比直接在凝胶上检测更易操作，试剂用量更少，更省时且效果更好。

11. 根据不同的实验目的和需要选择不同的检测系统。

【应用领域】

蛋白免疫印迹是使用最广泛的免疫化学方法之一，将电泳分离后的细胞或组织总蛋白质从凝胶转移到固相支持物硝酸纤维素膜（NC）膜或 PVDF 膜上，然后用特异性抗体检测某特定抗原的一种蛋白质检测技术，现已广泛应用于基因在蛋白质水平的表达研究、分析抗原组分及其免疫活性检测和疾病早期诊断等多个方面。

第三节　凝胶成像分析系统

凝胶成像分析系统主要用于常规电泳结果的记录和分析，是生物学实验室必备的仪器之一。通过数码相机将摄取的图像直接输入计算机系统，之后用软件进行自动分析。凝胶成像分析系统是一个集观察、拍摄和分析于一体的凝胶分析系统。

【仪器原理】

凝胶成像分析系统进行定量分析的原理是暗箱中的光源灯发出的光照射样品，不同的样品对光源的吸收不同，样品条带的光密度就会不同。将未知样品的光密度与已知浓度的样品带的光密度进行比较，可以得到未知样品的浓度。

凝胶成像分析系统定性分析的原理是：根据样品在电泳凝胶的迁移率，将未知样品在图谱中的位置与标准品在图谱中的位置相比较，可以确定未知样品的成分和性质。

【结构组成】

凝胶成像分析系统的基本组成包含：电荷耦合器件（charge coupled device，CCD）相机、镜头、暗室和分析软件（图 6-7）。

CCD 是一种光电转换器件，是凝胶成像系统的核心部件。衡量 CCD 好坏的指标，有分辨率、CCD 尺寸、动态范围、灵敏度、量子效率、信噪比等。CCD 感光器件的面积越大，即 CCD 面积越大，捕获的光子越多，感光性能越好，信噪比越低。改善和优化 CCD

的结构设计会减少噪声的产生。光学镜头直接影响成像质量的优劣和算法的实现效果。光学镜头规格繁多，从焦距上可分为短焦镜头、中焦镜头、长焦镜头；从视场大小分为广角、标准、远摄镜头；结构上分为固定光圈定焦镜头、手动光圈定焦镜头、自动光圈定焦镜头、手动变焦镜头、自动变焦镜头、自动光圈电动变焦镜头、电动三可变（光圈、焦距、聚焦均可变）镜头等。

暗室主要用于照相。不同品牌和厂家的仪器用的软件是不同的，软件的功能和用途都基本相似，一般的仪器会有配套的说明书及附带软件，包括分析软件和图像采集软件应用程序，具备分析捕获图像和数据的应用功能。

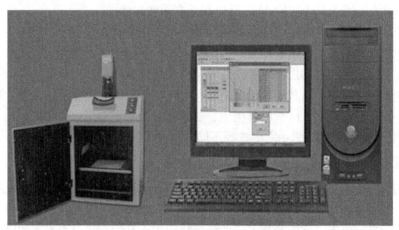

图 6-7 凝胶成像分析系统示意图

【操作方法】

1. 打开凝胶成像分析系统和相机电源开关。

2. 打开电脑，打开并进入成像软件。

3. 将需要拍照的物品放在透照台上并调节位置使其位于中央。

4. 根据所需要分析的凝胶的性质，选择合适的滤光片。分析中需要用紫外光时（如核酸类物质的紫外观测分析），将滤光片拨至 CCD 镜头前。分析中不需要用紫外光时（如蛋白质类物质的分析），将没有滤光片的一档拨至 CCD 镜头前，或拨至空挡。

5. 开始成像操作，进入系统，在白光条件下将胶或膜调至最佳状态和位置，在计算机显示屏上观察凝胶是否已全部在显示区域内，如凝胶位置不在画面中央，请重新移动凝胶位置，如画面内未能将凝胶拍全，请调节变焦。关闭反射灯开关，打开投射灯开关，观察计算机上显示的图像，重新调节光圈大小，调节焦距，使图像清晰。

6. 利用电脑上的拍照软件预览并拍照。

7. 拍照完成后点击"File"下的保存即可进行文件的保存。摄片完成后，请及时关闭摄像系统，清理暗室内的凝胶，再进行图片处理和分析，以免长时间工作影响使用寿命。

8. 关闭软件和电脑。关闭相机和凝胶成像分析系统。

【注意事项】

1. 注意开机顺序，先开凝胶成像分析系统，再打开电脑进入软件。

2. 紫外凝胶照相时要防止染料污染仪器，要注意人身安全，分清污染区和非污染区。

凝胶成像分析系统的门不能用污染的手套接触,进行软件操作时同样不能被污染的手套接触。

3. 在使用紫外光源照相的过程中,不可以打开凝胶成像分析系统前面板。要注意紫外线防护,保护眼睛。

4. 照相后取出废胶,并用较软的纸擦拭干净。如需切胶回收,注意避免长时间紫外照射,以免 PCR 产物断裂。

5. 调焦时要轻,动作不要剧烈。

6. 保持观测室内环境干燥,及时将遗留在观测板上的水或其他液体擦干。

7. 使用仪器时,要将门及观测台关紧,否则将无法正常使用紫外灯。

8. 尽可能不要将电脑连接到网上,同时应该在电脑上安装杀毒软件,做到专机专用。

9. 较长时间不用仪器时,请将仪器用防尘罩盖上。

【应用领域】

凝胶成像分析系统灵敏度高,成像清晰,使用方便,现在的成像仪趋向于多功能化,可应用于 DNA、RNA 电泳凝胶、放射自显影、薄层层析板、酶标板、培养器皿等成像和分析。广泛应用于生物化学、分子生物学、法医物证、遗传学、基因诊断、病毒、环保、育种,细胞生物等领域,是从事教学和科研单位不可缺少的分析仪器。

第四节　酶联免疫分析仪

临床免疫学是人们与疾病长期斗争过程中产生的一门学科,免疫测定则是临床免疫学的研究方法。免疫测定是利用抗原抗体反应检测标本的方法,应用范围非常广泛。可测定的对象包括微生物抗原和相应抗体、蛋白质、激素、药物、具有免疫活性的免疫球蛋白及细胞因子等。因此,各种标记技术和仪器应运而生,减轻了工作人员的劳动强度,提高了实验结果的准确度和效率。

【仪器原理】

酶联免疫分析仪就是一台变相光电比色计或分光光度计,其基本工作原理与主要结构和光电比色计基本相同。光源发出的光波经过单色器成为一束单色光,进入塑料微孔极中的待测标本。该单色光一部分被标本吸收,另一部分则透过标本照射到光电检测器上,光电检测器将这一待测标本的光信号转换成相应的电信号。电信号经前置放大、对数放大、模数转换等信号处理后送入微处理器进行数据处理和计算,最后由显示器和打印机显示结果。微处理器还通过控制电路控制机械驱动机构 X 方向和 Y 方向的运动来移动微孔板,从而实现自动进样检测过程。微孔板是一种专用于放置待测样本的透明塑料板,板上有多排大小均匀一致的小孔,孔内都包埋着相应的抗原或抗体,微孔板上每个小孔可盛放零点几毫升的溶液。光是电磁波,波长 200~400nm 称为紫外光,400~800nm 的光可被人眼观察到,称为可见光。

【结构组成】

1. 酶标仪　其基本结构一般由光源、单色器、吸收池、检测器、显示器及信号处理装置等组成,各部件特点及功能与紫外-可见分光光度计相同(图 6-8)。

(1)光源是能够在广泛的光谱区域发射具有足够辐射强度和良好稳定性的连续光谱

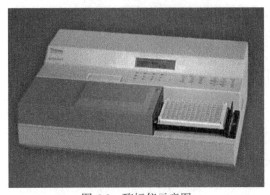

图 6-8 酶标仪示意图

作为入射光的装置。

（2）单色器是将来自光源的复合光分解为单色光并分离出所需波段光束的装置，是仪器的关键部件。主要由入射狭缝、出射狭缝、色散元件和准直镜组成，入射狭缝的作用是限制杂散光进入；色散元件的作用是将复合光分解为单色光，单色器质量好坏，主要取决于色散元件的质量；准直镜的作用是将来自色散元件的平行光束聚集在出射狭缝上；出射狭缝可以控制通带宽度将固定波长范围的光射出单色器。单色器的性能直接影响测定的灵敏度、选择性及校正曲线的线性范围。

（3）吸收池也称比色杯，用于盛放被分析的试样。吸收池一般由玻璃和石英两种材料做成，玻璃池只能用于可见光区，石英池可用于可见光区及紫外光区。吸收池的大小规格从几毫米到几厘米不等，吸收池要挑选配对，使它们的性能基本一致，因为吸收池材料本身、吸收池光程长度的精确性等对吸光度的测量结果都有直接影响。

（4）把光信号转换为电信号的装置称为光电转换器即检测器。对检测器的要求：产生的电信号与照射到它上面的光强有恒定的函数关系；波长响应范围大；灵敏度高；响应速度快；产生的电信号易于检测、放大且噪声低。

（5）信号显示系统是把放大的信号以适当的方式显示或记录下来的装置。常用的信号显示装置有直读检流计、电位调节指零装置、自动记录装置和数字显示装置等。

2. 全自动微孔板式酶免分析仪

（1）加样系统：加样针、条码阅读器、样品盘、试剂架及加样台。

（2）温育系统：主要由加温器和导热的金属材料板架构成，温育时间和温度设置由电脑控制软件精密调控。

（3）洗板系统：由支持板架、洗液注入针和液体进出管道等组成。

（4）光路系统：由光源、滤光片、光导纤维、镜片和光电倍增管组成，用于客观判读结果。

（5）控制软件：通过机械臂和输送轨道将酶标仪送入读板器进行自动比色，再把光信号转换为电信号，软件系统分析得出结果。

【操作方法】

1. 开机 接通接线板电源，打开酶标仪开关，仪器开始自检，多孔板托架自动弹出，仪器预热 15min 以上。

2. 参数设置 打开电脑，点击桌面软件，进入主菜单界面，选择测量模式设置参数。如果初次检测，单击"new protocol"建立方法，如果有建好的方法，单击"modify protocol"。单击"new protocol"后，在"general information"菜单下输入"protocol name"。在"read method"菜单下设置读板方法，在"primary wavelength"中输入主波长（如有参比波长"reference wavelength"也输入），在"template"菜单下的"well type selection"中设置"blank"和"sample"，在"shake mode"处选择震动模式和强度。

3. 样本测定　将被测量样品放入酶标盘中，按"开始"键，开始测试样本。

4. 结果查询传送　酶标仪测量结束后，多孔板托架自动弹出，保存数据和打印结果。

5. 关机　取出测试样品后，关闭软件、仪器及电脑。

【注意事项】

1. 酶标仪是一种精密的光学仪器，仪器应放置在无强磁场和干扰电压的位置。操作环境空气清洁，工作台面要干燥、干净和水平。

2. 加液时枪头不能混用。洗板要干净，避免交叉污染。

3. 严格按照试剂盒的说明书操作，反应时间准确。

4. 请勿将样品或试剂洒到仪器表面或内部，操作完成注意做好清洁工作。

5. 对于因试剂盒问题造成的测量结果的偏差，应根据实际情况及时修改参数，以达到最佳效果。

6. 不要在测量过程中关闭电源。使用后盖好防尘罩。出现技术故障时应及时与厂家联系，切勿擅自拆卸酶标仪。

【应用领域】

1. 病原体及其抗体的检测：各型肝炎病毒、艾滋病病毒、巨细胞病毒等病毒感染；链球菌、布式球菌、结核杆菌等细菌感染；血吸虫、肺吸虫、弓形虫等寄生虫感染。

2. 各种免疫球蛋白和细胞因子、补体等的检测。

3. 肿瘤标志物的检测。

4. 多种激素的检测。

5. 药物和毒品的检测。

第七章 细胞培养研究相关仪器设备的使用

第一节 恒温培养箱

在进行细胞样品的培养时，要根据细胞样品的不同特性选择不同的培养温度，大多数细胞的培养温度在37℃左右。恒温培养箱能根据不同细胞样品所需温度条件进行设置，为细胞样品的健康生长提供稳定的温度条件。

【仪器原理】

恒温培养箱又称隔水式电热细胞（霉菌）培养箱，其自动恒温调节装置多用"金属片式"，即用一种热膨胀系数较大的金属片做成螺旋状，金属片一端固定在箱室内壁，另一端装可活动的触头，常温下两触头闭合。接通电源后箱室内温度升高，固定在此的金属片受热膨胀，弯曲度改变，使另一端的触点离开，切断电路，停止加热，温度下降至一定程度，螺旋金属片恢复原状，两触点又接触，接通电路，开始加热，这样电路时通时断，保持箱内恒温。

该仪器具有的结构特点：保温性能和温度均匀性都较好；水套遇断电时仍能较好地恒温；水套式内胆采用优质不锈钢板或铜板制成；采用微电脑智能控温仪和双金属片调节器两种控温方式；有溢流装置，防止水套变形。

本仪器根据加热方式的不同常分为电热式和隔水式两种。

（1）隔水式：借箱壁夹层中的水温保持恒定温度，水温用浸入式电热管加热。使用前在夹层中加入37℃左右温水至"止水点"。接通热源，将旋钮调至所需温度，即可由自动调温装置控制恒定温度，箱顶插一温度计，可以测知箱内温度。

（2）电热式：用电热丝直接加热，利用空气对流使箱内班度均匀，故使用时适当旋开风顶，箱内培养物不宜放得过挤，箱内底板因靠近电热丝不宜放置培养物。为防止箱内干燥，可放入一盛水容器，维持一定湿度。

【结构组成】

目前实验室细胞培养常用电热式恒温培养箱，其主要结构如下所示。

1. 保温层 采用高性能的绝缘结构，从里到外有内腔、内壳、超细玻璃纤维、空气夹层，使内胆热量损失少。使内胆外箱及内胆机构独特，极大减少了内腔热量的外传。

2. 控温仪表 采用自适应控温技术进行温度控制，解决了以往PID控制技术需要多次参数整定，温度过冲等弊病，控温效果极佳。双屏高亮度宽视窗数字显示，示值清晰、直观。微电脑智能控制，仪表自行控制加热功率，并显示加热状态，控温精确而稳定。超温报警并自动切断加热电源。

3. 内胆结构 内胆均由不锈钢材料制成，半圆形四角设计使清洁更方便；置于箱体背部的电加热器热量通过侧面风道向前排出，经过干燥物后再被背部的高性能专用风机吸入，形成合理的风道，能使热空气充分对流，使箱内温度最大限度达到均匀。工作室内搁架可随用户的要求任意调节高度及搁架的数量，如图7-1所示：

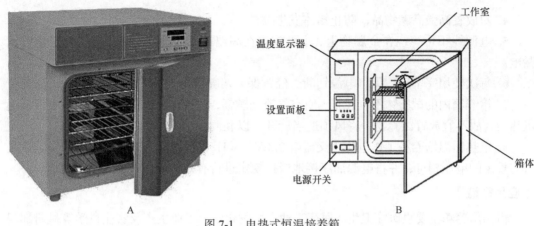

图 7-1 电热式恒温培养箱
A. 恒温培养箱，B. 恒温培养箱结构组成

【操作方法】

1. 打开电源开关，此时电源指示灯亮，控温仪上有数字显示。

2. 温度设定：当所需加热温度与设定温度相同时不需重新设定，反之，则需重新设定。先按控温仪的功能键"SET"进入温度设定状态，SV 设定显示灯亮起，再按移位键"◢"配合加键"△"或减键"▽"设定结束需按功能键"SET"确认。例如，需设定 37℃时，原设定 26.5℃，先按功能键"SET"，再按移位键"◢"，将光标移至显示器十位数字上，然后按加键"△"，使十位数字从"2"升至为"3"，十位数设定后，移动光标依次设定个位和分位数字，使设定温度显示为 37℃，按功能键"SET"确认。

3. 上限跟踪报警设定：产品出厂前已设定高 10℃，一般不需要进行设定。如需重新设定按功能键"SET"5s，仪表进入上限跟踪报警设定状态"ALL"再按移位键"◢"配合加键"△"或减键"▽"操作，最后按"SET"键确认。

4. 温度显示值修正：由于产品出厂前都经过严格的测试，一般不需要进行修正。如产品使用时的环境不佳，外界温度过低或过高，会引起温度显示值与箱内实际温度误差，如超出技术指标范围的，可以修正。具体步骤：按功能键"SET"5s，仪表进入参数设定循环状态"ALL"，继续按动功能键"SET"，使显示"SC"修正，然后按动移位键"◢"配合加键"△"或减键"▽"操作，就可以进行温度修正，最后按键"SET"确认。

5. 设定结束后，各项数据长期保存。此时培养箱进入升温状态，加热指示灯亮。当箱内温度接近设定温度时，加热指示灯亮忽亮忽熄，反复多次，控制进入恒温状态。

6. 打开内外门，把所需培养的物品放入培养箱，关好内外门。

7. 根据需要选择培养时间，培养结束后，关闭电源开关。

【注意事项】

1. 在通电使用时，电热恒温培养箱左侧空间的电器部分切忌用手接触或用湿布揩抹及用水冲洗。

2. 当培养箱加入贵重菌种和培养物时，应勤观察，发生异常情况，立即切断电源，避免意外或不必要的损失。

3. 勿放置易燃易爆物品进行加温，严防发生危险。

4. 勿放置高酸高碱物品，防止箱体发生腐蚀。

5. 电源线不可缠绕在金属物上，不可放置在高温或潮湿的地方，防止橡胶老化以致漏电。

6. 每次使用完毕后，须将电源切断，经常保持培养箱箱内外清洁和水箱内水的清洁。

7. 培养箱内的试验物不宜过挤，使空气流动顺畅，保持箱内受热均匀，内室底板靠近电热器，故不宜放置试验物，将风顶适当旋开，以利调节箱内温度。

8. 电热恒温培养箱工作电压为交流电 220V，50Hz，使用前必须注意所用电源电压是否与规定的电压相符，并将电源插座接地极按规定进行有效接地。

【应用领域】

恒温培养箱主要供医疗卫生、医药工业、生物化学、工业生产及农业科学等科研部门作细菌培养、育种、发酵及其他恒温试验用。

第二节　厌氧培养箱

在进行某些厌氧生物的培养时，一般的普通培养箱因含有氧气（O_2）会使生物死亡，在此基础上生产出了厌氧培养箱，该装置可以满足厌氧生物的生长需求，能很好避免厌氧生物因接触氧而发生死亡的危险性。

【仪器原理】

厌氧培养箱亦称厌氧工作站或厌氧手套箱，它是一种在无氧环境条件下进行细菌培养及操作的专用装置。该装置能提供严格的厌氧状态、恒定的温度培养条件和具有一个系统化、科学化的工作区域。在本装置内进行培养操作，可以培养需要在厌氧环境中才能生长的各种生物，也能避免厌氧生物在大气中操作时接触氧而死亡的危险。该仪器具有的结构特点有如下几点。

1. 外形小巧，极适合拥挤繁杂的微生物实验室。

2. 操作简便，操作双手进出与样品转移无需抽真空充氮气操作，内腔温度、湿度、厌氧状态、生物废气处理等均全自动完成。

3. 使用科学先进手段达到厌氧环境的高精度，恒定性好，使用可靠。

4. 培养箱温控采用高精度数字显示调节仪，能准确直观地反映箱内温度，能自动进行温度控制，是一套有效的限温保护装置，确保培养物在安全温度环境条件下生长。

5. 操作室前窗采用厚透明特种玻璃制作，能清晰直接观察室内操作情况，操作使用塑胶手套，可靠，舒适，灵活，使用方便（图7-2）。

【结构组成】

1. 厌氧室　内腔机械强制对流与内腔正压，实现恒温、控湿、除氧、生物脱毒四方面状态稳定均一，并且快速恢复，操作培养同室进行。

2. 传输舱　采用紧凑式筒状设计，实现

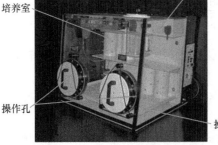

图 7-2　厌氧培养箱

单人单手轻松转移样品。

3. 操作孔 无需进行抽真空或充氮置换过程，双手可直进直出内腔。

4. 控制系统 具有全方位实时状态自检报警功能，可确保设备正常运行。

【操作方法】

1. 操作室厌氧环境形成

（1）按使用要求放置好必要的附件和器具。

（2）通电源，开照明灯，开温控仪，调节所需温度。

（3）操作室内放入 1000g 钯粒除氧剂（密封状态）和 500g 干燥剂。

（4）关紧取样室内外门，并抽真空校验。

（5）操作室内第一次置换（氮气置换）

1）把乳胶手套套在观察板法兰圈上并扎紧。

2）接通氮气进气路，打开氮气控制阀，使手套鼓起，使两只塑料袋充足氮气后，关闭电磁阀，然后扎紧袋口。

3）把乳胶手套套在观察板法兰圈上并扎紧，把塑料袋内氮气渐渐的放于操作室内，至全部放出。

（6）操作室第二次置换（氮气置换），重复一次充氮过程：取样室先抽真空，并注意随时用脚踏开关开闭排气。

（7）操作室第四次置换（混合气体置换）：混合气体配比为 N_2 85%、H_2 10%、CO_2 5%，纯度均为 99.99%。

1）先将取样室抽真空，调换气路打开操作室混合气阀进气，注意随时按排气阀关闭排气。

2）混合气充满塑料袋后，关闭电磁阀，并打开混合气限流阀，使混合气经过稳流器、流量计、调整流量计，流量为每分钟 10 ml 左右。

3）混合气体重复 2~3 次转换，经过上述过程，基本形成厌氧环境。

（8）操作室内打开钯粒除氧剂，接通除氧催化器电源进行催化除氧。

（9）开紫外线灭菌灯，室内进行灭菌处理，灭菌时间按具体实验自定。

2. 菌种的置入和培养

（1）检查取样室内门并关紧。

（2）打开取样室外门，将菌种放入取样室后即关上外门。

（3）取样室充氮置换三次过程，先抽真空度 66kPa 以上停止，然后打开取样室氧气阀进气，使指针回复零位，关掉阀。取样室充氮置换三次过程结束。

（4）如选定真空度较低就需要增加置换的次数。

（5）开启取样室内门，将菌种从取样室移入培养操作室，再将取样室内门关紧，再抽真空检查内门是否关紧。

（6）如培养箱需要长期连续使用，则必须有如下操作。

1）每日在操作室内打开亚甲蓝指示纸观察，如不正常就必须重新换气。

2）要长期连续输入微量的混合气体，使补进的氮气能和微量的氧结合通过催化吸收，保证室内厌氧状态，补入混合气流量选定为每分钟 10ml 左右。

3）连续培养运行一日，更换一次除氧剂和干燥剂。

（7）操作室内温度可任意选择和控制。

（8）混合气瓶、氮气瓶输出压力调整：调节减压阀，使输出压力 0.1MPa 左右。

【注意事项】

1. 开机前应熟悉各组成配套仪器、仪表的使用说明，掌握正确使用方法。

2. 整机应安放在温差较小、操作方便的位置，应避免阳光直晒和远离采暖设备，放置要平稳。

3. 培养物必须在操作室内达到绝对厌氧环境后放入。

4. 经常注意气路有无漏气现象。

5. 调换气瓶时，注意要扎紧气管，避免流入含氧气体。

6. 如发生故障（停气等原因）操作室内仍可保持 10h 厌氧状态（超过 10h 则根据需要把培养物另行处理）。

7. 真空泵按要求使用，定期进行检查。

【应用领域】

厌氧培养箱是一种可在无氧环境下进行细菌培养及操作的专用装置，可避免厌氧生物在大气中操作时接触氧而死亡的危险性，因此它是厌氧生物检测科研的理想工具。

第三节　二氧化碳培养箱

细胞或组织的体外培养需要合适的温度、湿度、酸碱度等各种类似生物体内的条件，CO_2 培养箱是通过在培养箱箱体内模拟形成一个类似细胞或组织在生物体内的生长环境如稳定的温度（37℃）、较高的相对湿度（95%）、恒定的酸碱度（pH7.2～7.4）等，对细胞或组织进行体外培养的一种装置。

【仪器原理】

常用的 CO_2 培养箱分为两种：气套式和水套式。其具体工作原理如下所示。

温度控制：气套式 CO_2 培养箱的加热方式是通过遍布箱体气套层内的加热器直接对内箱体进行加热的，又叫六面直接加热。水套式 CO_2 培养箱的温度是通过电热丝给水套内的水加热，再通过箱内温度传感器来检测温度变化，使箱内的温度恒定在设置温度。两者相比，气套式具有加热快，温度恢复迅速的优点。箱内温度一般设置在 37℃左右。

CO_2 浓度控制：该过程是通过 CO_2 传感器来进行的。CO_2 传感器是用来检测箱体 CO_2 浓度，将检测结果传递给控制电路及电磁阀等控制器件，如果检测到箱内 CO_2 浓度偏低，则电磁阀打开，CO_2 进入箱体内，直到 CO_2 浓度达到设置浓度，此时，电磁阀关闭，箱内 CO_2 切断，达到稳定状态。气体混合泵将箱体底部 CO_2 气体与空气充分混合，均匀后，再次注入箱内，避免了 CO_2 的分层或不均匀现象。CO_2 采样管将箱内 CO_2 和空气混合后的气体取样到机器外部面板的采样口，以随时用 CO_2 浓度测定仪来检测 CO_2 浓度是否达到要求。

【结构组成】

CO_2 培养箱主要由箱体、工作室、培养室和控制面板等组成。

1. 上箱体　控制气路的中心（图 7-3）。

2. 下箱体 与培养室有足够间距,有耐高温岩棉减少箱内温度散失。

3. 工作室 培养细胞或组织的空间。

4. 培养室 外门内部有加温装置和保温岩棉,保证玻璃内门不会结露。

5. 控制面板 控制二氧化碳的浓度、温度和显示湿度。

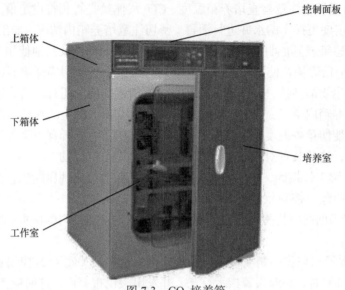

图 7-3 CO_2 培养箱

【操作方法】

1. 打开玻璃门,在培养箱底部加入 300ml 蒸馏水(通常用灭菌水)。

2. 打开总电源,观察显示屏进入自检状态,检查温度、CO_2 浓度,调节键功能。

3. 打开玻璃门,维持约 30s,听到"嘀"声,按 90℃键,约 5s,灯亮,关上门,设备进入高温程序,约 25h,高温结束后即可进入"auto-start"程序;如果按"auto-start"键,约 5s,等到"auto-start"灯亮,关上门,仪器进入自动校零和自动启动程序(约 12h 后结束)。

4. 根据设定的程序到时间后,在培养箱底部补足蒸馏水到 200~300ml。打开 N_2、CO_2 供气阀;注意 CO_2 供气必须是从减压阀输出,且压力维持在 0.5~1bar(1bar=0.1MPa),不能超过 1bar。

5. 按"Mode"键选"Set"是设定你所需要控制的值,按左右箭头选择设定项,如"TEMP"是温度设定;"OTEMP"是超温报警设定;"CO_2"是二氧化碳设定,然后按上下箭头设定新的数值,最后按"ENTER"键确认保存。

6. CO_2 培养箱中的气体环境是可以直接在面板进行设置控制的,只需把 O_2 设为 0,把 CO_2 设为 100,或者把 CO_2 和 N_2 设为 100 即可,如 CO_2 的浓度还是要维持 5%,N_2 调整为 95%便可。

7. 待各项参数稳定后即可放入样品。

【注意事项】

1. 仪器应放置在平整的地面上,环境应清洁整齐,干燥通风。

2. 仪器在使用前,使得各控制开关均应处于非工作状态,调速旋钮应置于最小位置。

3. 不可将流入气体压力调至过大，以免冲破管道及损伤探测器。

4. 钢瓶压力低于 0.2 MPa 时应更换钢瓶。

5. 尽量减少打开玻璃门的时间，每次注意关好培养箱的门以免 CO_2 浓度、温度和相对湿度发生很大的波动，影响实验效果。

6. 实验人员应经常注意检查培养箱温度、CO_2 气体量是否相符设定值。密切注意培养箱内的增湿盘，定期更换无菌水并进行消毒。密切注意培养箱内情况，如出现霉变、菌斑、支原体和衣原体感染或其他明显染菌迹象，应立即通知管理员及其他使用者。

7. 鉴于 CO_2 培养箱在使用过程中有时会伴有霉菌生长，为确保培养箱免受污染且保证仪器箱体内的生物清洁性，有些培养箱带有紫外消毒功能。还有的培养箱设计 HEPA 高效滤器能过滤培养箱内空气，可过滤除去 99.97%的 0.3 μm 以上的颗粒。此外，自动高温热空气杀菌装置能使箱内温度达到高温（如 200℃）从而杀死所有污染微生物，甚至芽孢等耐高温微生物，这些装置对于细胞培养来说是更有安全保障的。

8. 仪器在连续工作期间，每三个月应做一次定期检查，清理压缩机、冷凝器上的灰尘和污物，检查保险丝、控制元件及紧固螺钉。

9. 搬运培养箱前必须排除箱体内的水，并且要拿出工作室内的搁板和加湿盘，防止碰撞损坏玻璃门。

10. CO_2 培养箱可以做高精度恒温培养箱使用，这时须关闭 CO_2 控制系统。当显示温度超过置定温度 1℃时，超温报警指示灯亮，并发出尖锐报警声，这时应关闭电源 30min；若再打开电源开关仍然超温，则应关闭电源并报维修人员。

【应用领域】

CO_2 培养箱广泛应用于细胞、组织培养和某些特殊微生物的培养，常见于细胞动力学研究，哺乳动物细胞分泌物的收集，各种物理、化学因素的致癌或毒理效应，抗原的研究和生产，培养杂交瘤细胞生产抗体、体外授精、干细胞、组织工程、药物筛选等研究领域，已成为在医学、遗传学、免疫学、微生物学、药学、农业科学等学科实验室普遍使用的常规仪器之一。

第四节 液 氮 罐

实验室常用细胞及动物组织，标本的保存主要使用液氮罐，液氮罐具有超低温性、膨胀性和窒息性的特点。培养细胞过程中利用冻存技术将细胞置于-196℃液氮中低温保存，可以使细胞暂时脱离生长状态而将其细胞特性保存起来，这样在需要的时候再复苏细胞用于实验。而且适度地保存一定量的细胞，可以防止因正在培养的细胞被污染或其他意外事件而使细胞丢种，起到细胞保种的作用。因此，正确使用和维护液氮罐，对冻存物的保存、液氮罐的使用寿命等至关重要。

【仪器原理】

按照用途分类，液氮罐分为液氮储存罐、液氮储运罐和自增压式液氮容器。液氮是一种无色、无味、无毒、温度极低的物质，常压下，其温度为-196℃，液氮罐的制作与应用就是利用液氮的这种物理特性。实验室液氮储存罐主要用于室内液氮的静置储存和标本、细胞的低温保藏。采用超低温手段，使菌种于-196～-150℃液态氮超低温冰箱中保存，在这样的温度下，生物的一切生命活动都处于停止状态，能保持其性状基本上不发生变异。

【结构组成】

液氮罐多为铝合金或不锈钢制造，分内外两层。内外两层之间是呈真空状态的夹层，内层所围成的内部空间为内槽，可置放提桶、储存液氮。液氮罐结构和组成部分如图 7-4。

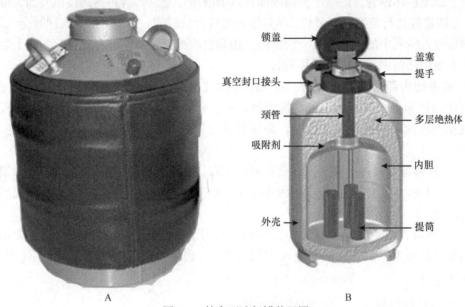

图 7-4　储存型液氮罐装置图
A. 液氮罐实物图；B. 液氮罐结构图

1. 外壳　液氮罐的表层称为外壳，上部与罐口相连。

2. 内槽　液氮罐内层所围成的空间称为内槽，内槽底部的底座可固定提筒，液氮及样品均储存于内槽中。

3. 夹层　指液氮罐内外两层之间真空状态的空隙，抽成真空的目的是增进罐体的绝热性能，同时在夹层中装有绝热材料和吸附剂。

4. 颈管　通常是连接内外两层的玻璃钢材料，并保持有一定的长度，在颈管的周围和底部夹层装有吸附剂。顶部的颈口有孔隙能排出液氮蒸发出来的氮气，以保证安全，又要有绝热性能，以尽量减少液氮的气化量。

5. 盖塞　由绝热性能良好的塑料制成，以阻止液氮的蒸发，同时固定提筒的手柄。

6. 提桶　置于罐内槽中，槽中可以储放冻存管。提筒的手柄挂于颈口上，用盖塞固定住。

【操作方法】

1. 充填液氮　初次充填液氮或液氮罐内部处于干燥状态时，先要检查液氮罐外部有无凹陷或发生其他异常情况，罐内无异物，底座固定良好，则可在通风良好的环境充填液氮。液氮的充填可以采用加压注入法或直接用漏斗浇注法，需要注意的是要使漏斗的端部稍离开颈管，使液氮蒸发的气体能从漏斗与容器的间隙顺利逸出，否则会使液体从漏斗溢出，不仅会增加液氮损失，且会发生冻伤事故。充填液氮可缓慢先注入小量，然后稍停几分钟，使其冷却再逐渐注足至规定容量。

2. 取放物品　操作液氮罐要轻拿轻放避免与其他物体相碰撞，因为液氮罐经排气而成为高度的真空状态，内外槽受到大气的压力大，操作时要十分注意，切不可掉下或碰撞。首先垂直地轻轻取下盖塞，将提斗略微提高，使斗底离开底座。再将提斗平行移至内槽的中央，缓缓提起，不可使用强力，以免扭弯或折断把柄。取放提斗时还要注意避免碰擦颈管内壁，以免损坏颈管。待高于提筒侧面孔口的液氮排完后，再将提筒提出外面，取放完毕后，立即将提筒与盖塞轻轻复位，尽量缩短瓶口开放时间，更不可把提筒同时全部取出，以免容器吸入空气中的水分，增大液氮的蒸损和影响冷冻物品的储存效果。颈管上附着的冷块，不要用硬物剥落，以免损坏颈管。

3. 液氮罐内部的洗涤和干燥 液氮罐使用过程中，在内部会积蓄水分，并混有杂菌，也有可能掉进提手。液氮是一种惰性物质，不会腐蚀容器内部，由于上述原因，有时可能出现相当程度的腐蚀现象。因此，每年对液氮罐内部要清洗并干燥 1～2 次，步骤如下所示。

（1）从容器取出提手和液氮，放置两日左右。这样容器内部温度即上升到 0℃ 附近。

（2）用 40～50℃ 的温水或配以中性去垢剂注入液氮罐内，然后用布擦洗。随后，用水进行冲洗。

（3）倒置容器使液氮罐干燥。干燥法可以采用自然风干法或热风吹干法。如采用后者，温度限制在 40～50℃，应避免 60℃ 以上热风，以免影响液氮罐性能，缩短使用年限。

【注意事项】

1. 液氮是低温制品，在使用过程中要防止冻伤。

2. 在液氮中操作及存取冷冻物品时速度要快，要注意轻拿轻放，以免内容物解冻，造成不必要的损失。

3. 在使用和储存液氮的房间内，要保持通风良好，以避免空间缺氧，造成窒息。

4. 由于液氮不具杀菌性，故接触液氮的用具要注意消毒。

5. 液氮罐只能用于盛装液氮，不能盛装其他冷藏剂。

【应用领域】

液氮罐在生物、医学、畜牧等都有很大用途，广泛用于畜牧业良种家畜精液冷冻储存，医疗卫生行业的人体器官、皮肤、血液、细胞的低温保存，生物工程，工业冷装配，金属材料冷处理，低温粉碎及超导等广大领域。

1. 动物精液的活性保存。主要是用于牛、羊等优良种公畜及珍稀动物的精液保存，以及远距离的运输储存。

2. 生物样本的活性保存。在生物医学领域内的疫苗、菌毒种、细胞及人与动物的器官，都可以浸泡于液氮罐储存的液氮中，均可达到很好的长期存储的效果，需要使用时，取出解冻复温即可使用。

3. 金属材料的深冷处理。利用液氮罐中储存的液氮对金属材料进行深冷处理，可以改变金属材料的金相组织，显著提高金属材料的硬度、强度和耐磨性能。也可用于精密零件的深冷装配，将精密零件经过液氮深冷处理后进行装配，可以提高零件装配质量，从而提高设备或仪器的整机性能。

4. 医疗卫生行业的冷藏冷冻，医疗手术制冷。

第五节　滤　　器

细胞培养过程中微生物污染是细胞培养失败的主要原因，因此细胞培养的环境、仪器设备、培养基等物质都要保持无菌状态。细胞培养过程中所用培养基及遇热易失效的试剂的除菌主要通过微孔滤膜过滤除菌。这种装有微孔滤膜用来除菌的装置称为滤器。

【仪器原理】

过滤除菌是将液体或气体用微孔滤膜过滤，使大于孔径的细菌等微生物颗粒阻留，从而达到除菌目的。微孔滤膜是一种高分子薄膜过滤材料，分布有许多的微孔，孔径从 0.025μm 到 14μm，微孔薄膜的膜孔面积占薄膜整个面积的 80%，且孔径大小均匀。主要用于水系溶液的过滤也称之为水系膜。过滤除菌根据微生物的大小，选择孔径不同的滤膜，通过机械作用滤去液体或气体中微生物。绝大部分微生物都是微米级（10^{-6}mm），常用的微孔滤膜可以把绝大部分细菌分离开来。此法除菌的最大优点是可以不破坏溶液中各种物质的化学成分，适用于酶、核酸、血清等活性分子的过滤，但由于滤量有限，所以只适用于实验室小量溶液的过滤除菌。

【结构组成】

细胞培养过程中主要用的滤器有两种，一种为全玻璃微孔滤膜过滤器（图 7-5 A），一种为针筒式微孔滤膜过滤器（图 7-6A）。

1. 全玻璃微孔滤膜过滤器　包括砂芯过滤装置一套（包括防尘盖、圆筒形玻璃漏斗、标塞三角瓶、标口砂芯滤器、微孔滤膜、铝合金夹）及无油真空泵一台（图 7-5A）。全套采用标准口连接，安装置换易操作。各组成部分的特点及功能如下所示（图 7-5B，C）。

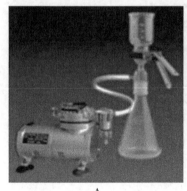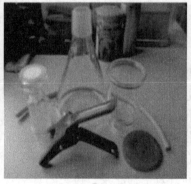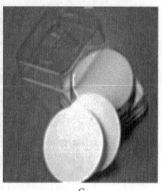

A　　　　　　　　　　B　　　　　　　　　　C

图 7-5　全玻璃微孔滤膜过滤器及各组成部分
A. 全玻璃微孔滤膜过滤器；B. 全玻璃微孔滤膜过滤器各组成部分；C. 微孔滤膜图

（1）防尘盖：在过滤过程中防止灰尘或杂质进入待滤溶液中。

（2）圆筒形玻璃漏斗：优质玻璃材料，玻璃光洁透明，无气泡，壁厚均匀，常用规格为 250ml。

（3）标口砂芯滤器：采用特硬优质玻璃材料，壁厚均匀，无气泡，玻璃光洁透明，流量快，耐压和密封性能非常好，尺寸规格符合国际标准，可供高温高压灭菌使用。

（4）标塞三角瓶：本品流量快、磨口标准、密封性能好，常用规格为 1000ml。

（5）微孔滤膜：根据材质不同主要分为混合纤维素酯微孔滤膜、尼龙滤膜、聚四氟乙烯滤膜、聚偏氟乙烯膜（PVDF）、聚醚砜滤膜、聚丙烯过滤膜（PP滤膜）等；孔径大小主要为0.025～14μm的不同规格。具体使用时应根据不同实验要求来确定滤膜的材质及孔径大小。

（6）铝合金夹：固定砂芯过滤装置，使其与圆筒形玻璃漏斗连接紧密。

（7）无油真空泵：能提供完全洁净的真空环境，泵体本身无需保养，而且不会产生任何污染物。

2. 针筒式微孔滤膜过滤器（图7-6A）　包括一次性注射器、滤头及液体容器。

（1）一次性注射器：根据待滤液体的量选择不同的规格（1ml，2ml，5ml等）。

（2）滤头：根据待滤液体积有不同规格，内部的滤膜孔径及材质可根据具体实验要求选择（图7-6B）。

（3）液体容器：主要为细胞培养瓶、离心管、EP管等。

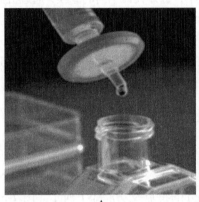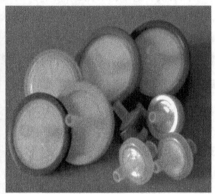

图7-6　针筒式微孔滤膜过滤器及不同规格的滤头
A. 针筒式微孔滤膜过滤器；B. 不同规格的滤头

【操作方法】

1. 全玻璃微孔滤膜过滤器过滤大量液体

（1）将微孔滤膜及砂芯过滤装置进行高压灭菌（120℃，20min）待用。

（2）无菌环境中将微孔滤膜装入砂芯过滤装置，并与无油真空泵连接。

（3）抽滤前将微孔滤膜稍真空抽滤，使其与过滤装置贴合紧密。

（4）开启真空抽滤，在圆筒形玻璃漏斗内缓慢倒入待滤溶液进行过滤。

（5）过滤结束时，先断开真空抽滤泵，再关闭真空泵开关。

（6）将滤液倒入无菌容器内，对溶液进行无菌检测。

2. 针筒式微孔滤膜过滤器过滤少量液体

（1）无菌环境中取一次性注射器吸取待滤溶液，去除针头。

（2）将注射器针口与灭菌滤器的入口连接，然后插入带橡皮塞的无菌容器中。

（3）将注射器中的待滤溶液加压缓缓过滤到无菌容器中，滤毕将针头拔出。

（4）收集滤液，进行无菌检测。

【注意事项】

1. 微孔滤膜分为亲水性和疏水性两种，滤膜材质依据过滤液的性质及过滤目的而定。

2. 过滤除菌一般在超净工作台上进行，滤膜孔径一般用0.22μm或0.45μm两种规格。

3. 根据过滤的量，如果量小，用针筒式微孔过滤器过滤，过滤时要旋紧滤器，禁止滤器外流。

4. 过滤应该是费力的，如果感觉很轻松，则滤膜已破。

5. 用 0.45μm 滤膜一般用于两次过滤的第一次，以防 0.22μm 滤膜堵塞。

【应用领域】

微孔滤膜过滤技术的应用领域非常广泛，包括医药行业的应用、食品工业上的应用及各种检验领域上的应用。

医药行业的应用：在我国制药业已经使用微孔滤膜（滤膜孔径＜0.22μm）技术对澄清的药液再次除菌除热原。并且利用超滤方法去除抗生素中的热原物质，广泛应用于针剂、原料、注射用水等产品的生产。

食品工业上的应用：在糖厂、酒厂及清凉饮料厂，过滤除菌技术常用于去除粗糖液、酒及水质中可能污染的细菌。将微孔滤膜错流过滤技术应用于葡萄酒澄清工艺中，减少了产品的氧化，避免了芳香物、营养素和功能成分的损失。

检验领域的应用如下所示。

（1）临床检验：在临床检验过程中，使用不同孔径的微孔滤膜分类蛋白质，可以选择性的截留血清或体液中各种不同分子量大小的蛋白质，该方法简便、经济、用量少，是临床检验和科研工作中一种方便的分离蛋白质方法。

（2）微生物限度检测：在检测药品、食品及液体饮料中的微生物及细菌时，采用滤膜过滤的方法，灵敏性、准确性、检出率高，且操作简便、步骤少。

（3）水质检测：滤膜过滤技术在水质微生物检测方面应用很广，国际标准ISO386-2-1988 就是用滤膜法对铜绿假单胞菌进行测定。滤膜可以过滤大量水样，通过加大取样量，对样品进行浓缩，这对于纯净水等直接取样法不易检出阳性的样品，可以提高检出率，具有实际应用价值。

（4）消毒剂鉴定：滤膜过滤技术消毒剂杀菌实验中的应用，使消毒剂的鉴定结果更简便、快捷。

（5）微菌落技术中的应用：将滤膜过滤法与细菌微菌落技术结合后，能有效减少细菌微菌落检测时间，且实验结果可长期保存，检测效率显著提高。

我国的膜过滤技术已得到广泛应用，在滤膜的品种、规格及膜质量等方面可开发的领域、技术十分广泛，但应用中仍有许多问题有待解决、完善及提高。

第六节 二氧化碳钢瓶和氧气罐

一、二氧化碳钢瓶

在细胞培养过程中，CO_2 既是细胞的代谢产物，也是细胞正常生长所需成分，它对于维持细胞培养液的 pH 非常重要。维持一定的 CO_2 浓度对于细胞的生长有着重要作用，因此，常将 CO_2 钢瓶与 CO_2 培养箱联合使用，为细胞提供合适的温度条件和气体条件。

【仪器原理】

盛装 CO_2 的钢瓶为无缝钢管制成的高压容器，CO_2 按标准充装系数充入气瓶内的状态是气液两相共存的，立放时气瓶上部为饱和的气体，下面为饱和液体。气态 CO_2 和液态 CO_2 的密度因温度的不同而有所不同。钢瓶内上部饱和的 CO_2 气体通过减压阀连接到 CO_2 培养箱或者其他工作系统，调节减压阀的阀门达到控制气体流量的目的。

在使用气体钢瓶前，要按照钢瓶外表油漆颜色、字样正确识别气体种类，切勿误用以免造成事故。我国 CO_2 钢瓶瓶身为铝白色，标有黑色"液化二氧化碳"字样，从规格型号上可分为 4L、5L、8L、10L、12L、15L、40L 的钢瓶（图 7-7）。

【操作方法】

1. 使用前检查连接部位是否漏气，可缓慢打开减压器入口侧的供气阀门，涂上肥皂液进行检查，调整至确实不漏气后才进行实验。

2. 使用时先逆时针打开钢瓶总开关观察高压表读数，记录高压瓶内总的 CO_2 压力（图 7-8）。然后顺时针转动低压表压力调节螺杆，使其压缩主弹簧将活门打开。这样进口的高压气体，由高压室经节流减压后进入低压室，并经出口通往工作系统。使用后，先顺时针关闭钢瓶总开关，再逆时针旋松减压阀。

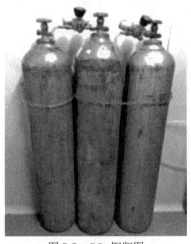

图 7-7　CO_2 钢瓶图

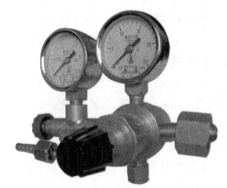

图 7-8　气瓶压力表

3. 安装时连接 CO_2 钢瓶和减压阀的螺扣可借助扳手旋紧，防止泄漏。开关减压阀和开关阀时，动作必须缓慢；使用时先旋动开关阀，后开减压阀。用完先关闭开关阀，放尽余气后，再关减压阀，切不可只关减压阀，不关开关阀。

【注意事项】

1. 防止钢瓶的使用温度过高。钢瓶应存放在阴凉、干燥、远离热源（如阳光、暖气、炉火）处，不得超过 31℃以免液体 CO_2 温度升高，体积膨胀而形成高压气体，产生爆炸危险。

2. 钢瓶千万不能卧放。如果钢瓶卧放，打开减压阀时，冲出的 CO_2 液体迅速气化，容易发生导气管爆裂及大量 CO_2 泄漏的意外。

3. 彻底清除气瓶和管路系统与减压器连接位置处的油污、水及灰尘，一旦杂质进入气体减压器内，将会污染气体，阻塞气体通道或产生其他麻烦。

4. 在安装过程中，应确保减压器进、出气接头与减压器连接处不会发生松动，否则将会导致气体泄漏，造成安全重大隐患。

5. CO_2 不得超量填充，液化 CO_2 的填充量，温带气候不要超过钢瓶容积的 75%，热带气候不要超过 66.7%。

6. 旧瓶定期接受安全检验。超过钢瓶使用安全规范年限要接受压力测试，合格后才能继续使用。

7. 在减压器供气过程中，如果发现有任何异常的机械振动、噪声、卡住或压力异常升高的现象，表明减压器已存在故障，应立即停止使用。

【应用领域】

CO_2 钢瓶除了可用于实验室为 CO_2 培养箱供给 CO_2 以外还可用于半导体制程、气相分析、测试仪表、石油化学工业、电厂设备等多个领域。

1. 石油采矿业，向油井下注射 1t（1t=1000kg）CO_2 液体，可增产原油 3～5t。

2. 金属冶炼业，特别是优质钢、不锈钢、有色金属，CO_2 可作为质量稳定剂。

3. 生物制药，离不开 CO_2。

4. 饮料啤酒业，CO_2 是消食开胃的添加剂。

5. 消防事业，CO_2 灭火器具有灭火后不会留下固体残留物的优点。

二、氧　气　罐

实验室专用储存氧气的高压气体钢瓶称为氧气罐，使用时通过减压阀使气体压力降至实验所需范围，再经过其他控制阀门细调，使气体输入使用系统。最常用的氧气阀为氧气减压阀，简称氧气表。

【仪器原理】

通常情况下氧气是一种无色、无味气体，密度比空气大，不易溶于水（或难溶于水），液态氧、固态氧呈淡蓝色。化学性质较活泼，具有氧化性，因此氧气具有支持燃烧、供呼吸等作用。

氧气罐是依靠氧气在常温下可以被压缩的原理，利用高压（一般为 15MPa）的作用，使氧气变为液态氧，将氧气储存于罐中。氧气瓶需要与减压阀（也称调压阀）连接使用，并装有安全阀，它是保护减压阀并使之安全使用的装置，也是减压阀出现故障的信号装置。如果由于活门垫、活门损坏或由于其他原因，导致出口压力自行上升并超过一定许可值时，安全阀会自动打开排气。高压腔与钢瓶连接，低压腔为气体出口，并通往使用系统，高压表的示值为钢瓶内储存气体的压力，低压表的出口压力可由调节螺杆控制。目前常用的氧气罐结构图及减压阀如图 7-9 所示。

【操作方法】

1. 使用前的准备和检查：打开气瓶开关，观察氧压表的指示即可知储氧瓶内的储氧量，如压力氧量小于 0.1～0.2MPa 时，应补充氧气。

2. 安装减压阀时应确定其连接规格是否与钢瓶和使用系统的接头相一致。减压阀与钢瓶采用半球面连接，靠旋紧螺母使两者完全吻合。因此，在使用时应保持两个半球面的光洁，以确保良好的气密效果，安装前可用高压气体吹除灰尘，必要时也可用聚四氟乙烯等材料作垫圈。

3. 使用时先打开总开关，然后顺时针转动低压表压力调节螺杆，使其压缩主弹簧并传动薄膜、弹簧垫块和顶杆而将活门打开，这样进口的高压气体由高压室经节流减压后进入低压室，并经出口通往工作系统。

4. 转动调节螺杆，改变活门开启的高度，从而调节高压气体的通过量并达到所需的压力值。

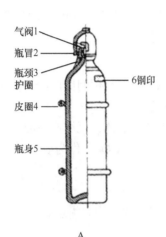

气阀1
瓶冒2
瓶颈3
护圈
皮圈4
瓶身5
6钢印

A

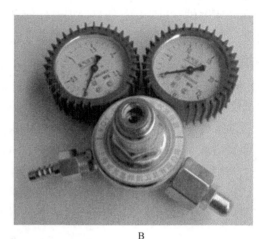

B

图 7-9　氧气罐装置图

A. 氧气罐结构；B. 减压阀

【注意事项】

1. 注意不要倾倒，禁止剧烈的冲击、碰撞。

2. 氧气阀应严禁接触油脂，远离热源、火种及易燃易爆物品，以免发生火警事故。

3. 供氧器不得粘贴橡皮膏，不可与腐蚀性物质相接触。

4. 使用环境温度不得超过 40℃。

5. 气瓶开关，开启与关闭应缓慢，不要用力过猛。

6. 非使用期间，气瓶开关必须处于关闭状态。

7. 停止工作时，应将减压阀中余气放净，然后拧松调节螺杆以免弹性元件长久受压变形。

8. 瓶内气体不能全部用尽，应保留不少于 0.1～0.2MPa 的剩余压力。

【应用领域】

氧气在各行业具有广泛的用途，其中包括如下几种。

1. 医用氧　医院、急救站、疗养院、实验室供氧等。

2. 黑色冶金中的应用　电炉炼钢，吹富氧气体除可缩短熔化时间外，还加强了脱除杂质的反应，并节约电能。

3. 有色金属冶炼（铜、铅、锌、铝等）　非铁熔炉富氧燃烧，提高生产率、节能降耗。富氧燃烧可提高熔炉温度，熔炉容量比使用空气时增加 20%～40%，燃料消耗减少可达 50%，并延长了熔炉使用寿命。

4. 水处理工艺中氧的应用　地表水的复氧、鱼类养殖等。

5. 氧的其他应用　化工生产、固体垃圾焚烧、水泥生产、玻璃制造等。

第八章 免疫组化研究相关仪器设备的使用

第一节 包 埋 机

包埋机又称生物组织包埋机或者石蜡组织包埋机，是对人体或动植物标本经脱水浸蜡后进行组织蜡块包埋，以供切片后作组织学诊断或研究的设备，适用于医学院校、医院病理科、医学研究单位等部门使用。

【仪器原理】

由于生物样品各种组织成分不同，性质也各异，如软硬程度、疏松、致密程度、面积大小等都不相同，自然状态下要将它们切成十几微米甚至几个微米的薄片几乎是办不到的。包埋的原理就是将某些特殊的支持物质侵入到组织内部，利用支持物的物理性质，如由液态转成固态，使整个组织具有均匀一致的固态结构和足够的硬度，以利于用切片机制取极薄的切片。组织学切片技术中最常用的一种包埋方法是利用石蜡作为包埋剂，将浸过蜡的组织块置于石蜡内制成蜡块，然后切片处理。

【结构组成】

由热台主机（含开关、储蜡缸、控制面板、照明装置、分配器、工作区域、制冷点、散热器和底座）、一套电缆、样本加热器及盖子、模板加热器及盖子、储蜡缸盖子、石蜡抹刀、镊子固定器、过滤网、石蜡收集盘、卤素照明灯及放大镜（选配）和脚踏开关（选配）组成（图 8-1）。

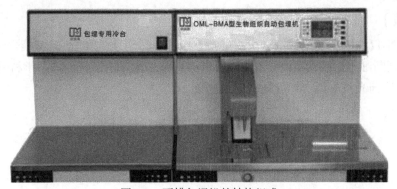

图 8-1 石蜡包埋机的结构组成

1. 包埋台 包含包埋盒或包埋模。独特的小冷台设计，帮助组织快速定位于包埋模上，防止在包埋时组织因石蜡冲击而改变位置。二级石蜡沉淀过滤，以防异物阻塞或污染标本。包埋作业台前留有未加热的工作台面，可防止蜡液沾污袖口。大容量的组织盒储存槽，配备折叠推拉盖子，方便取放组织。LED 冷光源照明灯，带有放大镜便于包埋极小标本。配有六个镊子加热孔。手动、脚动出蜡控制球形流量调节阀可精确调节石蜡流量。进口电磁阀、差动式阀门静音不渗蜡。同时，具有大容量熔蜡缸，废蜡槽可装卸等优点。

2. 冷冻台 采用进口压缩机制冷，可使蜡块快速冷却。特氟龙镀层使台面容易清洁。

可自由设定温度（室温到−15℃），建议选择适当的温度，以免蜡块冻裂。台面可以同时放置 70 个包埋盒。

3. 保存台 可放置任何一种型号的包埋盒、包埋模及处理过的组织。可与包埋机、冷台配套使用，亦可独立放置于切片机旁作漂片用。

【操作方法】

1. 打开电源开关，按"ON/OFF"键后，石蜡包埋机开始进入工作状态。其中，机器各部分温度均设为 60℃。待蜡箱中的石蜡融化后，开始包埋。

2. 取出预热好的石蜡包埋框，使蜡箱中的熔蜡流入其中，用加热的镊子将浸蜡后的组织块置于包埋框中，正确定位后，盖好包埋框盖子。这些工作均在包埋框内石蜡未凝结前完成。

3. 加满熔蜡至包埋框边缘，最后把包有组织块的包埋框放置于冷冻台上，使石蜡凝固，并在包埋框上做好标记。

【注意事项】

1. 仪器必须和具有接地装置的插座相连。

2. 石蜡收集盘必须每日清空。为防止污染，禁止再使用盘中收集的石蜡。如果仪器在没有安装石蜡收集盘的情况下运行，有可能发生火灾。

3. 镊子固定器是单独加热到约 70℃，注意避免烫伤。

4. 为防止污染的发生，不可使用可循环石蜡。

5. 在移动石蜡收集器的时候，尽量降低石蜡的熔化温度，以防止烫伤。

6. 禁止使用二甲苯清洗仪器。二甲苯的蒸气比空气轻，当和热源距离达到一定范围后，有点燃的危险。

【应用领域】

包埋机不仅用于观察正常细胞组织的形态结构，在病理学和法医学等学科中，用以研究、观察及判断细胞组织的形态变化，而且也相当广泛地应用于其他许多学科领域的研究、教学中，以达到光镜下观察切片标本的目的。

第二节　切片机和烤片机

一、石蜡切片机

石蜡切片机是目前病理科最重要的医疗器械，也是非常精密的医疗器械，对环境及操作要求比较严格。该切片机是切制薄而均匀组织片的器械，组织用坚硬的石蜡支持，每切一次借切片厚度器自动向前（向刀的方向）推进所需距离，厚度器的梯度通常为 1μm，在切制石蜡包埋组织时，由于与前一张切片的蜡边粘着，而制成多张切片的切片条。

【仪器原理】

用石蜡作为支持物将动植物材料制成组织切片。以石蜡取代生物材料内的水分，使样品在室温下获得一定的硬度和弹性，然后用石蜡切片机将样品切成薄片，包括脱水、透明、透蜡、包埋、冷凝、修切及切片等基本步骤。广泛应用于动植物及人类各种组织器官的制片，是用光学显微镜进行形态学观察最常用的制片方法。制得的切片较薄，可达 4μm 以下，能制作连续切片，且形态结构保存较好，但切片制作的时间较长，样品有收缩变脆等现象。

【仪器组成】

由遥控器、刀架、废屑槽、定向头、控制面板、手轮、样本托盘和紧急暂停旋钮组成（图 8-2、图 8-3）。

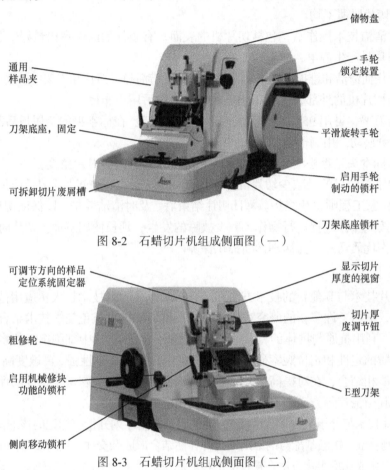

图 8-2　石蜡切片机组成侧面图（一）

图 8-3　石蜡切片机组成侧面图（二）

【操作方法】

以 Leica 石蜡切片机为例说明。

1. 将蜡块固定于切片机头上的夹座内，调整到稍离开切片就能够切到的位置上，注意蜡块组织切面要与切片刀口垂直平行。

2. 再调整蜡块组织切面恰好与刀口接触，旋紧刀架，固定好机头。

3. 根据需要调整切片厚度。

4. 摇动切片机手轮先进行修整切片，直到切出完整的最大组织切面后，再进行切制操作。

5. 用右手转动切片机手轮，左手用毛笔托起蜡块，协调地行进切片操作。使用自动切片时，同时按下 "RUN" 和 "ENG" 键，数字转盘控制切片速度。

6. 切下的蜡带，一端用镊子轻轻拉起，应尽可能将切片带拉直展开，用毛笔将蜡带从刀口向上挑起，拉下蜡带，然后轻托铺于托盘内。

7. 切片完成后，应及时清理切片机，保持切片机及切片刀干净整洁。

【注意事项】

1. 切片机的摆放条件：切片机的摆放应避免振动，防止在切片过程中因摇臂引发的共振，影响切片机的切片精确度。

2. 在摇动切片机时，用力要求均匀一致，不宜过重过猛，否则可因用力过重而使机身震动，造成切片厚薄不均。

3. 每日清洁技术操作室，包括切片机的表面，有条件的医院室内最好安装空调。

4. 因切片易产生静电，故室内不宜干燥。

5. 在做任何清洁和维护前先取出刀片，使用融蜡剂确保刀片和刀架中的蜡屑都能清除。

6. 清洁切片机的外部，可先用肥皂水擦拭，然后用干布擦干。

7. 清洁刀架，可用95%的乙醇擦拭已拆卸的刀架。在标本夹的金属板后滴加二甲苯，使积聚的蜡块松动，用刷子清除。

8. 检查标本头是否松动，刀片与刀片夹是否拧紧。调整刀片角度。

9. 定期维护的目的是减少切片机的损伤，及时发现并解决问题。记录切片机的使用情况，定期由厂家工程师检测维护。每日切片结束后，及时清洁养护，以保证切片机的清洁。使用时严格按照操作规程进行操作，减少故障的发生，延长使用寿命。切片时出现问题及时解决，制作优质切片，为病理诊断提供保障。

【应用领域】

石蜡切片技术与其他新的技术方法相结合，使传统的老技术扩大了应用范围，开辟了许多新领域，增加了许多新的研究观察内容，石蜡切片技术与免疫学技术结合构成免疫组织化学技术，利用抗原与抗体的特异性结合原理检测组织切片中细胞组织的多肽及蛋白质等大分子物质的定性和定位观察研究。由于免疫组化技术特异性强、灵敏度高、定位准确，将形态与功能相结合，在对提高病理诊断的准确性、对肿瘤细胞增生程度的评价、在肿瘤分期及指导肿瘤治疗等方面都有着十分重要的意义。

石蜡切片技术与分子生物学技术相结合，用已知碱基序列并带有标记的核酸探针与组织或细胞中待检测核酸，按碱基配对的原则进行特异性结合形成杂交体，然后用与标记物相应的检测系统通过组化或免疫组化方法在被检测的核酸原位形成带颜色的杂交信号，在显微镜下进行细胞定位，为研究单一细胞中DNA和编码各种蛋白质、多肽的相应mRNA提供可能。为临床细胞遗传学、产前检测、肿瘤和传染病诊断、病原学诊断等方面都提供了广阔的应用前景。

二、烤 片 机

烤片机也称烘片机，适用于组织病理学、生物学、形态学、化学、临床和细菌实验室中组织切片的展开和干燥，该机器导热性能良好，各部位温度均匀，外形美观，单片机程序控制温度，操作简单，性能可靠，是病理科摊片、烤片的理想选择。

【仪器原理】

烤片机是一种采用PID模糊控制技术的展片机。恒温摊片烤片机，集摊片、烘片、烤片于一体，采用PID模糊控制技术，有效克服加热惯性，确保温度恒定准确。该机温控系统稳定、摊烘烤片效果良好，是制作理想切片的必备设备。

【结构组成】

主要由加热板、感温探头、液晶屏、摊片台、烤片台组成（图 8-4）。

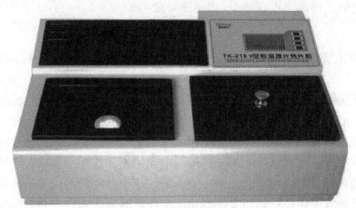

图 8-4　烤片机结构组成

【操作方法】

接通电源：开启电源开关，在经过脱水、包埋和切片处理之后，等组织片完全展开，再移入 40℃恒温热水器中，经过水浴，再放入烤片机经 56～60℃烤片 30～60min 后即可进行染色。

【注意事项】

1. 伸展器中的水必须水温适宜（以 40℃为宜）、洁净（尤其是水面）。
2. 每切完一个蜡块后，必须认真清理水面，不得遗留其他病例的组织碎片，以免污染。
3. 蜡片附贴于载玻片应位置适中，无气泡。
4. 注意仪器保洁。

【应用领域】

烤片机采用铝板制作，导热性能良好，各部位温度均匀，外形美观，单片机程序控制温度，操作简单，性能可靠，是病理切片实验室的理想选择。其适用于组织病理学、生物学、形态学、化学、临床和细菌学实验室中载玻片上的组织切片的展开和干燥工作。

第三节　冷冻切片机

冷冻切片机是将不经过任何脱水处理的新鲜组织，通过包埋剂支持并冷冻硬化后直接进行组织切片的仪器。冷冻切片能在短时间内为临床医生对患者制订手术方案提供依据，在外科手术中应用很广泛。

【仪器原理】

冷冻切片机具有高效、环保的制冷系统，低温系统采用强制式制冷结构，冷媒选用环保型无氟制冷剂。样本头、刀架分别制冷，有的采用多个单独的半导体制冷台，即速冻台设多个速冻站点，用于不同组织需要的冷冻温度参数要求。常用冷冻切片机的制冷温度在 −30℃以下，冷冻箱可调温度 0～35℃，能在 2h 内从室温降至工作温度，节能型有休眠状态选择，冷冻室温度自动控制在–10～–1℃，取消休眠后，可以迅速达到切片箱温。样本头可调温度一般为 0～50℃。有的样品头用半导体独立制冷系统或复叠制冷，制冷速度更快、制冷温度更低，样本头可在 3min 内迅速降至–50℃。

【结构组成】

冷冻切片机主要包括对待切片组织进行制冷或保持冷冻状态的制冷系统及切片工作平台两个部分。

1. 制冷系统原理 冷冻切片需要通过低温将待切片的组织冻结，通过冰起到支撑作用，从而达到一定的硬度。因此，制冷系统是冷冻切片机的重要组成部分。冷冻切片机中的样品头、刀架和冷舱都是通过冷舱后上区域的蒸发器来进行冷却的。冷冻切片机的制冷方式主要包括压缩机氟利昂制冷和半导体温差电制冷两种方式。其中，半导体温差电制冷方式不需要滑动部件，可靠性高，无制冷剂污染，适合在空间受限的冷冻切片机上使用。为此，绝大多数的冷冻切片机制冷系统都使用半导体温差电制冷方式。半导体温差制冷方式原理，如图 8-5 所示。半导体温差制冷方式采用塞贝克效应进行制冷。塞贝克效应（又称为第一热点效应）是指因为两种不同的半导体或电导体的温度差异，从而引起这两种物质间电压差的热点现象。如图 8-5 所示，在放热的热端安装风扇持续降低热端温度时，整个制冷系统就会在吸热的冷端吸取热量，从而达到冷端制冷的目的。

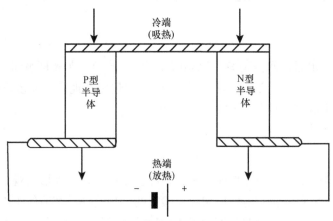

图 8-5 半导体温差制冷方式原理图

2. 切片工作平台 冷冻切片机的切片工作平台是冷冻切片的重要工作场所，主要由刀架、驱动系统和控制系统等组成。冷冻切片机的切片工作平台原理如图 8-6 所示，冷冻切片机的样品固定在样品臂上，刀片、转轮、导向架均固定在基准平台上。在切片过程中，转轮旋转带动摆臂和摆动支撑架运动，样品臂在导向架 1 和导向架 2 上滑动，使样品块在刀片位置向上和向下运动，进而完成一次切削。这样周而复始，最终切削出连续样品切片。

如图 8-6 所示，伺服电机转动带动样品臂前后移动，形成切片过程中的进给量。当样品臂运动，其下部挡板随其运动，挡板运动到左限位或右限位时（限位上小点为光控三极管 T），使得光控三极管 T 接收到一个低电平开关脉冲信号，来控制伺服电机逆时针或顺时针转动，进而控制切削进给量的行程，使切片在最佳的范围内进行。当控制电机旋转的步数，即控制切削进给的厚度，从而实现样品切片薄厚控制。通过样品臂内部的弹簧来控制电机正反转带来的间隙，进而控制切片薄厚均匀性。制造出优质的冷冻切片。

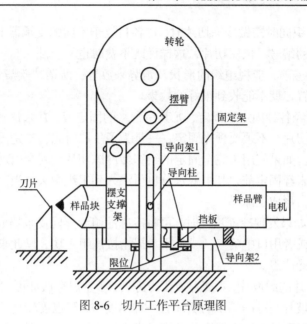

图 8-6 切片工作平台原理图

【操作方法】

1. 取材 未能固定的新鲜活体组织，避免遇水，进行取材，不能太大太厚，厚者冷冻费时，大者难以切完整。若组织过大，切片时阻力就会增大，易产生皱折及刀痕，组织易崩碎，增加制片难度，影响诊断，厚度最好不超过 0.3cm。送验的新鲜组织应避免遇水，水较多时吸干，防止切片产生空洞、冰晶等现象，以避免因细胞内部结构移位造成误诊，最好为 15×15×3mm。

2. 速冻 取出组织支承器，组织支承器上均匀涂抹上包埋剂（进口 OCT 或普通胶水），组织放于其上，速放于冷冻台上，速冻。小活体组织应先取一支承器，滴上包埋剂让其冷冻，形成一个小台后，再放上小组织，滴上包埋剂。

3. 将冷冻好的组织块，夹紧于切片机持承器上，启动粗进退键，转动旋钮，将组织修平。

4. 调好欲切的厚度，根据不同的组织而定，原则上是细胞密集的薄切，纤维多细胞稀的可稍为厚切，一般厚度为 5～10μm。

5. 调好防卷板 制作冷冻切片，关键在于防卷板的调节上，这就要求操作者要细心，准确地将其调较好，调校至适当的位置。切片时，切出的切片能在第一时间顺利地通过刀防卷板间的通道，平整地躺在持刀器的铁板上。这时便可掀起防卷板，取一载玻片，将其附贴上即可。

6. 应视不同的组织选择不同的冷冻度 冷冻箱中冷冻度的高低，主要根据不同的组织而定，不能一概而论。例如，切未经固定的脑组织、肝组织和淋巴结时，冷冻箱中的温度不能调太低，在-10～15℃，切甲状腺、脾、肾、肌肉等组织时，可调在-15～20℃，切带脂肪的组织时，应调至-25℃左右，切含大量的脂肪时，应调至-30℃。

【注意事项】

1. 防卷板及切片刀和持刀架上的板块应保持干净，需经常用毛笔挑除切片残余和用柔软的纸张擦。有时需要每切完一张切片后就用纸擦一次。因为这个地方是切片通过和附贴的地方，如果有残余的包埋剂粘于刀或板上，将会破坏甚至撕裂切片，使切片不能完整切出。

2. 多例多块组织同时需做冷冻切片时，可各自放于不同的支承器上，于冷冻台上冻起来，然后依据不同的编号，依序切片，这样做既不费时也不会乱。

3. 放置组织冷冻前，应视组织的形状及走势来放置，所谓"砍柴看柴势"，切片也是如此，如果胡乱放置，就不能收到很好的效果。

4. 组织块不须经各种固定液固定，尤其是含水的固定液，在未达到固定前，更不能使用。临床快速冷冻切片，不须要预先固定，一是为了争取时间；二是固定了的组织，反而增加了切片的难度。如果使用未完全固定的组织做冷冻切片，就会出现冰晶。这是因为含水的固定液在组织未经固定前，其中的水分也可渗入到组织中去，当冷冻发生时，这些水分就存留于组织中，形成了冰晶。

5. 当切片时，如果发现冷冻过度时，可将冷冻的组织连同支承器取出来，在室温停留片刻，再行切片，或者用口中哈气，或者用大拇指按压组织块，以此来软化组织，再行切片。另外，可调高冷冻点。

6. 用于附贴切片的载玻片，不能存放于冷冻处，于室温存放即可。因为当附贴切片时，从室温中取出的载玻片与冷冻箱中的切片有一种温度差，当温度较高的载玻片附贴上温度较低的切片时，由于两种物质间温度的差别，当它们碰撞在一起时，分子彼此间发生转移而产生了一种吸附力，使切片与载玻片牢固地附贴在一起。如果使用冷藏的载玻片来附贴切片，由于温度相同，没有发生上述的现象。

【应用领域】

冷冻切片技术已经成为现代医学手术中快速诊断的非常重要的手段。随着冷冻切片技术及外科手术的发展，要求快速病理诊断的患者越来越多，冷冻切片机的完好率就显得尤其重要。冷冻切片机用于手术中提取组织的快速冷冻切片，可帮助手术医生迅速诊断病灶性质和大小，确定其手术范围，为患者制订最佳手术方案，为手术提供病理依据。

第四节　液基薄层细胞制片机

随着制片技术的不断革新和发展，越来越多的新型制片机应用到临床。TIB-Autoprep 1800 全自动液基薄层细胞制片机可一次性完成标本处理、制片和染片，将传统的手工操作模式转变为全自动智能化模式，降低了人为差错，节省了人力物力，缩短了检验时间，具有良好的临床应用价值。

【仪器原理】

临床上常用的细胞制片机为全自动液基薄层细胞制片机，作为病理常规设备之一，在国内大、中型医院广泛使用。应用液基薄层细胞制片机对早期发现宫颈癌前病变及宫颈癌的预防和治疗有着至关重要的意义。根据液基细胞学原理，采用最先进的自然沉降制片技术和全自动染色技术，以独特的玻片贴附配方，可在防脱载玻片上形成一个均匀的细胞薄层，便于操作者进一步观察和诊断。自然沉降法制片技术的依据是病变细胞核增大及核浆比例失调致使细胞更重，在液体中沉降速度会更快，从而在分离出来的细胞液体中，这些病变细胞在一定时间内会更快地到达具有黏附能力的载玻片上，从而将病变细胞分离出来并固定在载玻片上，进行后期的染色、诊断等操作；而其他杂质如黏液、细胞碎片及血细胞等须通过离心分离技术清除，所以自然沉降法都得进行离心操作对诊断细胞分离；这样的操作处理，更有效地进行将病变细胞分离出来，从而提高诊断结果准确率，特别是在细胞制片背景上，给诊断医生一个全新的背景体验——背景干净、细胞形态完整清晰、细胞呈单层分布，全电脑控制技术的运用，使得细胞制片、染色等操作更方便快捷，从而提高诊断医生工作效率及诊断结果的准确性。

此外为了保证制片质量，细胞制片机还设置了在染色前、后进行管道冲洗，以确保管道通畅，确保不会影响染色。另外，还设置了报警功能，即当废液瓶的废液达到警戒线时，机器暂停正在运行的步骤，蜂鸣器以 1s/次的时间间隔鸣响报警，液晶屏上提示"废液瓶满"，这时倒掉废液即可。

【结构组成】

TIB-Autoprep 1800 全自动液基薄层细胞制片机（下称全自动制片机）由机箱、液晶显示屏、功能按键、真空系统、废液槽、吸嘴架、离心管架、玻片固定板、染色针、样本转移针及微量工业加液泵等组成，其前处理、制片（转移、染色）及后处理三部分的工作都可自动化（图 8-7）。

【操作方法】

以液基薄层细胞制片机 TIB-AutoPrep 1800 为例介绍。

1. 先将已采样的细胞保存液瓶（简称标本瓶）编上号码。然后将标本瓶放入振荡器，振荡 30s，使刷头上的细胞完全脱落到标本瓶保存液中。

2. 取适量离心管编上与标本瓶相对应的号码。

3. 取标本瓶中的液体 8ml，经过过滤器缓慢加入相对应号码的离心管中。

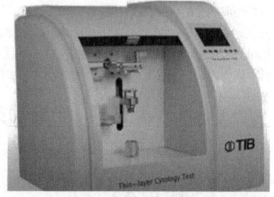

图 8-7　液基薄层细胞制片机

4. 将离心管放入离心机中，以 1500r/min，离心 3min，取出离心管迅速倒掉上清液。

5. 将离心管在振荡器上震荡 20s，使离心管底部聚集的细胞恢复悬浮状态，然后按照编码顺序将离心管放入液基薄层细胞制片机离心管孔。

6. 将预处理载玻片用染色槽固定在制片板上，并在机器上装上枪头及配套的相关试剂。

7. 打开仪器电源，仪器进行自检，自检结束后，可根据显示屏上的指示进行充管操作，充管结束后用吸水纸将加样上挂滴的液体吸干。再根据仪器提示选择样品数，按"确定"，按"运行"，机器进行自动制片和染色操作。

8. 仪器运行结束后，取下染色板，倒尽废液，从染色板上取下已经染色的载玻片，放下玻片架。

9. 将离心管丢弃，根据制片机显示屏提示进行排管。排管结束后，关闭仪器电源，整理好剩余的试剂，清洁仪器表面。

【注意事项】

1. 制片机所有设计技术指标和部件均符合国家"关于医疗器械电器安全相关的标准"。正常操作时，必须使用随机提供的三芯电源线并保证提供良好的接地。

2. 机器正常运行时，不要操作其他功能键。

3. 安放样本及染色液时应注意安全，避免瓶内液体接触操作者身体。

4. 仪器应水平放置，有良好接地和通风、遮光措施。

5. 仪器在使用 1 周后，按照样本制片过程用 75%医用酒精对管道进行清洗消毒。

6. 仪器在正常使用和保养的状态下，每半年由专业技术人员进行 1 次上油保养工作，特别是上、下导轨等几个关键处。具体做法：把仪器后盖打开，在上、下导轨连接处的直线轴承处直接添加黄油即可。

【应用领域】

随着宫颈癌发病率逐年上涨，早期预防并治疗宫颈癌前病变显得尤为重要。传统的巴氏细胞涂片法是筛选和诊断宫颈癌的最为实用和有效的方法，但该方法受取材因素限制，许多临床医师缺乏取材培训，因此制片质量良莠不齐，且该方法制备的图片含有过多的细胞和复杂的背景，往往会影响医师做出正确诊断。液基薄层细胞学制片方法操作方法简易、灵敏度较高，可制作出背景干净、细胞结构清晰的涂片，能够较好地辅助医生诊断出宫颈癌前的一些病变，对宫颈癌前病变的早期发现及降低宫颈癌的发生发展有重要意义。随着制片机技术的不断革新和发展，越来越多的新型制片机应用到临床。例如，TIB-Autoprep 1800 全自动液基薄层细胞制片机可一次性完成标本处理、制片和染色，将传统的手工操作模式转变为全自动智能化模式，降低了人为差错，节省了人力物力，缩短了检验时间，具有良好的临床应用价值。

第五节　全自动染色封片机系统

随着现代病理技术的快速发展和病理设备的不断更新，全自动染色封片机以其卓越的性能和良好的处理效果已被各大医院广泛应用，既减轻了劳动强度又提高制片质量，减少失误，逐步取代了人工染色及人工封片。

【仪器原理】

全自动染色封片机工作原理是根据不同的染色要求，编辑程序并储存，可同时编辑多个程序，编辑时需录入试剂名称、染色时间。感应器也称微动开关，被染色机识别方可使用，不同颜色的感应器代表不同的染色程序，如红色代表常规苏木素-伊红染色（HE 染色）程序，黄色代表冷冻染色程序。可通过计算最快染色途径和最短移动距离来实现高效率染色；可监控所有正在运行的染色程序，定位染色架的试剂位点及显示每一染色架的开始时间、预计结束时间；有加急染色功能，可用最快的速度完成"加急"样本染色且不会与当前运行的染色程序冲突；试剂管理系统可记录每个试剂缸的使用次数，提醒用户及时更换；配有内置电池，突发停电后能继续工作 40min 完成剩余染色工作。

【结构组成】

德国美德（MEDITE）染色封片一体工作站 TCA 44-720 是一款专为常规 HE 和特殊染色封片提供一体化解决方案的高效高自动化设备，其是目前全球染色速度、封片速度匹配度的染色封片一体化工作站。44 个工作站点也使该设备成为极具灵活性和延展性能的染封一体机，适用于常规病理切片的染色和封片过程。该仪器每小时染色及封片速度可达 500 张，可同时运行 12 个不同染色程序，全面提高病理实验室染色处理能力。其中试剂/搅拌/浸入等各参数可调，满足不同科室的个性化需求的同时用户可根据自身的实验室工作流程选择烘干和清水站点数量，满足干封与湿封不同的封片方式。独特的防滴液设计，有效防止染色试剂间的交叉污染。"四位一体"的封片设计让每一个封片步骤各司其职，各行其道（图8-8）。

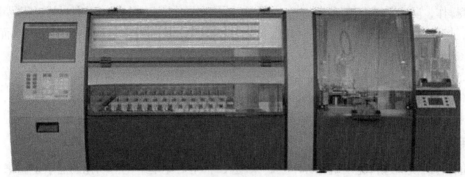

图8-8 全自动染色封片机系统

【操作步骤】

1. 预先将常规染色程序输入染色机电脑程序内，按顺序将所需试剂加入相应的试剂缸内。

2. 蜡块切片后，将蜡片贴附于已打印病理检查号的载玻片上，以纸巾吸干玻片边缘的水分，按次序插入染色架，放入烤箱65℃烤片15min，之后将染色架放入Thermo全自动染色机中染色。

3. Thermo全自动染色机HE染色程序： ①二甲苯5min；②二甲苯5min；③二甲苯5min；④无水乙醇1min；⑤无水乙醇1min；⑥95%乙醇1min；⑦80%乙醇1min；⑧流水冲洗1min；⑨苏木素10min；⑩流水冲洗1min；⑪1%盐酸乙醇1s；⑫流水冲洗1min；⑬碳酸锂返蓝1min；⑭流水冲洗1min；⑮伊红（醇溶性）根据情况选择时间；⑯流水冲洗1min；⑰80%乙醇1min；⑱95%乙醇1min；⑲100%乙醇1min；⑳100%乙醇1min；㉑二甲苯30s；㉒二甲苯30s；㉓二甲苯30s。

4. 启动染色机，待机器处于工作状态后，将烘干待染的石蜡切片、免疫组化待复染片，夹上不同标识物，放入上载站点的缸内，染色机根据染色标识夹得颜色，通过异频雷达信号启动相应的染色程序。

5. 染色完毕后，取出染色架，置于Thermo全自动封片机中封固。

6. 将封片机封片程序合并在染色程序最后；启动封片机电源，调节压力，检查封片机滴嘴出胶情况，并将滴嘴置于工作状态。

【注意事项】

1. 染色机机器需要每日清洗，内部不锈钢内壁也应定期清洁，值得注意的是机械臂内含电子部件，不能使用液体清洗。每日应将水洗缸内水放尽，将苏木精水洗缸取出用毛刷清洗，防止长霉。每周取出所有水洗缸进行清洁，防止进水口堵塞。染色机后部排水管在安装时不可平放，避免长期积水长霉，堵塞管道。每半年更换活性炭滤网或取出后暴晒，保证吸附效果。

2. 树胶内加入少许二甲苯搅拌均匀，以胶滴在玻片上自然摊开为宜；中性树胶过稀胶液会溢出玻片四周，过稠则不易散开出现气泡，而且使封片机滴嘴出胶不畅，影响封片质量。

3. 避免在封片过程中添加树胶，这样会产生大量气泡从而影响切片质量，中性树胶试剂瓶容量不足1/4～1/3时待封片机工作结束后及时加满，为了实现最佳封片质量，将已加满的树胶瓶的蓝色瓶封旋开，在通风柜中搁置一夜，以便在下一个工作日之前排出加注过程中产生的气泡。加满树胶后检查瓶颈和螺纹口是否有树胶残留物，必要时进行清洁。

4. 封玻片根据需要选择，一般使用 24mm×50mm 规格，添加封片时手要保持干燥，最好戴手套操作，防止手潮湿使封片粘连，封片盒中的封片不宜加的太满，否则封片过程易中断。

5. 封片时建议放适量二甲苯，以保持切片的湿润，减少封片过程中因切片干燥而产生的"桑椹核"改变，即"中性树胶色素"。

6. 封片时注意切片的正反面，避免树胶盖在非组织面。

7. 在封片结束后需取出输出架，避免关机后机械手回落时触碰输出架发生偏移，影响下次封片机正常运行，最后将针头喷嘴浸入 TO 透明剂中，以免树胶堵塞喷嘴。

【应用领域】

随着各医院病理科免疫组化标本量越来越大，科室对免疫组化自动化的需求也越来越大。免疫组化自动化技术因其染色结果具有良好的一致性、可重现性，利于标准化和质量控制而受到广大病理同仁的关注与青睐。全自动免疫组化染色平台具有操作规范、标准化程度高的特点，可避免人工操作引起的误差，为病理科免疫组化质量控制提供坚实的保障，为临床诊断提供更加准确的依据。病理科使用全自动免疫组化染色机可在协助诊断、鉴别诊断、指导放化疗尤其在恶性肿瘤的个体化治疗——选择放化疗方案和选择靶向药物方面意义重大。

全自动染色封片机系统主要应用切片的染色和封片，其具有下列优势。

1. 染色效果可靠、切片整洁美观 与手工染色相比，Thermo 全自动染色机制作的 HE 石蜡切片染色均匀、色彩鲜明，胞质和胞核着色良好、对比清晰，深得病理医师认可。人工封片速度慢，容易发生溢胶、漏胶等现象，手法不当时会有气泡产生。全自动封片机通过调节滴胶量和胶长等参数，能有效解决人工封片的缺陷，所制作的切片透明洁净、整洁美观。

2. 高效 传统手工染色操作烦琐、费时费力。Thermo 全自动染色机通过计算机的精确编程，能同时进行大批量石蜡切片的染色处理（最少 200 片/小时，每个染色架装载 20 张切片，每隔 5min 即可加载下一个染色架）。Thermo 全自动封片机可同时处理 11 架玻片（约 5min 完成一架玻片的盖片），与手工封片相比，Thermo 全自动封片机速度快、效率高，省时省力。

3. 稳定 传统手工染色过程主要靠技术员的经验控制，且常涉及多人操作，受人为因素的影响，同一批次石蜡切片常常出现染色效果不一致的现象。Thermo 全自动染色机的各步骤由计算机精确控制，在相同染色程序的控制下，同一批次组织切片染色效果一致，避免了人工染色的随意性和不稳定性。

4. 安全 脱蜡、透明需要用到二甲苯，中性树脂类封片胶也采用二甲苯进行溶解，而二甲苯是一种具有挥发性的有毒物质，如果操作者长期接触或吸入，容易对其神经、生殖等系统造成损害。Thermo 染色机和封片机是在相对封闭的空间内完成操作的，且两者都装有活性炭过滤系统，有效减轻了二甲苯等有害气体对环境的污染和工作人员的伤害，安全性好。

第六节 生物组织自动脱水机

组织脱水与处理是病理学中常用的一种操作，传统的人工脱水、透明及浸蜡过程费时、费力、工作量大。随着病理技术的发展，组织的人工脱水已逐步被全自动组织脱水机代替。全自动脱水机最大的特点是利用非上班时间处理组织，并保证组织的脱水、透明及浸蜡的效果。

【仪器原理】

生物组织脱水机的工作原理是通过脱水剂把组织中水分脱去，对其进行清洗固定，有利于组织的透明与浸蜡，使石蜡支持保持原来细胞及组织形态并变硬以便包埋，达到组织的永久保存及用于显微观察判断病理。

【组成部分】

主要仪器部件如下所示（图 8-9）。

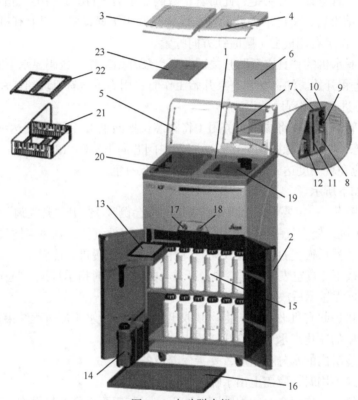

图 8-9　自动脱水机

1. 主机-脱水机模块；2. 主机-试剂模块；3. 石蜡缸盖；4. 脱水缸盖；5. 触摸屏；6. 仪器控制台的翻盖；7. 仪器控制台；8. 打印机端口；9. 本地报警连接口；10. 远程报警连接口；11. 软件驱动器；12. 串行端口；13. 活性炭滤网；14. 废液瓶；15. 试剂瓶；16. 液滴收集盒；17. 石蜡排放接口；18. 外接式排放接口；19. 脱水缸；20. 石蜡缸；21. 样品篮；22. 样品篮盖；23. 防漏水防护板

1. 处理缸　放置待处理的生物组织，在相应的时间注入不同的试剂及石蜡在加压搅拌的条件与生物组织反应。

2. 蜡缸　储存医用石蜡，保持其液态化，在处理的最后阶段通过阀路系统进入处理缸做浸蜡处理。

3. 阀路　脱水机内部有极为复杂的阀路气动系统，通过选择不同的阀门的开关，可以改变气路和液路，做上液及下液动作。

4. 真空泵　通过向处理缸注气/抽真空，为下液/上液提供动力。

5. 旋转阀　试剂组共有十个试剂桶及三个清水桶，通过步进电机带动旋转阀转动选通其中的一个试剂组。

【操作方法】

脱水机开机操作如下所示。

（1）接通电源线，此时察看总电源指示灯是否闪烁，闪烁说明电源已接通。

（2）按下"总电源"开关键3s，此时"冷阱温度"显示窗开始显示冷阱温度，放开此键。

（3）按下"制冷机"开关键，制冷机开始运转，冷阱温度逐渐降低。为使冷阱具有充分吸附水分的能力，预冷时间应不少于30min。

（4）按下"真空计"开关键，此时真空数码显示为"110"，"103"指示灯亮。

（5）预冷结束后，将已准备好的待干燥物品置于干燥盘中，罩上有机玻璃筒，将充气阀和放水阀（位于右侧板上）顺时针方向拧紧。

（6）按下脱水机的"真空泵"开关键，真空泵开始工作，数码显示下降直至20Pa以下，脱水干燥进程开始。注：在真空泵开始工作时，用力下压有机玻璃罩片刻，有利于密封。依照表8-1进行脱水程序的设定。

（7）多歧管型首先应将橡胶阀关闭（将阀芯长把向上），待真空度达到20Pa以下时将预冻结束的冻干瓶插入橡胶阀下接口，将塑料阀芯向下旋转180°。注：此时真空计示数会有回升，应在真空度达到20Pa以下时，再装下一瓶。

关机操作如下所示。

（1）首先慢慢（一定要慢，否则真空泵里的油会倒吸）打开"充气阀"，同时按下"真空泵"电源开关键，使空气缓慢进入冷阱。如需充入惰性气体，则将惰性气体的减压导管连接"充气口"，然后慢慢打开"充气阀"，使惰性气体缓慢进入冷阱。

（2）依次按下"真空表"，"制冷机"开关，关闭，此时指示灯灭，"总电源"开关键，同开机时按下3s无显示后放开此键。

（3）脱水机提起有机玻璃罩，将物品取出，保存，脱水干燥过程结束。

（4）冷阱中的冰化成水后，打开"放水阀"将水排出。

（5）清理冷阱内的水分和杂质，妥善保养设备。

（6）真空泵不用时，应盖上出水嘴，以防脏物进入。

（7）多歧管型，应逐个关闭橡胶阀并取下冻干瓶后再重复关机操作。

表8-1 脱水程序设定

步骤	试剂	浓度（%）	时间（h）
1	中性甲醛	10	2.30
2	乙醇	80	2.00
3	乙醇	95	1.00
4	乙醇	95	1.00
5	乙醇	100	1.00
6	乙醇	100	1.00
7	乙醇：二甲苯（1：1）	100	1.00
8	二甲苯	100	1.00
9	二甲苯	100	1.00
10	石蜡	—	1.00
11	石蜡	—	0.30
12	石蜡	—	0.30

【注意事项】

1. 组织脱水机使用的试剂是福尔马林，二甲苯等，在运行程序处理时，液体加热后发生凝固，有时候会发生管道封堵，所以对其进行加注试剂时一定要处理好内部清洁及试剂的清洁度。

2. 定期对液位传感器进行清洗，防止在运行时出现错误。

3. 定期对温度传感器进行维护，若不及时清除温度传感器表面杂质也会影响到标本处理结果。

4. 经常检查清洗用的二甲苯溶液的颜色状态，若颜色出现异常，就及时更换。

5. 定期对标本缸周围进行处理，防止积蜡聚集在周围，造成封堵不严或是漏气，导致运行时出现故障。

【应用领域】

全自动生物组织脱水机是一种全自动医疗检测仪器，是一种控制、机械、医疗病理诊断、计算机技术等交叉学科产品。对人体或动植物组织自动按程序浸入各种溶剂进行脱水、透明、浸蜡等病理分析前处理，适用于医学院校、医院病理科、医学科研单位、动植物科研单位和食品检测等部门实验室使用。

第九章　分子生物学研究相关仪器设备的使用

第一节　PCR 基因扩增仪

在基因体外研究之初，要想获得一个靶基因，必须建立基因组文库，然后通过 Southern blot 或免疫学的方法筛选含有靶基因的克隆。这种费时费钱的方法在一定程度上限制了 DNA 的体外操作。PCR 技术可以在体外指数扩增两段已知序列之间的 DNA。它的发明使生命科学的研究从细胞水平飞跃发展到分子层次上的深入研究。从 20 世纪 80 年代后期起，PCR 技术因其快速、特异性强等特点，已经成为现代分子生物学实验工作的基础技术和有效工具，在医学、农业、考古、检验检疫等领域中使用十分广泛。利用 PCR 技术可以将样品中含有的微量或痕量 DNA 作为初始模板进行扩增，经过 n 次 PCR 循环后，理论上扩增产物量能达到初始模板 DNA 含量的 2^n 倍。其核心设备 PCR 基因扩增仪（以下简称 PCR 仪）的设计就是根据 DNA 的变性、复性和延伸三个环节，结合运用传感技术、微电子技术和电子计算机技术发展而来的智能化电子仪器。运行中，PCR 仪需保证精准的温度控制、每孔的温度均匀性、较高的升降温速率，且扩增过程的温度、时间、循环次数及所处温阶等信息都能以数码及字符的方式在 PCR 仪屏幕上加以显示。自珀金埃尔默股份有限公司 PE 公司推出第一台 PCR 仪以来，已有多种新型号面世，目前市场代表性的 PCR 仪生产厂家有瑞士罗氏公司，美国 MJ 公司，美国 PE 公司，美国应用生物工程公司（ABI），杭州大和等。

【仪器原理】

聚合酶链式反应（polymerase chain reaction，PCR）是 20 世纪 80 年代中期发展起来的体外核酸扩增技术。其原理是在体外模拟体内 DNA 复制的过程，利用 DNA 聚合酶进行专一性的连锁复制，利用升温使 DNA 变性，在聚合酶的作用下使单链复制成双链，进而达到基因复制的目的。基本的 PCR 须具备要被复制的 DNA 模板、界定复制范围两端的引物；Taq DNA 聚合酶、四种脱氧核苷酸及水。PCR 反应由高温变性、低温退火及适温延伸三个温度反复循环构成（图 9-1），每个循环的三个基本反应步骤如下所示。①模板 DNA 的变性：模板 DNA 经加热至 95℃左右一定时间后，模板 DNA 双链或经 PCR 扩增形成的双链 DNA 产物变性解离，成为单链，以便它与引物结合，为下轮反应作准备。②模板 DNA 与引物的退火（复性）：模板 DNA 经加热变性成单链后，温度降至特定的退火温度，引物与模板 DNA 单链的互补序列配对结合。③引物的延伸：温度升到 72℃左右，DNA 模板-引物结合物在 Taq DNA 聚合酶的作用下，以 dNTP 为反应原料，靶序列为模板，按碱基配对与半保留复制原理，合成一条新的与模板 DNA 链互补的半保留复制链。重复循环变性—退火—延伸三过程，就可获得更多的"半保留复制链"，而且这种新链又可成为下次循环的模板。

PCR 仪的工作原理：PCR 仪即是一个可编程温度循环器，采用现代自动化技术实现 PCR 技术的专门仪器，简化了 PCR 技术实现的过程。只能运行一个特定退火温度的 PCR 仪叫传统的 PCR 仪。PCR 反应一般设置 20~40 次循环，每一循环包括高温变性、低温退火、中温延伸三步反应。从 PCR 反应原理可以看出，PCR 仪的工作关键是温度控制。温度控制系统的主要任务就是让样品在腔体内进行高温变性、低温退火和适温延伸三个温度阶段的反复循环，使样品内基因完成大量扩增。目前，PCR 仪的温度控制方式主要有变温铝块、半导体及变温气流。变温铝块方式应用比较广泛，升降温速率比变温水浴要快，但因 PCR 管与铝块不可能完全贴使其温度均匀性较差。半导体制冷片应用热电效应通过在

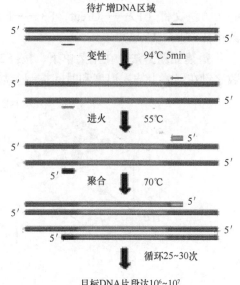

图 9-1　PCR 扩增原理示意图

其两端加电极性的改变达到升降温转换的目的，但是半导体制冷片容易损坏。变温气流方式，即采用电热丝进行加热，吹入冷空气进行制冷。由于传递热量的介质为空气，空气可以和样品之间实现无缝接触，从而样品溶液的吸热和散热的速度就会很快，而且结构紧凑体积小运行可靠。

【结构组成】

以美国 ABI 9700 PCR 仪为例，介绍其结构组成。ABI 9700 PCR 仪由主机，加热模块，PCR 管样品基座，热盖，控制软件组成。PCR 仪的中心是一个金属材质的加热模块，上面有均匀分布的 96 个小孔槽，用于放置专用的扩增反应管。加热模块下部的电阻丝和制冷机来控制热块的升温和降温。电阻丝的加热升温由微机控制；散热器的管道从加热模块上经过，降温由制冷机启动压缩泵来实。加热模块的温度变化范围为 4~99℃，热均匀性可达 ±0.1℃，恒温控制的精度小于 ±0.5℃，温度变化的速率大于 1℃/s。此款 PCR 仪的热盖温度可设为 105℃，反应时热盖与样品管紧密接触，使样品管顶部的温度也达到 105℃左右，反应液就不会产生蒸发，防止反应管在温度低的位置产生凝结（图 9-2、图 9-3）。

【操作方法】

以美国 ABI 9700 PCR 仪为例，介绍其操作方法。

1. 开机几秒钟仪器即显示主菜单。

2. 利用功能键进入各个功能菜单　运行一个 PCR 方法（F1——RUN），建立编辑

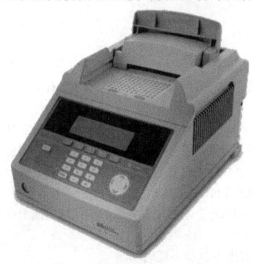

图 9-2　美国 ABI 9700 PCR 仪

一个方法文件（F2——Creat，F3——Edit），机器内置功能菜单（F4——Util），用户名菜单（F5——User）。

3. 建立新方法 在主菜单下，按 F2——Create 进入建立新方法屏幕，利用箭头键和数字键在屏幕上输入温度和时间控制参数。

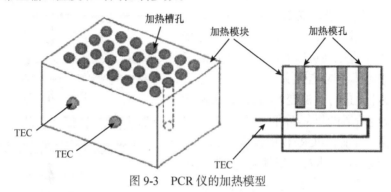

图 9-3 PCR 仪的加热模型

4. 设定 PCR 的参数

（1）用箭头键将光标移至位置 4，为 PCR 的阶段参数。

（2）用数字键输入你所设定的 PCR 阶段数（范围 2~6）。

（3）按"Enter"，光标移至位置 5，为 PCR 的循环次数参数，用数字键输入 PCR 循环的次数（范围 2~99）。

（4）按"Enter"，光标移至位置 6，为 PCR 第一阶段温度参数，用数字键输入温度参数（范围 4~99.9℃）。

（5）按"Enter"，光标移至位置 7，为 PCR 第一阶段时间参数，用数字键输入时间参数（范围 00：00~98：59）。

（6）按"Enter"，光标移至下一阶段。

（7）重复（4）~（6），直到 PCR 几个阶段的参数设定完成为止。

5. 运行 PCR：选择要运行的程序，点击"RUN"键运行。按照提示选择试剂量即可开始 PCR 过程。

【注意事项】

1. 使用 PCR 仪要严格注意本机的使用环境条件和对电源的要求。该仪器可在 5~40℃环境下使用，最适环境温度为 15~30℃，严禁在低于 5℃的环境下开机。最好在有空调的房间使用，环境湿度范围为 20%~80%。

2. PCR 仪使用的电源要稳定，工作的电压不能波动过大，波动过大会造成电子器件损坏，一般建议将 PCR 仪电源接于稳压电源上。电压范围在 220V±10V，而且接地良好。电源插头必须使用带地线的三线插头，电压波动、接地不良都会影响仪器使用寿命。

3. 不要经常拆卸样品基座，以免不正确的操作损坏样品基座。

4. 仪器的左、右及后三面必须离开墙壁 10~15cm，不要用其他物品堵住这三面上的散热孔。

5. 有些 PCR 仪有温度保护程序，在过低的温度下机器不能启动。

6. 打开 PCR 仪机盖开关要轻，防止损坏盖锁。

7. PCR 仪工作时严禁打开机盖。

8. 要定期用肥皂水清洗仪器的样品槽，不能使用强碱、高浓度乙醇和有机溶液擦洗。

【应用领域】

PCR 仪的应用领域非常广泛，主要包括医学、农业科学、考古学及卫生安全等领域。

1. 基础研究领域　PCR 技术是分子生物学实验室的常规方法，用于扩增目的基因，研究基因功能和表达调控。PCR 技术在人类基因组计划、后基因组计划，以及物种的分类、进化及亲缘等研究领域也是最重要的一项技术手段。

2. 医学领域　主要用于遗传性疾病与肿瘤等的诊断与治疗、致病病原体的检测、基因分型、生物工程制药等实用研究与应用。

3. 农业科学　①转基因植物：按其功能主要分提高产量、抗病力、抗除草剂、改良品质和发育调节。②转基因动物：在农业方面，主要用于改良畜禽生产性状，提高畜禽抗病力及利用转基因畜禽生产非常规畜产品。

4. 考古学及历史事件解读　利用人类短串联重复 STR-PCR 技术，研究人类种族的遗传多态性。目前此技术已广泛用于生物考古、种系发育、民族学、人类学和考古学等各个领域中。

第二节　梯度 PCR 仪

在 PCR 反应扩增的过程中，合适的退火温度是成功的一个关键。当模板 DNA 加热变性成单链后，温度降至一定程度，引物会与模板 DNA 单链的互补序列配对结合，即复性。复性过程采取的温度（T_m）被称为退火温度。退火温度过高，引物不能与模板很好地结合，PCR 扩增效率大大降低；退火温度过低，将出现错误的扩增引导，即产生非特异的扩增片段。通常退火温度通过在比理论计算的引物和模板的熔解温度低 2～10℃的环境下进行系列预实验摸索，从而确定最佳退火温度。常规 PCR 仪每次只能设置单一的退火温度。梯度 PCR 仪是由常规 PCR 仪衍生出的带梯度 PCR 功能的基因扩增仪。梯度 PCR 仪每个孔的温度可以在指定范围内按照梯度设置（通常 6～12 种温度梯度），根据结果，一步就可以摸索出最适反应条件。梯度 PCR 仪主要用于研究未知 DNA 退火温度的扩增，特别适用于最适反应条件的摸索，这样可以提高实验效率，节约实验成本。

【仪器原理】

PCR 反应条件的优化中，最重要的是找到理想的退火温度。梯度 PCR 仪在常规 PCR 仪功能上，配有若干个独立的梯度加热块，其梯度模块能同时进行多个不同退火温度的 PCR 反应。在梯度模块上，可实现对梯度温度和梯度宽度等参数的调整，自由编程温度，从而实现不同的退火温度并同时进行热循环。灵活的反应程序设置实现了仅一次实验就能确定特定体系相应的最优退火温度，从而可在短时间内对 PCR 实验进行优化，大大提高 PCR 科研效率。

【结构组成】

梯度 PCR 仪的结构组成基本和上述仪器一致（图 9-4），不同之处在于其加热模块和加热呈现运行不同（图 9-5）。

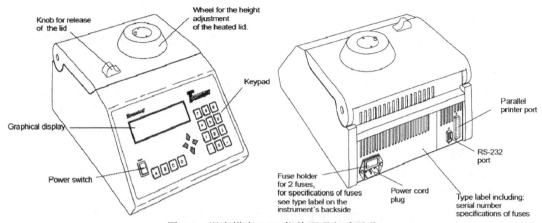

图 9-4 温度梯度 PCR 仪前面观和后面观

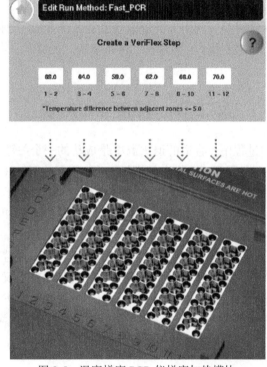

图 9-5 温度梯度 PCR 仪梯度加热模块

【操作方法】

以 BIO-RAD 梯度 PCR 仪为例，介绍其操作方法。

1. 插上电源，等机器完成自检后，就会显示主菜单。

2. 在主菜单中，按 F2——Creat 键。就可以进入编辑程序画面。

3. 选择"Custom"选项，来完成客户编程。按"Enter"键确认。

4. 编辑程序参数

（1）机器默认的客户程序包括三步：95°，30s；55°，30s；72°，0。此时你可以用移动光标和数字来修改温度和时间。

（2）当运行温度梯度程序时，温度梯度的表示方法：在样品反应架上从前往后分别表示 A—H 行。根据编辑的温度梯度，机器自动分配每行温度。编辑温度梯度方法如下：将光标移到你想要编辑的温度栏处，按 F3——Option，然后选择 Temp Gradient 选项，此时就会显示最小、最大值都是 1° 的温度梯度。在此输入想要的温度范围（先输入低温值，再输入高温值）。机器会显示出每行的温度，其中 A 行在样品反应架的最前面，H 行在样品反应架的最后面。

5. 完成编程后，按 F5——Done 键，然后选择 Save protocol As 选项，用数字键给程序编名字。

6. 机器回到主菜单。按 F1——Protocol Library 就会出现所有已编程序。用箭头键选出运行的程序，然后按"Enter"确认。再选择 Run-Protocol 运行该程序。

7. 当完成以上设置后，按 F5——Begin Run 就可以运行程序。

【注意事项】

1. 要仔细阅读仪器使用说明书，这样可以充分发挥仪器的性能并避免发生错误。

2. 程序设计完成后，一定要仔细检查，以免出错造成损失。

3. 常用的程序最好调用以前使用过的正确程序文件。

4. 样品量较小时，最好在样品槽的两边各加上两排八联管，这样可使热盖平整，加热效果好，有利于效果的稳定性。

5. 在进行各种试剂加样时，相同的试剂要一起加后再分装，要用同一只吸液器及同一个枪头。

6. 加样完成后，最好用酶联板离心转头将管离心一下，使反应液到管底，因为反应液在管壁或管盖上时，会严重影响实验结果。

7. 最后一步建议使用 8℃保存，可以保护 PCR 仪，延长使用寿命。

8. 请及时取出产物。使用完后记得关机，拔出电源线。

9. 使用完后请在对应的使用记录本上做好使用记录。

【应用领域】

目前梯度 PCR 仪已经在遗传性疾病的筛选分析、点突变检测、群体研究中的序列多态性分析等领域得到广泛的应用。

第三节　荧光定量 PCR 仪

常规 PCR 在变性、复性和延伸 30~40 个循环后，采用的是终点分析法，即在基因扩增之后再对结果进行分析，通过常规的电泳方法及溴化乙啶染色就能在 254nm 的紫外灯下检测到 DNA 特异扩增区带。常规 PCR 在扩增结束后，产物经过指数阶段扩增到达平台期进入饱和，不再遵循指数扩增规律，因此无法直接从终点产物量推算出模板量。20 世纪 90 年代中期出现的实时荧光定量 PCR（real-time PCR）可以通过检测每个循环结束后的产物量，从而实现 PCR 扩增的动力学监测。由于不再需要额外的产物检测过程，操作变得简便，而且扩增产物污染的可能性大大降低。

在实时荧光定量 PCR 技术的发展过程中，荧光定量 PCR 仪的发展起了至关重要的作用。荧光定量 PCR 仪区别常规 PCR 仪之处就在于能够检测、采集 PCR 产物的量或信号。最初的荧光定量 PCR 仪就是在常规 PCR 仪基础上配备一个激发和检测的装置。现在的荧光定量 PCR 仪有 ABI 7300、7500,7700、7900HT、StepOnePlus TM、StepOne TM、PRISM® StepOne TM 系列;BIO-RAD 的 CFX96、iCycler iQ5®、MyiQ®、MJ Research Chromo4 TM Opticon 系列;Stratagene Mx TM 系列;Roche LightCycler®系列。

【仪器原理】

实时荧光定量 PCR 在 PCR 扩增过程中,通过荧光信号,对 PCR 进程进行实时检测。在反应中,引入了一种荧光化学物质,随着 PCR 反应的进行,PCR 反应产物不断累计,荧光信号强度也等比例增加。每经过一个循环,收集一个荧光强度信号,这样就可以通过荧光强度变化监测产物量的变化,从而得到一条荧光扩增曲线图,其形状是一条平滑的 S 形曲线。在荧光背景信号阶段,扩增的荧光信号被荧光背景信号所掩盖,无法判断产物量的变化。在平台期,扩增产物已不再呈指数级的增加。PCR 的终产物量与起始模板量之间没有线性关系,所以根据最终的 PCR 产物量不能计算出起始 DNA 拷贝数。只有在荧光信号指数扩增阶段,PCR 产物量的对数值与起始模板量之间存在线性关系。一般来讲,第 3~15 个循环的荧光值就是基线(baseline)。阈值(threshold value)是在荧光扩增曲线上人为设定的一个值,它可以设定在荧光信号指数扩增阶段任意位置上,但一般我们将阈值的缺省设置是基线的标准偏差的 10 倍。每个反应管内的荧光信号到达设定的阈值时所经历的循环数被称为 Ct 值。研究表明,每个模板的 Ct 值与该模板的起始拷贝数的对数存在线性关系,起始拷贝数越多,Ct 值越小。即由于在 PCR 扩增的指数时期,模板的 Ct 值和该模板的起始拷贝数存在线性关系,所以成为定量的依据。实时荧光定量 PCR 由于其操作简便,灵敏度高,重复性好等优点发展非常迅速,已经涉及生命科学研究的各个领域。

一般来讲,荧光定量 PCR 仪由样品载台、基因扩增热循环组件、微量荧光检测光学系统、微电路控制系统、计算机及应用软件组成。其中基因扩增热循环组件工作原理与常规 PCR 仪大致相同。各品牌独特之处是微量荧光检测系统。该系统由荧光激发光学部件、微量荧光检测部件、光路、控制系统组成。常用的荧光激发方式有两种:卤钨灯和 LED。荧光检测元件常用两种方式:光电倍增管和冷光 CCD 摄像机,光单色元件有滤光片和光栅。在实时 PCR 扩增过程中,荧光信号被收集,转化为成为扩增和熔解曲线。具体数据就是基线、荧光阈值和 Ct 值。实时荧光定量 PCR 定量方法可以分为绝对定量和相对定量。绝对定量是用一系列已知浓度的标准品制作标准曲线,在相同的条件下目的基因测得的荧光信号量同标准曲线进行比较,从而得到目的基因的量。该标准品可以是纯化的质粒 DNA,体外转录的 RNA,或者是体外合成的 ssDNA。相对定量可以分为比较 Ct 法和其他一些相对方法。比较 Ct 法指的是通过与内参基因 Ct 值之间的相差来计算基因表达差异,也称为 $2^{\Delta ct}$。

【结构组成】

以 ABI 7500 快速型实时荧光定量 PCR 仪为例介绍其结构组成(图 9-6)。ABI 7500 快速型实时荧光定量 PCR 仪包括 ABI PRISM 7000 应用软件及配套电脑、7000 系列扩增检测系统(半导体 PCR 仪、卤钨灯光源、五色滤镜轮和冷 CCD 照相机进行荧光检测)。

ABI 7500 快速型实时荧光定量 PCR 系统的
全部 96 个样品孔采用同一卤钨灯作为光源，卤
钨灯光通过五色光源滤光片后激发每一个分析
样品。卤钨灯光源增加光源滤光片后改善了长
波长红色荧光标记的激发效果，可以大大提高
红色荧光检测的灵敏度和定量分析的准确性。
激发后的荧光再通过五色荧光滤光片到达 CCD
照相机检测信号。五色荧光滤光片能够有效地
分辨包括：FAM™/SYBR® Green I，VIC®/JOE，
NED™/TAMRA™/ Cy3®，ROX™/Texas Red®
和 Cy5®在内的多种荧光染料（图 9-7）。

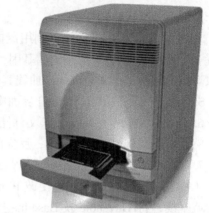

图 9-6 ABI 7500 快速型实时荧光定量 PCR

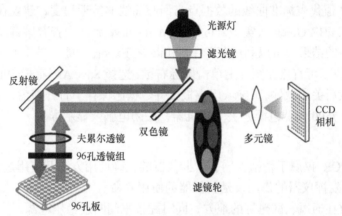

图 9-7 荧光信号的获取

【操作方法】

以 ABI 7500 快速型实时荧光定量 PCR 仪为例介绍其操作步骤。

1. 开机：依次打开电脑显示屏、主机，待电脑启动稳定后，按压 7500 仪器电源按钮，等待仪器启动。当仪器只显示 Power 状态指示灯时，方可按压托盘打开，并放入反应板。

2. 双击桌面图标，或从 Start＞All Programs＞Applied Biosystems＞7500 Software＞7500 V2.0 开启软件。进入主界面后选择 Advanced Setup。

3. 默认进入 Setup 下的 Experiment Properties 界面。输入实验名称(Experiment Name)；确认仪器型号，选择 7500FAST (96wells)；选择实验类型；选择试剂种类；确认运行模式，选择 Standard （ ~2 hour to a complete run ）。

4. 进入 Setup 下的 Plate Setup 界面，在"Define Targets and Samples"界面中编辑基因（ Target ）及样本（ Sample ）：

（1）利用"Add new Target"添加新的基因，并在 Target Name 中编辑基因名称，Reporter 和 Quencher 中选择所所标记的荧光基团及猝灭基团。

（2）在"Assign Targets and samples"添加新的样本，并编辑样品名称。

（3）在界面中进行样品板的排布。利用鼠标单选或拖曳以选择反应孔，然后勾选左侧的基因及样本，同时在 Task 选项中指定该反应孔的类型（S 代表标准曲线数据点，U 代

表未知样本，N 代表阴性对照）。

（4）如需设置标准曲线：利用鼠标单选或拖曳选择反应孔（一般情况下，每个梯度设置三个复孔），而后勾选左侧的基因，在 Task 选项中选择 S，然后在 Quantity 中输入拷贝数。按照相同操作，完成标准曲线其他数据点的设置，进入下一步操作。

5. 在 Setup 下的 Run Method 界面中，设定反应条件。

6. 点击"Save"然后按下，文件储存成 Experiment Document Single Files（*.eds）格式，然后按下"Start Run"按钮，反应即开始进行。

7. 实验结束后，点击右上角的 Analyze 按钮，软件将显示实验结果。

（1）在扩增图中，可通过更改 Plot Settings 来改变扩增图的显示方式。如果想查看阈值线或基线，将 Threshold 及 Baseline 打勾。

（2）查看标准曲线时，可通过更改 Plot Settings 来改变标准曲线的显示方式。Eff%代表扩增效率。R2 值代表标准曲线的数据点与回归曲线的接近程度，建议在 0.99 以上。

（3）对于 SYBR Green 法实验，可以在 Melt Curve 界面中查看熔解曲线。

8. 分析之后的结果，可以利用菜单中的 File 之 Export 功能，导出 Excel 格式的结果。若想存储图片结果，可直接在图片上单击鼠标右键，选择 Save As，存成 JPEG 格式的图片。

9. 实验结束后关闭软件。（确认反应板文件数据已保存）打开拖盘，将反应板取出，关闭拖盘。按下 7500 仪器电源开关关闭机器，关闭电脑及显示屏。

【注意事项】

荧光定量 PCR 仪属于精密仪器，掌握仪器的正确使用方法及使用过程的注意事项，可以最大效率的发挥仪器的作用及延长仪器的使用寿命。

1. 仪器宜放在通风、散热好的地方，同时配备不间断或稳压电源。

2. 实验过程必须戴干净的一次性乳胶手套进行操作。

3. PCR 反应所用的 96 孔板、八联管或单管必须为 ABI 7500 专用，凸盖 PCR 管禁止使用。

4. 使用单管或八连管做实验，并且样本数量不多的时候，建议在样品加热块上对称地安放样品，最好是纵向放置，并且优先放在第六列或第七列，然后逐渐向两边放置。这样做的好处是热盖压下来的时候不至于发生倾斜，各个反应管的受力和受热都比较均匀，提高孔与孔之间的数据精密性。

5. 按照正确的开关机顺序操作，有助于延长仪器的使用寿命，减少仪器出故障的频率。开机顺序：先开电脑，待电脑完全启动后再开启定量 PCR 仪主机，等主机面板上的绿灯亮后即可打开定量 PCR 的收集软件，进行实验。关机顺序：确认实验已经结束后，首先关闭信号收集软件，然后关掉定量 PCR 仪主机的电源，最后关闭电脑。

6. 定期对电脑进行磁盘碎片整理，进而优化系统性能。

【应用领域】

荧光定量 PCR 有显著的优点：特异性好、灵敏度高、线性关系好、自动化程度高，同时扩增和检测一步完成，不需要后期处理。实时荧光定量 PCR 应用广泛，包括基于相对定量分析的基因表达分析，以标准曲线为基础的绝对定量分析，定性的 PCR 扩增后核酸序列的 SNP 基因型分析，以及以阳性内对照为基础的阳性/阴性结果判定等。

（1）绝对定量（absolute quantification，AQ）：病原体检测；转基因食品检测；基因表达研究。

（2）相对定量（relative quantification，RQ）：基因在不同组织中的表达差异；药物疗效考核；耐药性研究。

（3）等位基因分型（allelic discrimination，AD）：基因突变分析；SNP 研究；物种鉴定、菌株鉴定。

（4）阴性阳性鉴定（plus/minus with IPC，＋/－）。

第四节　DNA 测序仪

1944 年肺炎双球菌转化实验证明 DNA 是遗传信息的载体后，为进一步了解 DNA 的结构和序列，DNA 测序技术应运而生。自诞生以来，DNA 测序技术的发展非常迅速，经历了几个重要阶段：第一代 DNA 测序技术用的是 1975 年由 Sanger 和 Coulson 开创的链终止法，或者是 1976～1977 年由 Maxam 和 Gilbert 发明的化学法（链降解）；第二代测序平台的三种主流测序技术分别为依次出现的 Roche/454 焦磷酸测序（2005 年）、Illumina/Solexa 聚合酶合成测序（2006 年）和 ABI/SOLiD 连接酶测序（2007 年）技术。与 Sanger 测序相比，三种新一代测序技术共有的突出特征是单次运行（run）产出序列数据量大，故而又被通称为高通量测序技术。测序技术在近几年中又有新的里程碑出现。以 PacBio 公司的 SMRT 和 Oxford Nanopore Technologies 纳米孔单分子测序技术，被称为第三代测序技术。与前两代相比，他们最大的特点就是单分子测序，测序过程无需进行 PCR 扩增。目前，该技术仍在发生着迅速的变化，它的发展使人们对遗传物质 DNA 的认识层次不断升华，从对单一、局部的基因或基因片段的研究转变成了对整个基因组的研究。测序技术的每一次变革，也都对基因组研究、疾病医疗研究、药物研发等领域产生巨大的推动作用。

DNA 测序技术是目前现代分子生物学研究中最常用的技术之一。本节以 Illumina 公司的 Solexa 测序平台为例，介绍第二代测序原理及方法。

【仪器原理】

第二代测序中的测序技术将片段化的基因组 DNA 两侧连上接头，随后用不同的方法产生几百万个空间固定的 PCR 克隆阵列。每个克隆由单个文库片段的多个拷贝组成。然后进行引物杂交和酶延伸反应。由于所有的克隆都在同一平面上，这些反应就能够大规模平行进行，每个延伸反应所掺入的荧光标记的成像检测也能同时进行，从而获得测序数据。DNA 序列延伸和成像检测不断重复，最后经过计算机分析就可以获得完整的 DNA 序列信息。

Illumina 测序采用边合成边测序技术（sequencing by sythesis，SBS）。在 DNA 片段两端加上序列已知的通用接头以构建文库，文库加载到测序芯片 flow cell。文库两端的已知序列与 flow cell 基底上的 Oligo 序列互补，每条文库片段都经过桥式 PCR 扩增形成一个簇。同时在碱基延伸过程中，每个循环反应只能延伸一个正确互补的碱基。四种 dNTP 被不同的荧光标记，每个循环就结合一个互补的碱基，拍四次照，四个照片重合，出现哪种荧光标记就可以确定是哪个碱基。反应之后荧光基团会被切除，这样就露出了 3'羟基基团（—OH），可以与下一个碱基连接。根据四种不同的荧光信号确认碱基种类，保证最终的核酸序列质量，经过多个循环后，完整读取核酸序列。

【结构组成】

Illumina 测序平台如图 9-8 所示，机器为测序一体机。

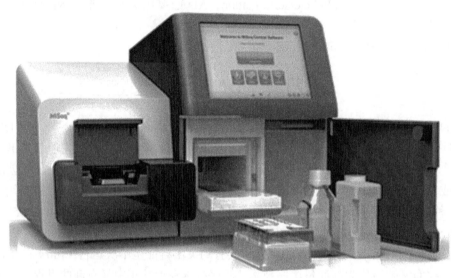

图 9-8　Illumina 系列测序仪

【操作方法】

现以 Illumina 的 Solexa 测序平台为例，详细说明测序过程如下所示。

1. 测序文库的构建（library construction）　利用高压气体的雾化作用、超声波的气穴作用、超声波、金属离子、酶等手段或设备将样品 DNA 随机片段化，形成长度为几百个碱基的片段或更短的片段（主要是打断成 200～500bp 长的序列片段），之后在片段两端加特定的接头（adaptor）。值得注意的是，片段的大小直接关系到后续数据的分析，乃至科学家们将数据与生物学现象联系的准确度。

2. 锚定桥接（surface attachment and bridge amplification）　当文库建好后，文库中的 DNA 在通过 flow cell（用于吸附流动 DNA 片段的槽道）的时候会随机附着在 flow cell 表面的 channel 上。每个 flow cell 有八个 channel，每个 channel 的表面都附有很多接头，这些接头能和建库过程中加在 DNA 片段两端的接头相互配对，并能支持 DNA 在其表面进行桥式 PCR 的扩增。

3. 预扩增（denaturation and complete amplification）　利用固相桥式 PCR（bridge solid phase PCR）进行扩增。经过不断的扩增和变性循环，最终每个 DNA 片段都将在各自的位置上集中成束，每一个束都含有单个 DNA 模板的很多分拷贝，进行这一过程的目的在于实现将碱基的信号强度放大，以达到测序所需的信号要求。

4. 单碱基延伸测序（single base extension and sequencing）　测序方法采用边合成边测序的方法，在 GA 或者 HiSeq 等测序仪上进行。向反应体系中同时添加 DNA 聚合酶、接头引物和带有碱基特异荧光标记的四种 dNTP。这些 dNTP 的 3′-OH 被化学方法所保护，因而每次只能添加一个 dNTP。在 dNTP 被添加到合成链上后，所有未使用的游离 dNTP 和 DNA 聚合酶会被洗脱掉。接着，再加入激发荧光所需的缓冲液，用激光激发荧光信号，并由光学设备完成荧光信号的记录，最后利用计算机分析将光学信号转化为测序碱基。这样荧光信号记录完成后，再加入化学试剂猝灭荧光信号并去除 dNTP 3′-OH 保护基团，以便能进行下一轮的测序反应。

5. 数据分析（data analyzing）　通过构建重叠群（contig）分析测序数据。重叠群，即将含有 STS 序列标签位点的基因片段分别进行测序，通过重叠分析，最终得到完整的染色体基因组序列信息。测序得到的原始序列长度只有几十个碱基，需要通过生物信息学分析将这些原始序列组装成较长的重叠群或者脚手架结构乃至整个基因组的框架结构，将组装的序列信息比对到已有的全基因组信息或与测序物种相近的物种基因组数据库中，分析得到有生物学意义的结果。

【注意事项】

由于要进行特殊的 PCR 反应而测序，因此对样品的纯度和量有一定要求。提交的样品要求 OD260/OD280 大于 1.8。基因组 DNA 要求主带清晰完整、无降解，无蛋白质或 RNA 污染。Total RNA 要求完整性好，18S、28S 条带明亮、清晰。CHIP-Seq 产物要求 DNA 片段在 100~500bp，主峰在 200~300bp。不同样品所需的样品总量和样品浓度如表 9-1 所示。

表 9-1　不同样品所需的样品总量和样品浓度

	建议总量/（最低量）	建议浓度/（最低浓度*）
RNA 转录组测序	4/（0.5）μg	200/（20）ng/μl
链特异 RNA 测序	4/（0.5）μg	200/（60）ng/μl
Small RNA 测序	3/（1.5）μg	300/（150）ng/μl
ChIP 测序	20/（5）μg	5/（1）ng/μl
Multi-PCR 产物高通量	20/（5）μg	5/（1）ng/μl
DNA 重测序	3/（1）μg	50/（20）ng/μl
Human Exome 测序	10/（3）μg	50/（20）ng/μl
RRBS 甲基化测序	2/（1）μg	50/（20）ng/μl
WGBS 甲基化测序	6/（3）μg	200/（50）ng/μl

【应用领域】

高通量测序技术的诞生可以说是基因组学研究领域一个具有里程碑意义的事件。与第一代测序技术相比，该技术使得核酸测序的单碱基成本急剧下降。 以人类基因组测序为例，20 世纪末进行的人类基因组计划花费 30 亿美元解码了人类生命密码，而第二代测序使得人类基因组测序已进入万（美）元基因组时代。如此低廉的单碱基测序成本使得我们可以实施更多物种的基因组计划从而解密更多生物物种的基因组遗传密码。应用第二代测序技术完成测序的物种还有大熊猫、马铃薯、棉花等，这为进入宏观基因组学和后基因组学研究阶段提供保证。

现在高通量测序也被广泛应用于以转录组测序等为代表的功能基因组学研究中。对有参考基因组序列的物种，转录组测序数据可以大大丰富和验证对基因组数据的注释，而该技术本身可用于不同样本间基因表达差异、可变剪接等的比较。在无参考基因组序列的物种中，转录组测序可以大量且快速地充实该物种的遗传数据库，这些数据资源可有助于在该物种中进一步开展分子生物学研究。

随高通量测序技术而出现的数字基因表达谱测序、小 RNAs 测序、降解组测序、DNA 甲基化测序、染色质免疫共沉淀 DNA 测序等新方法为科学家们进行分子生物学相关研究提供了更多的选择。中国临床肿瘤学会（CSCO）和中国肿瘤驱动基因分析联盟（CAGC）联合发布了《二代测序（NGS）技术应用于临床肿瘤精准医学诊断的共识》，旨在为二代测序技术应用于临床肿瘤驱动基因分析提供相关指导性建议，并规范临床实践。NGS 技术的规范合理应用，在未来将给患者带来切实的治疗和生存获益。

第五节 电击转化仪

电击转化仪即为电穿孔，电穿孔是将核酸、蛋白及其他分子导入多种细胞的高效技术。通过高强度的电场作用，瞬时提高细胞膜的通透性，从而吸收周围介质中的外源分子。这种技术可以将核苷酸、DNA 与 RNA、蛋白质、糖类、染料及病毒颗粒等导入原核和真核细胞内。电转化相对其他物理和化学转化方法，是一种有价值和有效的替代方法。

【仪器原理】

电穿孔的基本原理是将细胞置于一个瞬时的高电场的环境中，此高电场的环境使得细胞膜的表面出现很多小孔，这种条件下细胞膜对于环境中分子的透性大大增加，这样就可以使外源分子进入细胞。利用上述的原理，采用电穿孔的方法就可将 DNA 等其他类的生物分子导入细胞内部进行研究，如蛋白分子、糖类分子等。

【结构组成】

包括主单元、CE 模块、PC 模块。输出波型：指数衰变或方波；输入电压为 220～240V，50～60Hz；输入电流为 15A；最大的输出电压和电流为 2500V、125A；工作环境温度 0～35℃，湿度 0～95%（无冷凝水）。

电击转化仪主要构成如图 9-9 所示。①PC、CE 模块：电容扩增器及脉冲控制器。②主机：用于设置电压、电容及电阻等各个所需参数。③ShockPod：用于放置电转杯所需电击物。

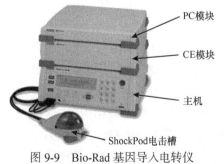

PC模块

CE模块

主机

ShockPod电击槽

图 9-9 Bio-Rad 基因导入电转仪

【操作方法】

1. 准备工作 打开电源，根据自己的情况设置参数：电容、电压及电阻。将电击杯在使用前浸泡 1h 后，晾干，用紫外照射，保证电击杯的洁净。

2. 从最初的显示屏开始

（1）按 Enter 键选择实验指数式衰减，按 2 键，之后按 Enter 键选择指数式衰减并且要指定一个时间常量，按 3 键，之后按 Enter 键来选择方波。

（2）使用上、下键来选择屏幕上各量的参数值。当一个参数值是加亮的，使用键盘输入一个数值，然后按 Enter 键来接受这个数值。

（3）当必要的参数输入完毕时，机器上的脉冲键就是可激活的了。

（4）按下脉冲键来开始电击样品。

（5）按返回键返回详细设定显示界面，并且进行另一次的脉冲。

3. 使用仪器设置好的程序

（1）在最初的显示界面，按 4 键，然后按 Enter 键来浏览已经设置好的程序。

（2）按 1～3 键来选择样品是细菌、真菌或是哺乳动物细胞；按"Enter"键来选择组织类型和显示组织列表。对于细菌和哺乳动物细胞预先设置好的程序，使用左、右方向键来在两个屏之间触发。

（3）按数字键来设置参数来使之呈现高亮状态。然后按 Enter 键来选择和显示程序详细的界面。

（4）按脉冲键来电击样品。

（5）按返回键来返回程序详细界面并且来进行下一次的脉冲。

4. 使用一个用户设置好的程序

（1）在最初显示界面，按 5 键，之后按 Enter 键来打开用户程序菜单并且显示第一个用户界面。用左、右方向键来在两个界面间切换。

（2）按 1～12 键来使目标用户名高亮，按 Enter 键来选择名字并且显示第一个用户参数界面，使用左、右方向键来在两个界面间切换。

（3）按 1～12 键来使目标程序名高亮，按 Enter 键来选择名字并且显示程序详细信息界面。仪器上的脉冲键是可被激活的。

（4）按脉冲键来电击样品。

（5）按返回键来返回程序详细界面并且来进行下一次的脉冲。

【注意事项】

1. 为避免波及其他液体的器具，只能使用纸巾或布用水或乙醇溶液来清洁基因脉冲 cell 外表面。

2. 电击转化仪要放置在平稳的台面上，且保证在电击过程中电击槽处于水平状态。

3. 电转杯两壁水一定要擦干，所制备的感受态细胞一定要干净。

4. 检查显示的时间常数和实际电压，正确后再进行电击。

5. 电转杯使用后，保存在 70%乙醇中，下一次使用前预先在 100%乙醇中浸泡 1h，晾干，紫外照射。

【应用领域】

电击转化仪可以向受体导入标记基因，起到标记、指示的作用；还可以导入具体的功能基因进行研究；还能向受体导入药物、蛋白、抗体等其他分子对细胞的结构和功能进行研究；电击转化仪能对真核细胞进行瞬时性和稳定性的电转染；能对细菌、酵母及其他微生物进行电转化；对哺乳动物细胞、植物细胞及卵母细胞的电融合；还可应用于动物及人类细胞系、胚胎干细胞、原代细胞、卵母细胞和植物细胞的转染。

第六节　基　因　枪

基因枪/导入仪，又叫电穿孔仪、基因转移仪、转基因仪、活体基因导入仪，是一种将外源 DNA 转入动物细胞、植物细胞、微生物菌体或者活体生物的仪器，广泛用于生物和医药行业。

第一代基因枪是台式基因枪，其中火药型台式基因枪是基因枪中最原始的类型。最早的基因枪是由美国康奈尔大学 Sanford 于 1987 年与该校工程技术专家 Wolf 及 Kallen 合作研究出的一种基因转移的新方法。该方法一经发明便在学界崭露头角，Klein 等于 1987 年最早应用基因枪进行洋葱表皮细胞的转化，并获得了成功。基因枪自 1987 年诞生以来得到迅速发展。1987~1990 年，高压放电、压缩气体驱动等各种基因枪相继出现，并都在重复的实践中得到改进和发展。McCabe 于 1988 年将目的基因包于钨粉上，电轰击大豆茎尖分生组织，结果约有 2%的组织通过器官发生途径获得再生植株，在子代中检测到了外源基因。1989 年气动式基因枪转化烟草等植物获得成功，并且得到了瞬时表达。

第二代基因枪出现于 1996 年，伯乐公司推出了 Helios 手持式基因枪。这是历史上最早出现的手持式基因枪。该系统通过可调节的氦气脉冲，来带动位于小塑料管内壁处预包有 DNA、RNA 或其他生物材料的金粉颗粒，将其直接打入细胞内部。与第一代台式基因枪相比，Helios 手持式基因枪摒弃了抽真空压缩机，牺牲了一些气体压力，从而使活体动物转殖成为可能，可以对活体动物的肌肉、皮肤直接进行转殖。因其体积小巧，方便实验人员随身携带，大大地拓宽了基因枪的应用范围。在随后的 10 年里，Helios 手持式基因枪被广泛应用于由原生质体再生植株较为困难和农杆菌感染不敏感的单子叶植物的基因转殖。用基因枪技术转化这类细胞器，转化频率高，重复性好，是目前该领域研究中最常用和最有效的 DNA 导入技术。相比较第一代台式基因枪而言，手持式基因枪由于气体压力较小（仅有 100~600psi），而不能穿透成熟叶片的细胞壁，一定程度上影响了其在植物中转基因的应用范围，不过与台式基因枪互补，Helios 很好地延伸了基因枪的应用领域。

到 2009 年，Wealtec 公司推出 GDS-80 低压基因传递系统（又称 GDS-80 基因枪），引领了第三代基因枪技术发展方向。GDS-80 基因枪巧妙地从流体动力学与航空动力学入手，使用氦气或氮气于低压状态加速生物分子至极高的速度，完成基因传送，从一个全新的角度解决了气压与粒子速度的矛盾。第三代基因枪的超低压（10~80psi）推动，不仅没有牺牲反而大大增加了微粒子的传输动量，因此不仅使基因枪能够成功应用于仅在低压状态下才能完成的动物活体器官层面转殖，而且相比较于第二代手持式基因枪，GDS-80 基因枪射出的携基因微粒子因为其本身的高动量，居然能够像台式基因枪发射出的粒子一样穿透植物细胞壁穿入植物细胞完成转殖，而在此之前，完成这一工作的第一代台式基因枪需要至少 1000~2000psi 的高压气体。在动物细胞，尤其是活体动物转殖实验中，本身具备高动量的生物粒子无需借由微粒子载体（如金粒子）的携附方式转移至目标体中，这在避免了靶细胞内异物残留问题的同时，大大降低了实验成本。第三代基因枪的低压传导，使得细胞损害与枪体轰击的噪声都大大减少，并有效地在动物实验中降低了由金粉微载体带来的昂贵开销。GDS-80 基因枪"子弹"的制备也从干式转为湿式，节省了烘干的时间，简化了流程。

【仪器原理】

基因枪的工作原理很简单，是利用火药爆炸高压放电或高压气体作为驱动，将包裹了 DNA 的球状金粉或者钨粉颗粒直接送入完整的组织或者细胞中的一种技术。

1. 火药式基因枪 是最原始的基因枪类型，是由美国康奈尔大学 Sanford 等（1987）

设计制造的，1990 年由美国杜邦公司推出商品的 PDS-1000 系统、国产 JQ-700 型基因枪也属于这种类型。结合有 DNA 的金属微粒被称为微载体或微弹，携带载有微弹的尼龙或塑料弹头被称为载体或微弹载体。这种基因枪是利用弹膛中火药爆炸产生的动力，驱动载有微弹的微弹载体高速运动，当微弹载体抵达弹膛末端时被带有穿孔的挡板所拦截，而微弹由于惯性作用继续高速运动并击中靶细胞。利用此种基因枪已成功地获得了大豆、番木瓜、玉米、水稻及小麦等多种作物的转化植株。此装置结构简单，操作成本低；但转化效率不高，轰击过程中弹头产生的碎片和微弹形成的黏液状聚集物，都会对受体材料造成伤害，最终效果不佳。

2. 气动式基因枪　具有代表性的是 Bio-Rad 公司出售的 PDS-1000/He 型气动式基因枪，它是由美国康奈尔大学 Sanford 等（1991）在火药式基因枪的基础上设计的。气动式基因枪的动力来源是高度压缩的氦气、氮气或其他气体的爆炸性释放，其中惰性气体氦具有压缩性能好和安全的特点，因此被视为首选气体。PDS-1000/He 利用由不同厚度的聚苯均四甲酰亚胺薄膜制成的可裂圆片来调控氦气压力（其范围为 450～2200Psi）。当氦气压力达到可裂圆片的临界承受压力时，可裂圆片破裂并产生强烈的气流，使微弹载体携带微弹高速运动，遇到刚性的阻挡网，微弹载体被阻遏，而微弹利用惯性继续向前高速运动，轰击靶细胞或组织。气动式基因枪更加清洁、安全，通过调节气体压力可以更有效地控制粒子的运行速度；金属颗粒分布更加均匀，每枪之间差异更小，且转化效率较高。

3. 放电式基因枪　工作原理是通过高压放电引起水滴气化产生的冲力，驱动微弹载体连同微弹加速运动，行驶一定距离后，微弹载体被阻挡网挡住，而微弹则穿过阻挡网继续向前运动，轰击真空室中的靶细胞或组织。这种类型的基因枪可以有效地转化多种类型的器官组织，特别是茎尖分生组织、配子体及胚胎细胞等。通过改变工作电压可精确地控制微弹速度及射入深度，使微弹特异地射入具有再生能力的细胞层，以利于转化再生植株的获得。

【仪器结构】

台式基因枪的主要结构如图 9-10 所示。

1. 点火装置　用于装置火药，并进行点火。

2. 真空表　用于测量抽取真空的量。

3. 子弹和微粒　用于装载摄入的 DNA 分子等其他注射物。

4. 样品台　用于放置并固定被注射样品。

5. 抽真空　用于抽其中的空气，使其产生压差，转化为动能。

6. 挡板　抵挡微弹载体，使微弹继续高速运动并击中靶细胞。

7. 门　有利于抽真空，并防止其他物体进入。

8. 不可逆排气阀　排进空气，待真空

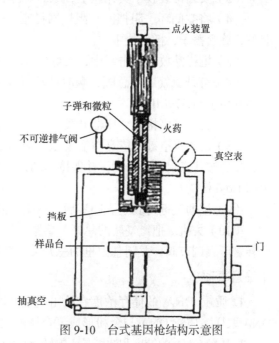

图 9-10　台式基因枪结构示意图

表归零后，取出样品。

【仪器操作】

1. 微弹制备（金粉母液配制）

（1）称取 60mg 金粉加入 1.5ml 的 EP 管中。

（2）加入 1ml 75%的乙醇，充分涡旋，静置 15min，1500r/min 离心 5min。

（3）弃上清液，加入 1ml 的无菌水，充分涡旋，1500r/min 离心 5min。该过程重复 3 次。

（4）弃上清液，加入 1ml 无菌的 50%的甘油，充分涡旋，-20℃保存。

2. DNA 的包裹

（1）取 50μl 金粉悬液于 EP 管。

（2）依次加入 5μl 质粒 DNA（1μg/μl），50μl 2.5mol/L $CaCl_2$ 和 20μl 0.1mol/L 亚精胺。操作时注意边涡旋边加入，每加完一样，可振荡 2～3s。

（3）将上述混好的样品，涡旋 1min，冰上静置 1min，重复 10 次。

（4）然后放置冰上静置 30min，10 000r/min 离心 10s，去上清液。

（5）用 250μl 无水乙醇洗沉淀，10 000r/min 离心 10s，去上清液，重复 2 次。

（6）最后用 60μl 无水乙醇重悬颗粒（金粉很容易沉淀，点膜前要重悬）。

3. 基因枪操作　基因枪的所有操作均在无菌条件下进行，具体步骤如下所示。

（1）先用 70%的乙醇对基因枪表面及样品室进行消毒。同时，用 70%的乙醇将阻挡网和可裂圆片、微弹载体及其固定器、固定工具浸泡 15min 后，放在超净台上晾干。可裂膜片、固定盖、微弹载体发射装置可用 70%乙醇进行表面灭菌，吹干。

（2）将微粒载片嵌入固定环中，取 DNA 及金粉的混合物加于微粒载片中心，干燥 1 min 左右。

（3）安装可裂膜于其托座上，顺时针拧到气体加速器上。

（4）将空间环、阻挡网、阻挡网托座、微粒载片及固定环（带有微粒的面朝下）安装好，旋紧盖子，插入枪中。

（5）把样品放在轰击室中，关好门。

（6）打开氦气瓶的总阀，顺时针转氦气调节阀，使氦压表指针的示数高于可裂膜压力 200Psi（=1.379MPa）。

（7）打开基因枪及变压器开关。

（8）按动真空键，待真空度至 26～28inHg（=88.05～94.82kPa）时，迅速按下 Hold 键，接着按住发射键（fire），并保持不动，直到激发为止（发出"砰"声），关掉发射键，关掉 Hold 键。

（9）按通气键待真空表归零后，取出样品。

（10）关机。把氦气瓶的总开关旋紧，打一次空枪，把氦压表指针归零后，再逆时针旋转氦压表调节阀；关闭基因枪的总开关及变压器开关。

【注意事项】

1. 质粒 DNA 的储存浓度在枪击前最好调至 1μg/μl，这样有利于制备微粒子弹时的 DNA 取样。质粒 DNA 与金粉形成复合体的比例以 0.75～1Pg/mg（金粉）为宜。

2. 质粒 DNA 的纯度和浓度是影响转化率的重要参数之一，要选用合适的浓度进行注射。

3. 亚精胺最好是现用现配，或者储存于−20℃冰箱中（时间不超过 1 个月）。如没有保存好或保存时间过长，亚精胺会发生降解，从而影响 DNA 吸附于金属微粒表面的能力。

4. 对于植物材料转化，微粒子弹载体的选择视受体材料而定。此外，可裂圆片的规格应与微粒子弹载体对应。

【应用领域】

基因枪适用于动植物、细胞培养物、胚胎、细菌及小型动物的转基因。在细胞器转化、花粉转化、作图法基因克隆、启动子研究及与根农杆菌协同转化中起着特殊的应用。基因枪具有快速、简便、安全、高效的特点。在迄今发展起来的棉花转基因技术中，农杆菌介导的遗传转化应用最为广泛。基因枪具有应用面广、方法简单、对治疗基因的大小要求不严格、转化时间短、瞬时表达持续时间长、一次处理多个细胞、安全性高等优点。用比普通的注射法低 2~3 个数量级的 DNA 即可产生较高的保护作用，但转化效率相对较低，是目前广泛应用且十分高效的免疫方法。

第七节　分子杂交仪

分子杂交仪是用于分子杂交的一种仪器设备，分子杂交仪又称"分子杂交炉"或"分子杂交箱"，根据不同实验的需要可以选择不同的规格型号的杂交仪。分子杂交仪是现代实验室采用杂交技术的理想设备，可替代塑料杂交袋和水浴摇床，并避免杂交袋破损带来污染危险。杂交炉采用微机控温精确，炉内空气循环装置设计独特，具有升温速度快等特点。分子杂交是核酸研究中一项最基本的实验技术。

根据实验的需求，可以将分子杂交仪分为六大类。①用于大容量的分子杂交仪；②用于 Southern 或者 Northern 技术点杂交的杂交仪；③用于小容量的核酸杂交仪；④微孔板原位杂交仪；⑤载玻片原位杂交和平板杂交仪；⑥Western 杂交仪。

原位分子杂交、斑点分子杂交，所用的分子杂交箱是振荡式的摇床分子杂交箱；Southern、Northern、Western 杂交，所用的杂交仪是旋子式杂交仪，仪器采用独特的滚动式反应架装置，配套特制密封杂交管在水平轴上旋转，使杂交管内壁上的杂交反应膜各处能均匀地杂交液反复地接触，充分反应。

【仪器原理】

分子杂交仪是应用核酸分子的变性和复性的性质，使来源不同的 DNA（或 RNA）片段，按碱基互补关系形成杂交双链分子（heteroduplex）。在进行 DNA 分子杂交前，先要将两种生物的 DNA 分子从细胞中提取出来，再通过加热或提高 pH 的方法，将双链 DNA 分子分离成为单链，这个过程称为变性。然后，将两种生物的 DNA 单链放在一起杂交，其中一种生物的 DNA 单链事先用同位素进行标记。如果两种生物 DNA 分子之间存在互补的部分，就能形成双链区。由于同位素被检出的灵敏度高，即使两种生物 DNA 分子之间形成百万分之一的双链区，也能够被检出。杂交双链可以在 DNA 与 DNA 链之间，也可在 RNA 与 DNA 链之间形成。

一般来说，分子杂交技术有以下几种。

1. 芯片杂交（属于固-液相杂交）利用平面微细加工技术和分子自组装技术，在一个固体基片的表面上，集成大量待检测的核酸分子，从而能够实现高效、快速的分析和检测。

2. 荧光原位杂交 主要利用荧光素作标记探针，然后采用分子杂交技术，显示序列在核中或染色体上的位置。

3. Southern 杂交 是在固相载体上，将待检测的样品固定，然后与标记的核酸探针进行杂交，通过分子杂交技术来检测待测样品中是否存在与其互补的核酸序列。

4. Northern 杂交 是用来测量真核生物的量和大小，估计其丰度的一种实验方法。

5. 菌落原位杂交 是将从平板转移到滤膜（硝酸纤维素的材质）上的细菌进行菌落裂菌，从而得到，再将含有的滤膜烘干，使固定在滤膜上，然后与标识的探针进行杂交反应，最后通过放射自显影方式来检测菌落的信号，并与平板上的菌落显影信号做出对比。

【结构组成】

功能齐全的分子杂交仪仪器部件有如下几种（图 9-11）。

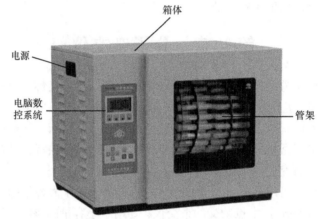

图 9-11　分子杂交仪结构示意图

1. 箱体 容纳管子、微孔版、载玻片和平板，还可以保持恒温需求。

2. 杂交瓶转架或离心管转架 用于杂交瓶或离心管旋转，转速为 0～15r/min 或 0～24r/min 可调。

3. 杂交瓶 装杂交所需物。

4 摇床 对杂交瓶进行摆动，摇床摆动次数为 5～50 次/分可调。

5. 电脑控制系统 微电脑智能控制，液晶显示能显示温度、瓶架旋转速度、托盘摆动速度，且具有存储记忆功能，可以直观显示系统的运行状况。温度控制采用数字 PID 技术，输出采用 PWM 方式，控温精度高，稳定性好，并设有超温保护装置，该仪器可以同时直观箱内控温温度，滚动式瓶架旋转速度，酶标板或试剂托盘的摆动速度。同时任意选择您所需要的控温温度，瓶架旋转速度，摇床摆动速度。

【操作方法】

（1）接通电源，打开开关，进行参数设定。参数设定，接通电源→按"选择"键到相应的参数行→按"设定"键，该行第一位开始闪烁，进入修改状态→按"置数"键，数字 0～9 循环到达所需的数字后按"移位"键到下一位数字修改最后修改完后，按"设定"键确认。按"选择"键可选择修改其他数据或回到正常显示状态。

（2）达到所设定的温度后，按"运行"键，试运行 30min。

（3）按"停止"键，然后将所要杂交的东西放到仪器内按"运行"键开始运行。

具体 PID 参数的设定程序如下所示。

（1）输入密码：打开仪器电源或按一下"复位"键按钮，在出现厂家信息时，同时按"设定"及"移位"键，显示屏出现"输入密码""0000"，此为密码界面，原始密码为 0000，按"设定"键，其中第一位数字闪烁，按"置数"此数字 0~9 循环，到相应数字后，按"移位"键，进入下一位数据的修改，四位密码全部输入后，按"设定"键确认，如果密码正确，仪器进入工作参数修改界面，如果密码不正确，仪器将进入正常工作状态。

（2）工作参数修改步骤

1）按"设定"键，对本参数的修改，修改方法同密码输入，再按"设定"键确认。

2）按"∧"键，移到下一项参数。

3）设定完全部参数后，按"∨"键，进入到"退出"项，按"设定"键，仪器进入正常工作状态。

【注意事项】

1. 此仪器多为做分子杂交用，接触同位素的时间比较长，使用需小心谨慎。

2. 如果显示屏显示异常，请按一下"复位"按钮，仪器便可正常工作。

3. 使用时请专人使用，其他人员最好不要动。仪器的工作参数在出厂时已调好，请不要随便改动，否则仪器将无法正常工作。

【应用领域】

分子杂交作为一项基本技术，已应用于核酸结构与功能研究的各个方面。分子杂交具有很高的灵敏度和高度的特异性，因而该技术在分子生物学领域中已广泛地使用于克隆基因的筛选、酶切图谱的制作、基因组中特定基因序列的定性、定量检测和疾病的诊断等方面。因而它不仅在分子生物学领域中具有广泛地应用，而且在临床诊断上的应用也日趋增多。在医学上，目前已用于多种遗传性疾病的基因诊断（gene diagnosis）、恶性肿瘤的基因分析、传染病病原体的检测等领域中，其成果大大促进了现代医学的进步和发展。

杂交的双方是所使用探针和要检测的核酸。该检测对象可以是克隆化的基因组 DNA，也可以是细胞总 DNA 或总 RNA。根据使用的方法被检测的核酸可以是提纯的，也可以在细胞内杂交，即细胞原位杂交。探针必须经过标记，以便示踪和检测。使用最普遍的探针标记物是同位素，但由于同位素的安全性，近年来发展了许多非同位素标记探针的方法。

若杂交的目的是识别靶 DNA 中的特异核苷酸序列，这需要牵涉到另一项核酸操作的基本技术——探针（probe）的制备。探针是指带有某些标记物（如放射性同位素 ^{32}P、荧光物质异硫氰酸荧光素等）的特异性核酸序列片段。若我们设法使一个核酸序列带上 ^{32}P，那么它与靶序列互补形成的杂交双链，就会带有放射性。以适当方法接受来自杂交链的放射信号，即可对靶序列 DNA 的存在及其分子大小加以鉴别。在现代分子生物学实验中，探针的制备和使用是与分子杂交相辅相成的技术手段。分子杂交作为一项基本技术，已应用于核酸结构与功能研究的各个方面。

第八节　微量分光光度计

在核酸、蛋白质、细胞溶液等样品较小的情况下，为了能够快速准确得到测量结果。每次测量取 0.5～2μl 样品直接将样品点于加样板上，无需比色杯或毛细管等附件，此时可用到微量分光光度计。

【仪器原理】

微量分光光度计的原理即超微量溶液的形成，加样量为 0.5～2μl。由于液体张力的原因，微量的液体是圆半球状的，使光线折射，无法穿透（图 9-12A）。用外力结构，使半球状液珠变成圆柱状液珠上下液面 0.2～1mm 的间距，便于光线最大量地穿透（图 9-12B）。利用光源通过滤光片调整光波长，射入样品液体中，再射入光电检测器将光能转换成电讯号（图 9-13）。由样本及空白水样间所吸收之光能量差，与标准液之能量吸收值相比较，便可定样本中待测物浓度。

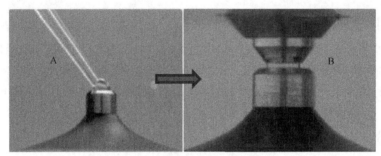

图 9-12　微量分光光度计原理
A. 加样的形态；B. 样品形成的穿透面

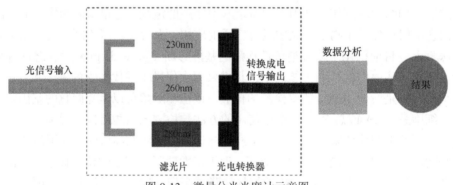

图 9-13　微量分光光度计示意图

【结构组成】

结构为光源-单色器-样品吸收池-检测系统-信号指示系统。

（1）光源（钨灯、卤钨灯，氢弧灯，氖灯、氙灯或激光光源）。

（2）单色器（滤光片、棱镜、光栅、全息栅）。

（3）样品吸收池。

（4）检测系统（光电池、光电管、光电倍增管）。

（5）信号指示系统（检流计、微安表、数字电压表、示波器、微处理机显像管）。

【操作方法】

1. 打开电源，运行软件，选择所要检测的样本（如 DNA、RNA、蛋白质等）。

2. 在软件中选择"Blank"，然后，在微量分光光度计的检测器上加 $1\sim2\mu l$ 空白溶液（即用来溶解样品的溶液，这里称为空白溶液），点击运行。

3. 空白溶液运行结束，用软纸轻轻擦拭检测器。

4. 取 $1\sim2\mu l$ 待测样品滴加在检测器，点击运行。

5. 系统会自动给出待测样品的浓度。

【注意事项】

1. 微量分光光度计的检测器是精密部件，操作时要小心，不要用枪头直接接触检测器。

2. 260/280 含义：代表核酸样品的纯度。

3. RNA 纯净的状态下：OD_{260}/OD_{280} 的值为 2。

4. DNA 纯净的状态下：OD_{260}/OD_{280} 的值为 1.8。

5. DNA 比值介于 1.8～2.0 之间，如果比值大于 2.0，表明有少量的 RNA 污染，小于 1.8，表明有蛋白质或氨基酸污染。

6. RNA 比值介于 1.8～2.0 之间，如果比值大于 2.0 表明可能有异硫氰酸残存，小于 1.8，表明有蛋白质污染。

7. 260/230 含义：代表核酸样品的受污染程度，正常范围 2.0～2.5。

8. 纯 DNA 和 RNA 的 A_{260}/A_{230} 值为 2.5。若比值小于 2.0 表明样品被碳水化合物（糖类）、盐类或有机溶剂污染，需要纯化样品。

9. 紫外-可见分光光度计的性能指标及准确性影响因素如下所示。

（1）波长准确度和波长重复性：波长准确度也叫波长精度，是指仪器波长指示器上所指示的波长值与仪器实际输出的波长值之间的符合程度。波长重复性是指同一个吸收带或发射线进行多次测量时，峰值波长测量结果的一致程度。

（2）光度准确度：是指仪器在吸收峰上读出的透射率或吸光度与已知真实透射率或吸光度之间的偏差。该偏差越小，光度准确度越高。

（3）光度线性范围：是指仪器光度测量系统对于照射到接收器上的辐射功率与系统的测定值之间符合线性关系的功率范围，即仪器的最佳工作范围。只有在光度线性范围内测得的物质的吸光系数才是一个常数，此时仪器的光度准确度最高。由于分光光度计测得的数据都是相对于 100% 和 0 而言的相对值，而 100% 和 0 都是自由设定的。因此，如果分光光度计的光度系统的响应在 0～100 范围内是线性的，就可以认为光度读数是正确的。

（4）分辨率：是指仪器对于紧密相邻的峰可分辨的最小波长间隔，反映仪器分辨吸收光谱微细结构的能力，是衡量仪器性能的综合指标。单色器输出的单色光的光谱纯度、强度及检测器的光谱灵敏度是影响仪器分辨率的主要因素。

（5）光谱带宽：是指从单色器射出的单色光（实际上是一条光谱带）最大强度的 1/2 处的谱带宽度。它与狭缝宽度、分光元件、准直镜的焦距有关。

（6）杂散光：除所需波长单色光以外，其余所有的光都是杂散光。杂散光是测量过程中的主要误差来源，会严重影响检测准确度。

（7）基线稳定度：是指在不放置样品的情况下，扫描 100%T 或 0%T 时读数偏离的程度，是仪器噪声水平的综合反映。

（8）基线平直度：是指在不放置样品的情况下，扫描 100%T 或 0%T 时基线倾斜或弯曲的程度，是仪器的重要性能指标之一。

【应用领域】

微量分光光度计主要用于核酸和蛋白质的浓度测定，该仪器较传统分光光度计具有以下特点。

1. 软件界面友好，简单易用　图形软件操作，界面更为直观，结果可直接导出，便于数据保存、查看和输出。

2. 微量检测　每次检测仅需 0.5～2μl 样品。测量后还可以回收样品，可放心地对珍贵样品进行研究。

3. 检测快速　检测过程中无需稀释，无需比色皿；5s 即可完成检测，显示结果。

4. 长寿命光源，开机无需预热　氙闪光灯，寿命为 10（可达 10 年），开机无需预热，直接使用，可随时检测。

5. 检测浓度高　可测样品最高浓度为 4000～5000ng/μl（dsDNA 为例），样品基本上不用稀释。

6. 方便易用　将样品直接点于样品板上，无需稀释，无需比色皿，可测样品浓度为常规紫外-可见光光度计的 50 倍，结果直接输出为样品浓度。

第十章　机能学研究相关仪器设备的使用

第一节　热刺痛仪

热刺痛仪是药理学研究镇痛药物的常用实验仪器，可自动测定大白鼠和小鼠在自由状态下足底光热刺激痛阈时间，操作简便，并且可自动得出测定结果，是用于药理实验中研究镇痛药物的理想实验仪器。

【仪器原理】

热刺痛仪采用高热能瞬时发热卤素灯作刺激热源，通过高透热玻璃照射到后肢足底中心处皮肤。当照射积累到一定时间后，大白鼠、小鼠会迅速抬起后肢，位于透热中心处的光纤传感器会立刻精确侦测到该离开动作，仪器自动记录开始照射到抬腿动作的时间间隔（即痛阈潜伏期）。

【结构组成】

热痛仪结构组成可分为四个部分，即热源辐射器、控制主机、大/小鼠实验反应箱、实验平台。

1. 热源辐射器　辐射器表面中心处为光源发射处，用于对动物足底发射热辐射，下方手柄左右侧按钮为辐射启停按钮。实验时将其置于实验平台下方，实验者持手柄移动该部件使辐射光源发射点正对动物足底，按下启动按钮对动物进行光热刺激。热源辐射器通过线缆连于控制主机（图 10-1）。

2. 控制主机　采用微电脑控制方式（图 10-2），用于自动侦测在自由状态下足底光热刺激痛阈时间，具有设置实验参数和存储及处理实验数据等功能。主机前面板提供操作按键，用户可通过按键控制实验操作的进程。

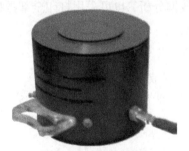

图 10-1　热源辐射器

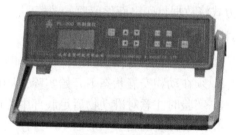

图 10-2　控制主机

3. 大/小鼠实验反应箱　实验反应箱用于放置实验动物（图 10-3），一道大鼠反应箱可置放一只大鼠，一道小鼠反应箱可同时置放测试四只小鼠，实验时将反应箱置放于实验平台上方，将动物置入其中，待动物适应安静后即可开始实验。测试完毕移开反应箱即可清洗反应平台。

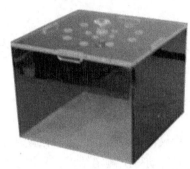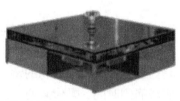

图 10-3 大/小鼠实验反应箱

4. 实验平台 实验时用于放置动物反应箱，有标准型和单道性两种类型的反应箱，标准型可同时置放三道反应箱，单道型可置放一道反应箱。透明平台（图 10-4）便于观察动物反应，实验完毕后便于清洁。

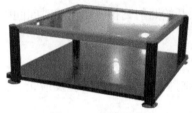

图 10-4 实验平台

【操作方法】

1. 预热： 接上主机电源，开机后，按"开始"键点亮灯，预热 5min 后即可开始实验。

2. 把实验大/小鼠放入实验平台上的鼠盒内，在控制主机上设置实验参数，如组别、实验停止时间，光照强度等。

3. 参数设置完毕，待动物处于安静状态后，移动热源辐射器，使其中心刺激光源处于大/小鼠后肢足底中心正下方。按下热源辐射器上启动按钮（或按下主机控制箱上的"开始"按键）开始实验，此时辐射器内的灯被点亮，透过红外玻璃发热，实验计时开始。

4. 当实验大/小鼠的足趾被光热刺痛时，实验动物会迅速抬起足趾并移开热源，仪器自行侦测到该动作，停止辐射，实验计时自动停止，该次实验结束。

5. 一组动物实验完毕后，即可设置下一组的组别继续实验，当所有动物实验完毕后，可将所得全部实验数据通过数据线导入电脑中进行数据分析，也可采用打印全部数据的操作方式将数据打印出而保留原始数据。

【注意事项】

1. 连接计算机与仪器前应保证仪器断电，不可进行带电连接。

2. 须在动物安静状态下开始实验，大鼠安静时间一般为 2min，小鼠一般要 5～10min。

3. 实验时注意对准动物后足底部中心区域。

4. 照射强度的调节一般以 10s 为宜。

5. 不要在短时间内重复照射同一只动物的同一部位。

6. 设定恰当的照射停止时间，到设定时间后仪器自动停止照射。

【应用领域】

热刺痛仪的应用领域主要是科学研究、医药行业、教育等。在药理实验中，研究镇痛药物的镇痛效果。

第二节　智能热板仪

智能热板仪是药理学研究中研究镇痛药物的一种常用仪器，用于热板法研究镇痛药物筛选和检测检测。除此之外，其也用于确定区分中枢神经和末梢神经镇痛机制的研究中。智能热板仪有较宽的使用范围，能够严格控制温度和计时，从而减少研究人员操作上的误差。

【仪器原理】

智能热板仪利用一定强度的温热刺激动物躯体某一部分，从而产生疼痛反应，以刺激开始至出现反应的时间潜伏期作为测痛指标，评价药物抗疼痛能力，适用于筛选作用较强的镇痛药物。热刺激强度在45～55℃，在这一范围内动物可产生明显的痛反应，又不致造成皮肤灼伤，此为热刺激法。智能热板仪就是利用上述原理，将大/小鼠放到预先加热到55℃左右的金属板上，以舔后足的动作作为疼痛反应指标，测定潜伏期，观察给药前、后痛阈值的变化。

【结构组成】

智能热板仪主机的结构组成一般可分为三个部分，即热板仪主机、外置微型热敏打印机和外部脚踏开关。下面以RB-200智能热板仪为例介绍智能热板仪（图10-5）。

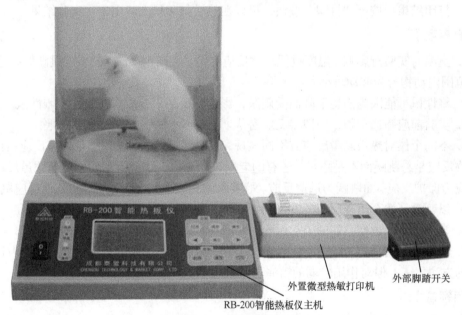

外置微型热敏打印机
外部脚踏开关
RB-200智能热板仪主机

图10-5　智能热板仪

1. RB-200 智能热板仪主机　设备采用数字温度传感器进行温度检测，利用微电脑技术进行精确控温，为观察到明显的实验现象和得到准确的实验数据提供了有力保障。

2. 外置微型热敏打印机　现场输出实验结果或打印实验报告。

3. 外部脚踏开关　踩下脚踏开关或按下"启/停"按钮，系统自动开始计时和结束计时。

【操作方法】

1. 开机　打开电源开关按钮，这时液晶显示产品名称和出产地，同时电源指示灯、恒温指示灯、计时指示灯同时亮起，同时蜂鸣器发出短暂的响声，2s后系统自检结束，液晶显示进入主画面，同时电源指示灯一直点亮，其他指示灯熄灭。

2. 按键操作 为了能让操作者能顺利的操作面板，设备在面板的任意键被按下时发出提示声，表示系统已经检测到按键。

3. 设置日期 按下"日期"按钮，进入日期设定，此时光标移动到日期的分钟处，表示此项可调，通过按下"<"、">"来调节分钟数。可通过再次按下"日期"按钮，将光标移到待调节的其他日期选项，进行调节。按下"确认"键退出日期调节，系统自动记录当前日期和时分秒。

4. 设置温度 按下"温度"按钮，进入温度设定，此时光标移动到设定温度值处。系统默认目标温度为"55℃"，通过按"<"按钮或">"按钮，可以调节降低或升高目标温度，每按一次改变0.1℃。

5. 预热 在热板实际温度没有达到目标温度之前，系统处于加热状态，这时不能做实验，实际温度达到目标设定温度后，系统恒温指示灯点亮，表示可以正常实验了。

6. 开始实验 在放入动物的同时，踩下脚踏开关或按下"启/停"按钮，系统自动开始计时，等观察到动物舔后爪后，再次踩下脚踏开关或按下"启/停"按钮，计时结束。可以从液晶屏读取计时时间。

7. 打印结果 按下"打印"按钮，可以在热敏打印机上输出本次实验结果。

【注意事项】

1. 室温对实验有影响，温度过低动物反应迟钝，过高则敏感，易引起跳跃。室温13～18℃范围内动物行为波动较小。

2. 雄性鼠可能因为阴囊下降而受刺激，影响实验结果，故本实验宜用雌性鼠。

3. 实验前应筛选动物，一般将反应潜伏期小于5s或大于30s的动物筛除。

4. 不同个体对热板刺激反应有不同表现，多数舔足，故常采用舔足为痛反应指标，有些动物反应是易跳跃而不是舔足，还有的老鼠只在热板上快速走动而不出现舔足反应。舔足反应为保护反应，而跳跃为逃避反应。故实验中只宜取其一为指标，将其他反应鼠剔除。

5. 以刺激开始至出现反应的潜伏期（痛阈）作为测痛指标评价药物镇痛能力。

6. 为防止足部烫伤，痛阈值超过60s即停止测试而按60s计。

7. 本方法简便易行，痛感指标明确，对组织损伤最小，动物可反复利用，故为目前最常用的方法之一，但对作用较弱的镇痛药不太敏感。

【应用领域】

RB-200智能热板仪应用领域主要包括大、中专医科院校，科研单位进行药理镇痛实验教学及科研工作。在药理实验中，主要研究药物的镇痛作用。

第三节　全自动无创血压测量系统

无创（间接）测压术是利用脉管内压力与血液阻断开通时刻所出现的血流变化体系，从体表测出相应的压力值。在体外采用各种转换方法及信号处理技术测量血压的方法，简称无创测压法。主要用于慢性实验中动物动脉血压的观测，具有动物不需麻醉、无创伤、使用方便等特点。采用国际上流行的尾袖法无创测量血压原理，适用的动物包括大白鼠、小白鼠、猫、狗等。本节以BP-100A全自动无创血压测量系统为例进行介绍。

【仪器原理】

本仪器测量工作原理与用普通人体血压计量人体动脉血压的柯氏音原理类似。高敏脉搏换能器能感受动脉血流量变化而产生的强弱不同的血管搏动，经换能和放大处理，通过多种记录显示系统描记出血管搏动曲线。用充气方式人为改变压脉套内压力，对动脉实施压迫（阻断血流）和松解（恢复血流）。当阻断器内压力大于收缩压时，大鼠尾部动脉血流从完全阻断。阻断器内压力慢慢减小至与收缩压相等时，心脏射血使动脉血流穿过脉搏传感器，此时脉搏波从消失到再次出现第一个波，此波出现时所对应的压力表上指示的压力代表血管收缩压（SP）。而后阻断器内压力逐渐降低，脉搏波逐渐加大，当阻断器内压力恰好处于心脏舒张时，阻断器对动脉血流不产生阻碍，此时脉搏波曲线不再增大并产生二级波峰，此波峰对应的压力代表血管舒张压（DP）。收缩压和舒张压出现的时间，由高敏脉搏换能器得到的脉搏曲线提供明显的标志。脉搏波从完全消失到出现第一个脉搏波，此波对应的管道内压力为收缩压。阻断器内的压力继续逐渐降低，脉搏波逐渐加大并产生基线位移，出现一个二级波峰，此波峰最高点（或脉搏波增大到不再增大点）对应的压力为舒张压（DP）（图10-6）。

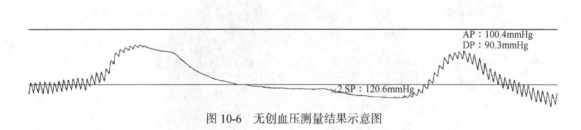

图10-6　无创血压测量结果示意图

【结构组成】

BP-100A全自动无创血压测量系统的结构组成可分为两个部分：软件部分和硬件部分。

1. 软件部分

（1）波形显示区：该区域中显示记录到的波形数据。

（2）系统信息显示区：显示包括六个独立的系统信息，依次是系统状态信息、当前工作状态、当前箱体温度、当前气道压力、实验持续时间及放气速率等。

（3）通用信息设置区：在此区域用于对无创血压测量过程中需要的参数进行设置，包括实验动物、箱体温度、阻断压力、泄气压力及保气时间。

（4）程控参数设置区：主要用于设置程控参数，包括程控组数和程控组间时间间隔两个参数及启动程控和停止程控两个按钮。

（5）实验结果显示区：包括实验结果显示列表、结果分类显示选择及导出实验结果三个部分（图10-7）。

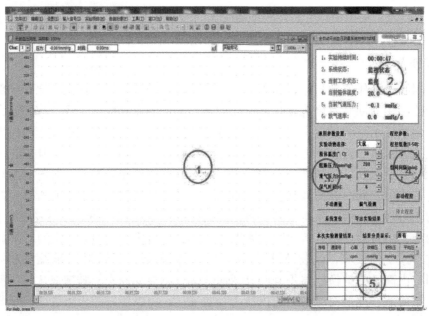

图 10-7　BP-100A 系统软件界面示意图

2. 硬件部分

（1）BP-100A 系统主机（图 10-8）：正面板中含有保温箱温度显示窗口和放气速度调节旋钮，主机右侧的保温箱即为实验操作区域。

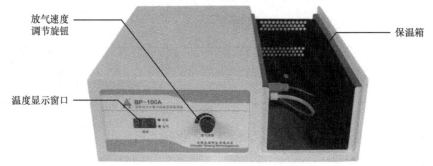

图 10-8　BP-100A 主机示意图

（2）相关附件：阻断器（图 10-9A）套在大鼠尾部，用于阻断鼠尾血流。传感器（图 10-9B）固定在鼠尾阻断器之后，用于采集鼠尾脉搏波。鼠笼（图 10-9C）用于实验大鼠的固定。

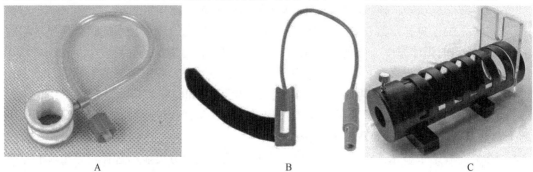

图 10-9　BP-100A 相关附件

A. 阻断器；B. 传感器；C. 鼠笼

【操作方法】

1. 大鼠的固定　将大鼠放入大小合适鼠的笼内固定，一定要保持大鼠腹壁向下，侧身或翻身姿势固定的大鼠都会出现焦躁不安的情况，这可能影响到实验结果，固定好后将其整体放入 BP-100A 恒温箱内。

2. 鼠尾与脉搏传感器和阻断器的连接　将大鼠鼠尾穿过脉搏阻断器，并尽可能将阻断器靠近鼠尾根部，并将传感器松紧适度的固定在阻断器后（用力往后拉扯可卸下传感器，但感觉到有阻力），如图 10-10 所示。

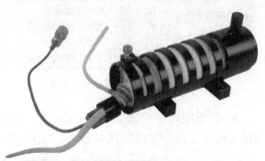

图 10-10　鼠尾与脉搏传感器和阻断器的连接

3. 采集信号　用鼠标双击 BP-100A 软件的图标启动软件，进入到软件主界面，选择"实验项目"→"无创血压测量"命令即可启动无创血压测量功能。当 BP-100A 软件的 2 通道中出现稳定的脉搏波后（图 10-11），将 BP-100A 控制器的温度调节为 32℃。

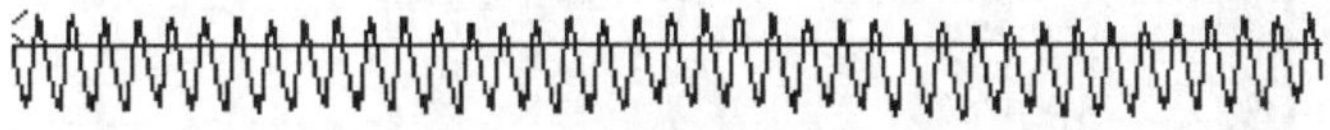

图 10-11　稳定脉搏波示意图

若开始实验 10min 后，仍无稳定脉搏波出现，可在"通用参数设置"区调节箱体温度，将温度设置为 38℃。同时重新调整传感器位置及松紧度。得到稳定波形后，点击"手动测量"按钮，即可进行无创血压测量，测量过程中应注意调整调节软件界面右边的"控制参数调节区"的"参数调节按钮"，点击左键为放大，右键为缩小。防止信号饱和或放大倍数过小，便可得到最佳的阻断波形（图 10-12）。

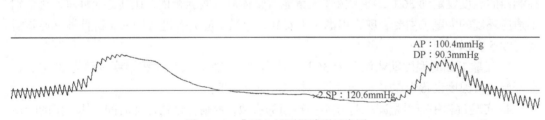

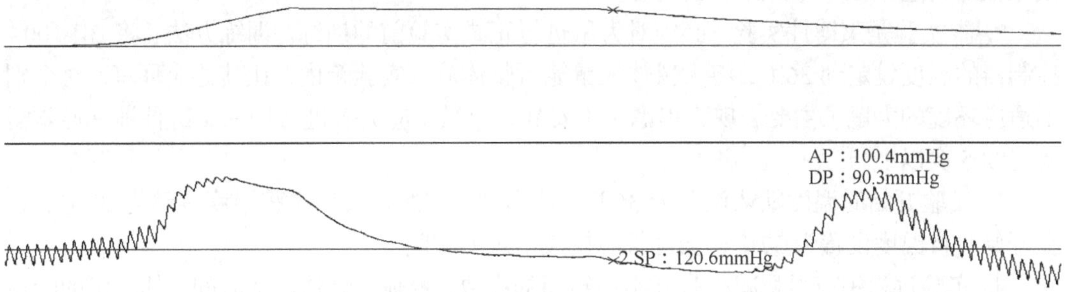

图 10-12　典型血压测量波形示意图

若要进行自动连续测量，可通过"程控参数"区设置"程控组数"和"组间间隔"，点击"启动程控"即可进行自动连续测量。达到设置测量组数后，系统自动停止测量实验，实验者也可点击"停止程控"按钮，中途停止实验。

4. 修正数据　打开实验数据，检查每次系统实时自动测量后标记的收缩压 SP、舒张压 DP 的位置是否正确。若收缩压标记错误，则将光标移至正确的收缩压位置，点击鼠标右键填出快捷菜单，选择"无创血压测量"项目中的"收缩压修正"，收缩压会自动修正到所选位置。同理可修正系统的舒张压，如图 10-13、图 10-14 所示。

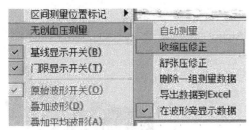
图 10-13　收缩压修正

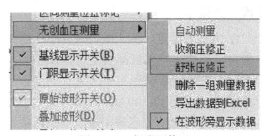
图 10-14　舒张压修正

5. 数据统计　点击"导出实验结果"按钮，软件自动导出结果显示区中数据为指定名字的 Excel 文件，文件默认名字为：NIBP_Measure_年_月_日.csv（图 10-15）。

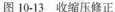

图 10-15　导出为 Excel 文件的实验结果

【注意事项】

1. 大鼠鼠尾后半部分皮肤粗糙，相对鼠尾根部温度较低，实验中应尽量将阻断器靠近鼠尾根部，这样更容易得到实验波形。

2. 本实验是束缚性实验，必须对大鼠进行正式实验前的训练。训练方法：将 BP-100A 控制器的温度设定到 36℃，将大鼠放入鼠笼后整体放入实验箱内，让其适应环境。对个别不适应环境的大鼠（主要表现为焦虑、不安静、应激反应大）进行剔除。这种训练通常需要持续 5 次以上。

3. 实验开始时温度默认设置为 36℃，待出现稳定脉搏波后再将温度调整为 32℃。若在开始时将温度设置为 32℃，会延长脉搏波出现的时间。

4. 实验过程中应尽量减少打开实验箱门的次数，否则会延长加热时间，其产生的噪声也会延长出现稳定脉搏波的时间。

5. 若开始实验后 20min 都没有出现稳定脉搏波形，可调整鼠尾的位置（因为脉搏传感器固定在底部，若大鼠尾巴摆动，血管可能偏离传感器）。

6. 实验过程当中应保持安静。

7. 为了满足自动无创血压测量的要求，设定的放气速度应维持在 12mmHg/s 左右，设定 BP-100A 控制器阻断气压值应高于所测量大鼠最高血压值 20mmHg 以上。

【应用领域】

无创血压测量系统主要适用于科研、教学、医药、健康食品类企事业单位进行长期血压监测。该仪器用于医药开发前期实验评价及指导高血压的治疗效果，也可用于各类慢性实验中实验动物血压的长时间观测。

第四节　脑立体定位仪

脑立体定位仪又称脑固定装置（stereotaxic apparatus），是利用颅骨外面的标志或其他参考点所规定的三度坐标系统确定皮层下某些神经结构的位置。数显脑立体定位仪是用于对实验动物进行脑部定位并固定的装置。在对在体实验动物脑功能进行研究时，研究者首先利用脑定位仪固定实验动物的头部，使其不发生任何相对移动，然后利用动物颅骨外面的标志或其他参考点所规定的三度坐标系统，并根据实验动物的脑定位图谱，来确定大脑皮层下某些神经核团，如海马区的位置，以便在非直视暴露下对所研究的神经核团进行定向的刺激、破坏、注射药物、引导电位等研究。动物脑立体定位仪是神经解剖、神经生理、神经药理和神经外科等领域内的重要研究设备，可用于帕金森病动物模型建立、癫痫动物模型建立、脑内肿瘤模型建立、学习记忆、脑内神经干细胞移植、脑缺血等研究。本节以DW-2000数显脑立体定位仪为例进行介绍。

【仪器原理】

脑立体定位技术主要是使用脑立体定位仪作为定位仪器，利用某些颅骨外面的标志（如前颅、后颅、外耳道、眼眶、矢状缝等）或其他参考点所规定的三度坐标系统，来确定皮层下某些神经结构的位置，以便在非直视暴露下对其进行定向的刺激、破坏、注射药物、引导电位等研究，是神经解剖、神经生理、神经药理和神经外科等领域内的重要研究方法。

【结构组成】

DW-2000数显脑立体定位仪的结构组成可分为几个部分（图10-16）：夹物杆，耳杆调节器，X、Y、Z轴调节器，上颚固定器，角度调节器，底座。

1. **夹物杆**　固定电极或导管。
2. **耳杆调节器**　固定大鼠耳郭两侧，防止其在X轴上移动。
3. **X、Y、Z轴调节器**　精确调节电极或导管位置，调节精度为0.01mm。
4. **上颚固定器**　固定大鼠上颚，使大鼠头部处于水平零平面位置。
5. **角度调节器**　调节角度，使电极或导管达到需要的角度位置。
6. **底座**　水平摆放大鼠，可置放JR-1直流加热垫为实验动物提供保温。

【操作方法】

1. **固定**　将准备实验的动物麻醉后平放在底座平板上。头部正对上颚固定器，调节两边耳杆长度卡住耳部，使头部处于仪器X轴中心位置并锁紧螺钉，再横向调节固定器到适当位置并锁紧横向调节螺钉，调节牙托并顶住动物上颚，夹上上颚固定夹并锁紧固定螺钉，然后调节上下高度使头颅处于水平位置，锁紧。
2. **安装**　将电极或导管安放到电极安装夹里面。
3. **调节**　调节三维调节臂中的X、Y、Z轴调节螺钉和角度调节器将电极尖端移至接近实验所需的大致位置，再根据相对应的刻度标尺调节相应调节螺钉使电极尖端精确地到达实验所需的位置。

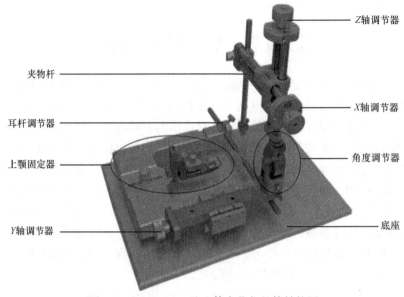

图 10-16 DW-2000 脑立体定位仪整体结构图

【注意事项】

1. 本仪器主要用于大鼠颅脑定位，如需固定小鼠，则应卸下上颚固定器，安装小鼠适配器即可。

2. 固定动物前，务必保证动物已经完全麻醉，否则会咬伤实验者。

3. 固定动物时，耳杆一定要通过外耳道进入卡住耳部。

4. 定位仪经过搬动或长期不用后，使用前需先加以校验。

【应用领域】

动物脑立体定位仪是神经解剖、神经生理、神经药理和神经外科等领域内的重要研究设备，用于对神经结构进行定向的注射、刺激、破坏、引导电位等操作，可用于帕金森病动物模型建立、癫痫动物模型建立、脑内肿瘤模型建立、学习记忆、脑内神经干细胞移植、脑缺血等研究。

第五节　小动物呼吸机

小动物呼吸机是常用的实验设备，广泛用于基础医学、临床医学和动物医学等科学研究实验中的人工呼吸、呼吸管理、动物的急救、呼吸治疗等，其控制准确、方便实用，不需要高压气源，潮气量输出精确，性能稳定。

【仪器原理】

呼吸机的工作原理是利用气体的压力差。小动物呼吸机的作用原理是由体外机械驱动使气道口和肺泡产生正压力差，而呼气是在撤去体外机械驱动压后胸廓及肺弹性回缩产生肺泡与气道口被动性正压力差而呼气，即呼吸周期均存在"被动性正压力差"而完成呼吸，通俗的来讲就是用外力帮助动物进行呼气吸气的动作。小动物呼吸机是定容型正压呼吸，以电机为动力，由驱动电路控制，有节律的输出气流，经气管插管将气流泵入实验动物肺内，使肺扩张，以达到气体交换的目的。本节以 HX-101E 小动物呼吸机为例进行介绍。

【结构组成】

HX-101E 小动物呼吸机仅由一台主机构成（图 10-17）。

1. 呼气口　控制动物的呼气动作。

2. 潮气输出口　呼吸机的潮气由该口输出，进入动物肺部。

3. 潮气调节旋钮　调节潮气量，顺时针旋转增大潮气量，逆时针为减少。

4. 呼吸时比调节按钮　按"吸"或"呼"按钮改变对应呼吸时比值。

5. 频率调节旋钮　调节呼吸频率，调节方法同潮气量调节。

6. 启/停键　在启动或停止状态之间进行切换。

7. 实验动物选择按键　提供动物（标示体重）参考实验参数。

8. 参数显示　实时显示设定的各项工作参数（八个高亮显示的数码管）。

9. 气压表　显示动物呼气压力。

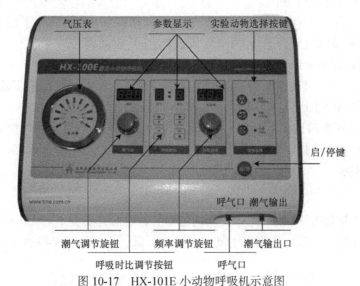

图 10-17　HX-101E 小动物呼吸机示意图

【操作方法】

1. 呼吸参数设置　主机平置，接上电源，然后将两根橡胶管分别接入潮气输出口及呼气口。首先根据实验动物选择参考按键，仪器自动显示实验动物的参考实验参数（包括参考实验动物所需的潮气量、呼吸频率、呼吸时比），确认后按下"启/停"按键即可开始实验；也可根据实际情况自行调节修正各项参数，步骤操作如下所示。

（1）潮气量调节：用数字旋转编码器将潮气量、呼吸频率调整到所需位置（表 10-1）。每旋转一格，数字增大或减小 0.1/1，此为微调操作。如果需要大范围粗调，可以用手轻轻向内按下旋钮同时旋转，此时每旋转一格，数字将在微调精度的基础上 10 倍量扩增或递减。

（2）呼吸时比调节：通过数字按键将呼吸时比量调整到所需比率。

（3）管路连接：将已连接呼吸机的两根橡胶管接上连接三通，三通的另一头连接一根较短的气管插管连接管，气管插管连接管与动物气管插管连通。

表 10-1　动物参数调节参考范围

动物选择	潮气量（ml）	呼吸时比	呼吸频率（次/分）
小鼠	0.1～20	1：5～5：1	80～200
大鼠	5～50	1：5～5：1	50～200
兔子	20～99.9	1：5～5：1	20～60

2. 动物准备　将待测实验动物麻醉后，固定。备皮，颈部开口分离出气管。

3. 气管插管　用手术剪在气管上做一倒 T 形开口，将气管插管通过倒 T 形开口插入动物气管。

4. 启动呼吸机　按下"启/停"键，启动呼吸机。

【注意事项】

1. 在动物选择参数为小鼠呼吸模式下，潮气量调节能精确到 0.1ml，其他动物呼吸模式下，潮气量调节精确到 1ml。

2. 为防止参数设置中的误操作对实验动物产生伤害，本产品特作了以下保护处理。

（1）参数调节时仪器自动暂停运行，调节完毕后自动启动。

（2）每次选择实验动物后，仪器会自动停止，需人工启动。

（3）潮气量和呼吸频率的设置范围由选定动物决定，若超出选定实验动物能承受的参数，仪器将自动停止运行，参数显示出现闪烁以提示错误。

3. 潮气量、呼吸时比和呼吸频率三者之间会相互制约。例如，当呼吸时比为 1：1，呼吸频率为 200 次/分时，潮气量的上限只能达到 16ml。当参数之间互相不匹配时，会出现闪烁的错误提示。

【应用领域】

广泛应用于基础医学、临床医学和动物医学等科学研究实验中的人工呼吸、呼吸管理、动物的急救、呼吸治疗等。适用于小鼠、大鼠、豚鼠、兔、猫、犬等动物。

第六节　恒温平滑肌实验系统

恒温平滑肌槽是配套于生物机能实验系统的仪器设备，主要用于平滑肌、离体肠管等生理实验中，调节和维持实验环境（如实验药液）温度，从而保证离体平滑肌的生理活性，使相关实验顺利进行。该设备为观察到明显的实验现象和得到准确的实验数据提供了有力保障。

【仪器原理】

恒温平滑肌槽采用精确的闭环温度控制系统来现实验温度恒定，其工作方式如图 10-18。水槽中的水经过机箱内部的水泵提供动力，经出水口流出进入加热装置，再流经回水口流回水槽，最后采用水槽内部温度传感器采集的数据，传送至控制系统实现恒温控制。通过恒定的水温来维持水槽内实验环境的稳定。通过供气装置，确保标本环境能够有适宜的温度和氧气。

【结构组成】

以 HW200S/201S 恒温平滑肌实验系统为例，主要由控制面板、水浴槽、传感器支架、废液盒、排水系统、供气系统等部分组成（侧面和正面视图见图 10-19、图 10-20）。

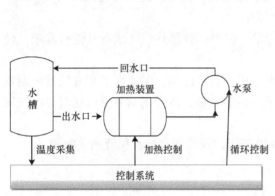

图 10-18　温度控制系统原理

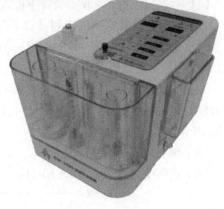

图 10-19　HW200S/HW201S 恒温平滑肌实验系统侧面视图

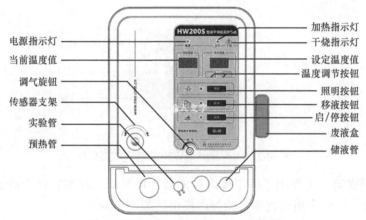

图 10-20　HW200S/HW201S 正面视图

1. 控制面板

（1）电源指示灯：连通电源后，电源指示灯会亮，仪器即可开始工作。

（2）加热指示灯：指示灯提示系统正在进行水浴加热。

（3）干烧指示灯：指示灯提示系统正处于干烧状态，同时会有蜂鸣音提示使用者。

（4）当前温度值：显示为水浴缸中当前温度，温度显示精度为 0.1℃。

（5）设定温度值：显示为系统设定温度值，温度显示精度为 0.1℃，开始时，系统的默认温度设定为 37℃。

（6）温度调节按钮：按下"＋"或者"－"，设定温度会向上或向下调节 0.1℃，如果长按下"＋"或者"－"按钮，系统加快调节速度。

（7）照明按钮：可控制位于实验管旁边的照明灯，方便实验者观察标本。

（8）移液按钮：按下"移液"按钮不放，可将预热管中液体单向移动至实验管中，当液体达到 10ml 刻度时，松开"移液"按钮，系统停止移动液体。

（9）排液按钮：按下"排液"按钮，系统将实验管中的废弃营养液移动至储液盒中，当排尽所有的废弃液后，再次按下"排液"按钮，系统停止排液。系统默认为22s排液终止。

（10）启/停按钮：按下"启/停"按钮，系统自动对水浴池中的液体进行加热。

（11）调气旋钮：调节实验管中进气速度，顺时针为调小，逆时针为调大。

2. 水浴槽　设备水浴槽中包括以下几个部件。

（1）储液管：实验中可增加预热药液的量，也可单独预热药物或者其他营养液，使用过程中避免污染预热管。

（2）实验管：标本采用进气支架组件固定在实验管内部，保证水浴和进气管恒温富氧的环境，实验管上标有容积刻度，可控制滴入药物体积。废弃的营养液可通过排液按钮移动至废液盒。

（3）预热管：实验中预热药液，按下移液按钮，仪器则会自动移液到实验管。

（4）进气支架组件：如图10-21。

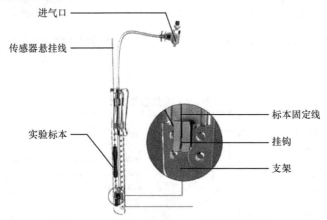

图10-21　HW200S/HW201S进气支架组件

3. 传感器支架　主要用于固定张力换能器，可升降式收纳，便于放置和运输。

4. 废液盒　主要作用是收集实验管内排出的废弃营养液。

5. 恒温平滑肌系统主机侧面——排水、进气（图10-22）

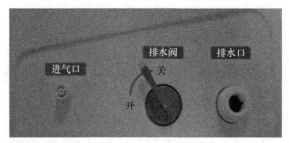

图10-22　HW200S/HW201S恒温平滑肌实验系统侧面图

（1）进气口：可外接氧气，最大可达到0.5MPa。

（2）排水阀：将阀门旋转至"开"，即打开阀门，排出水浴池中液体。将阀门旋转至"关"，即关闭阀门。

（3）排液口：当排液阀门开启时，可通过排液口排出水浴池中的水。

【操作方法】

1. 将仪器的电源线与外电相连,打开电源开关。

2. 先将排水阀门调节至"关"档,再在水浴池中加入蒸馏水,加到水面至实验管的20ml 刻度处。

3. 按下"启/停"按钮,仪器开始加热。

4. 分别在预热管和储液试管中加入实验所需的营养液,按下"移液"按钮不放,将预热管内液体移动至实验管内,当营养液加至 20ml 时松开"移液"按钮,系统停止移动液体。

5. 开机后仪器默认的设置温度为 37℃,可根据实验要求通过"+""−"按钮调节设置温度。按下"+"或者"−",设定温度会向上或向下调节 0.1℃,如果长按下"+"或者"−"按钮,系统设定温度会自动每 0.02s 上调或者下调 0.1℃。

6. 调节调气旋钮,顺时针为调小,逆时针为调大。即可为实验管中的营养液输送氧气,又可以搅拌营养液。

7. 待温度达到设定温度后,将标本一端固定在进气支架的标本固定柱上,另一端固定在张力换能器上。

8. 需要更换实验管内液体时,按下"排液"按钮,当实验管内液体完全排出至废液盒中时,再按下"排液"按钮,系统停止排液。再将预热管内液体移动至实验管内。

【注意事项】

1. 设备只能使用配套的带漏电保护电源线,切勿使用其他电源线代替,否则有电击安全隐患。

2. 严禁在水浴槽内无水的情况下对设备进行加热。

3. 实验过程中标本应尽可能靠近固定柱,这样可通过进气支架将标本调节在实验管中间的位置。

4. 本产品的进气针容易阻塞,实验完毕后,应卸下整个进气支架组,使用气针筒通过进气管用力打气,排除针头内残留的营养液,以免造成阻塞。

【应用领域】

HW200S/HW201S 主要应用于生理学、药理学和农林畜牧药学等学科对动物离体器官实验研究及实验教学领域。

第七节 生物信号采集与处理系统

生物信号采集与处理系统(也称为生物功能实验系统)是科研人员、学校老师和学生可通过该系统观察到各种生物机体内或离体器官中探测到的生物电信号及张力、压力、温度等生物非电信号的波形,从而对生物肌体在不同的生理或药理实验条件下所发生的功能变化加以记录与分析的一种仪器设备。生物信号采集与处理系统是研究生物功能活动的主要设备和手段之一,广泛应用于动物实验研究中电刺激信号的输出及动物生理参数的采集编辑。本节以 BL-420N 系统为例进行介绍。

【仪器原理】

由于生物信号种类繁多，信号的强弱不一（有些生物电信号非常微弱，如兔减压神经放电，其信号强度为微伏级，如果不进行信号的前置放大，根本无法观察），频率混叠（由于在生物信号中夹杂有众多声、光、电等干扰信号，如电网的 50Hz 信号，这些干扰信号的幅度往往比生物电信号本身的强度还要大，如果不将这些干扰信号滤除，那么可能会因为过大的干扰信号致使有用的生物功能信号本身无法观察），因此信号采集前往往需要放大和滤波处理。

生物信号采集与处理系统的基本原理：首先将原始的生物功能信号，包括生物电信号和通过传感器引入的生物非电信号进行放大、滤波等处理，然后对处理的信号通过模数转换进行数字化并将数字化后的生物功能信号传输到计算机内部，计算机则通过专用的生物信号采集与处理系统软件接收从生物信号放大、采集硬件传入的数字信号，然后对这些收到的信号进行实时处理。另外，生物信号采集与处理系统软件也可以接受使用者的指令向实验动物发出刺激信号（图 10-23）。

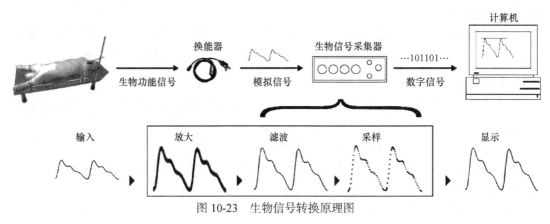

图 10-23　生物信号转换原理图

【结构组成】

生物信号采集与处理系统主要包括两大部分，即生物信号采集主机和波形显示分析软件。

1. 生物信号采集主机

（1）生物信号采集主机通过获取所连接的不同传感器信号，在生物信号采集主机内进行信号调理和模数变换，然后在专用信号处理器中将信号进行数字滤波，选择出有效信号，最后把得到的数据编码后通过 USB 接口发送给电脑。

（2）生物信号采集主机前面板上集中了系统主要的工作接口，包括通道信号输入接口、全导联心电输入接口、监听输入接口、记滴输入接口及刺激输出接口（图 10-24）。

（3）BL-420N 系统硬件前面板元素按照从左到右，从上到下的顺序依次排列如下。

1）CH1、CH2、CH3、CH4：8 芯生物信号输入接口（可连接信号引导线、各种传感器等，4 个通道的性能指标完全相同）。

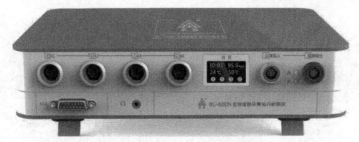

图 10-24 BL-420N 系统硬件前面板

2）信息显示屏：显示系统基本信息，包括温湿度及通道连接状况指示等。

3）记滴输入：2 芯记滴输入接口。

4）刺激输出指示灯：显示系统发出刺激指示。

5）高电压输出指示灯：当系统发出的刺激超过 30V 时高电压输出该指示灯点亮。

6）刺激输出：2 芯刺激输出接口。

7）全导联心电输入口：用于输入全导联心电信号。

8）监听输出（耳机图案）：用于输出监听声音信号，某些电生理实验需要监听声音。

（4）BL-420N 系统硬件后面板连接是系统正常工作的基础。后面板上通常为固定连接口，包括 12V 电源接口、A 型 USB 接口（方形，与计算机连接）、B 型 USB 接口（偏型，升级固件程序）、接地柱、多台设备级联的同步输入输出接口等（图 10-25）。

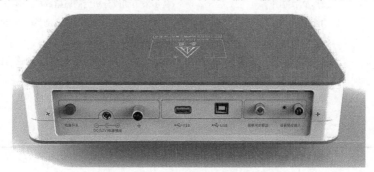

图 10-25 BL-420N 系统硬件后面板

（5）BL-420N 系统硬件后面板元素按照从左到右依次排列如下所示。

1）电源开关：BL-420N 硬件设备电源开关。

2）电源接口：BL-420N 硬件电源输入接口（12V 直流）。

3）接地柱：BL-420N 硬件接地柱。

4）A 型 USB 接口（偏形）：BL-420N 硬件固件程序升级接口。

5）B 型 USB 接口（方形）：BL-420N 硬件与计算机连接的通信接口。

6）级联同步输入接口：多台 BL-420N 硬件设备级联同步输入接口。

7）级联同步输出接口：多台 BL-420N 硬件设备级联同步输出接口。

2. 生物信号采集与分析软件 主要进行生物信号采集解码和显示打印分析（图 10-26），如表 10-2 对 BL-420N 生物信号采集与分析软件主界面上主要功能区的进行了划分说明。

功能区

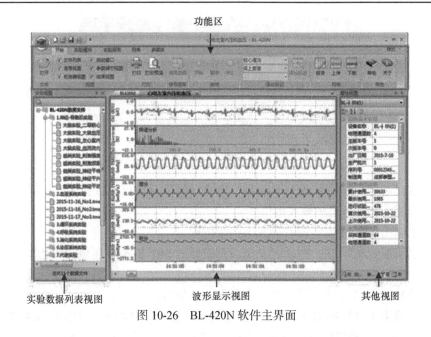

实验数据列表视图　　　　　　波形显示视图　　　　　　其他视图

图 10-26　　BL-420N 软件主界面

表 10-2　　BL-420N 生物信号采集与分析软件主界面上主要功能区的划分说明

序号	视图名称	功能说明
1	波形显示视图	显示采集到或分析后的通道数据波形
2	功能区	主要功能按钮的存放区域，是各种功能的起始点
3	实验数据列表视图	默认位置的数据文件列表
4	设备信息视图	显示连接设备信息、环境信息、通道信息等信息
5	通道参数调节视图	调节通道参数发出控制区
6	刺激参数调节视图	刺激参数调节和刺激发出控制区
7	快捷启动视图	快速启动和停止实验
8	测量结果视图	显示所有专用和通用的测量数据

【操作方法】

1. 采样功能　首先需要确定要采样的信号类型，如心电或张力，再根据所选择的信号类型选择相应的传感器，并在功能视图区点击"信号选择"按钮，根据实际需求配置信号类型、量程、采样率等参数，将其连接至前面板，等待软件提示已探测到传感器后，在功能视图区点击"开始"按钮开始采样，此时可以观察到波形显示视图有波形出现。也可以根据学科分类，在相应的模块中选择相应的实验项目。

2. 刺激器功能　通过选择功能区开始栏中的"刺激器"选择框可以打开刺激参数调节视图，首先配置刺激模式，包括电压、电流刺激模式的选择，程控、非程控刺激方式的选择，连续刺激或单刺激的选择等。其次在参数调节区调节单个刺激的基本参数，包括延时、波宽、幅度、频率等；最后开启刺激。点击"启动刺激"按钮，如果选择了非程控模式，主机将发出单次刺激，如果选择了程控模式，则主机将根据程控配置进行周期性的刺激，直到点击了"停止实验"按钮为止。

3. 数据分析功能　目前软件提供的数据分析方法包括微分、积分、频率直方图、频谱分析、序列密度直方图和非序列密度直方图等。所有分析功能的启动方式相同，都是在波形显示视图的通道中点击鼠标右键，在打开的快捷菜单中选择相应的命令后即可启动分析，如图 10-27 所示。

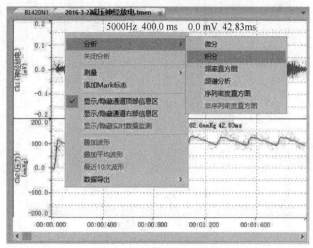

图 10-27　数据分析菜单

启动通道分析功能后，系统会自动在该通道下面插入一个新的分析通道来显示对原始分析数据的转换结果。例如，对 1 通道进行微分，在 1 通道相关快捷菜单中选择"积分"命令，系统会自动插入一个灰色背景的积分分析通道，如图 10-28 所示。

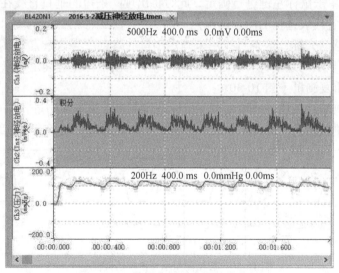

图 10-28　数据分析示意图（微分）

除频谱分析和非序列密度直方图之外，其余分析通道的放大、压缩、拉伸等操作与数据通道的操作相同。

4. 数据测量功能　在 BL-420N 系统中数据测量主要包括区间测量、心功能参数测量、血流动力学测量、心肌细胞动作电位测量和肺功能测量。与数据分析功能相似，数据测量功能也通过右键点击波形显示区中某个通道，在弹出的快捷菜单中选择相应的"测量"命令启动测量，如图 10-29 所示。

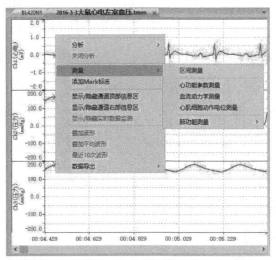

图 10-29　数据测量菜单

在 BL-420N 系统中所有测量方法的步骤都是一致的，详细的操作步骤如下所示。

（1）启动区间测量：右键呼出快捷菜单，依次选择"测量""某某测量"启动测量功能。

（2）选择测量起点：当我们鼠标在波形显示区中移动时会有一条垂直的直线跟随着我们的鼠标移动。这条直线贯穿所有通道。将鼠标移动到任意通道中需要进行测量的波形段的起点位置，单击鼠标左键进行确定，此时将出现一条短的垂直直线在我们按下鼠标左键的地方固定，它代表选择的测量的起点。

（3）左右移动光标，这条直线用来确定测量的终点。当这条直线移动时，在直线的右上角将动态地显示两条垂直直线之间的时间差，单击鼠标左键确定终点。可以反复（2）、（3）步骤进行重复测量（图 10-30）。

（4）退出测量：在任何通道中按下鼠标右键都将结束本次测量。

（5）查看测量结果：退出测量后，在测量结果视图中更新所有测量结果。

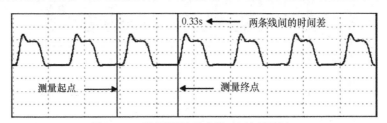

图 10-30　数据测量示意图（区间测量）

【注意事项】

1. 如果系统长期不使用，应该包装后放在干燥、通风和阴凉的地方，注意防尘、防水、防潮、防晒、防磁、防震。潮湿的空气可能会在电路板上集结水分，轻微造成系统采集信号漂移，不稳定；严重会造成系统不能使用。

2. 使用带有接地端的 220V 交流电源，电源插座的接地端必须良好接地。

3. 为确保安全和防止干扰，使用时需在安全接地柱上接上良好的外接地线。

4. 保持系统的清洁状态，空气中的灰尘经常会造成电路板的工作不稳定，因此需要经常维护系统的清洁卫生。

5. 心电线夹清洁处理如下所示。

（1）用酒精或消毒剂消毒。

（2）切不可高温消毒。

（3）完毕后，应保持干净清洁。用温水（低于 35°）或清洁剂洗净。

（4）电极位置根据被测者臂或腿所移动使用。

6. 经常对系统进行通电检查，电子产品在经常使用的情况下很少发生故障，但是如果长期不用则可能会出现系统不能使用的状况，因此需要随时让系统处于正常的工作状态。

7. 由于 BL-420N 系统要处于正常的工作状态，需要其他相关附件支持，如传感器、引导电极和刺激电极，因此需要经常检查，确保附件齐全，且处于正常的工作状态。

8. 长期仓储或长期不通电工作，有可能会使机内电子元件失效，为确保设备安全，仓储或不通电工作时间超过 6 个月，应将主机开机通电工作至少 8h。

【应用领域】

BL-420N 生物信号采集与处理系统主要应用于科研、基础医学教学、制药等领域。

1. 科研领域借助该系统用于药理学、病理学、生理学、机能学等学科中，使用特定的传感器与主机配合观察受测对象的心电、脑电、肌电、神经放电等变化，在基础医学科研方面的作用巨大。

2. 在日常的基础医学教学中，实验教学的目的在于培养学生科学的思维方法，增强学生动手能力和分析问题、解决问题的能力。在实验教学过程中通过信号采集仪器观察正常或异常机体功能，从而加深学生对所学理论知识的理解和认识。BL-420N 生物信号采集与处理系统集成了多种传统设备的功能，如心电图仪器、示波器、刺激器等。一方面在不同的学生实验中做到"一机多用"；另一方面也克服了传统仪器种类繁多、操作复杂且记录结果不方便的问题，为基础医学的实验教学带来了极大的便利。

3. 在制药领域，许多新药的研发、新技术的验证、新成果的鉴定都离不开动物实验，BL-420N 生物信号采集与处理系统可用于观察受测对象（如小鼠、家兔等）的生理情况变化，如血压、心率等，观测结果可用于作为评估新药研发成果的重要参考依据。

第八节　医学图像分析系统

医学图像分析系统的主要特点有微循环图像和生理参数集成观测、动态图像分析、数字录像和分析、迷宫自动跟踪分析、免疫组化和体积测算、离子通道图像分析、静态图像处理和分析、凝胶电泳图像分析等。产品结合了生物显微镜技术，可清晰观察兔、大鼠、蛙等肠系膜微循环，在手术灯照明条件下，可观察小鼠耳廓、甲襞微循环，清晰程度优于国内同类体视显微镜观察效果。采用生物显微镜成像的另外一个好处是，可以用于组织切片等成像和分析，如免疫组化分析、细胞计数、面积长度等测量等应用。

【仪器原理】

医学图像分析系统基于固定特征的图像识别分析技术实现。通过在特制的显微镜上加装高清的摄像头，获取高清晰度的实验图像，然后对图像进行基本处理，如降噪、旋转、过滤、切割、彩色变换等操作，根据当前实验的识别内容进行固定特征的识别并匹配，最后统计特征数据并呈现或保存为文件，动态图像分析则是对采集的连续图像的固定特征进行的运动模式进行识别，如图 10-31 所示。

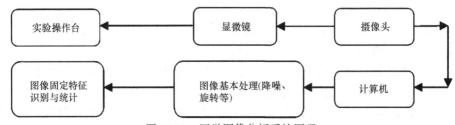

图 10-31　医学图像分析系统原理

【结构组成】

医学图像分析系统的可分为实验操作平台、摄像机和 BI-2000 软件三个部分（图 10-32）。

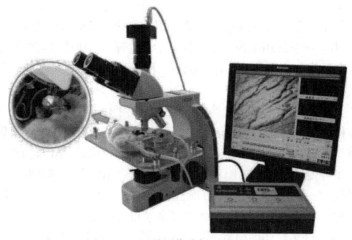

图 10-32　医学图像分析系统的组成

1. 实验操作平台

（1）实验兔台：方便实验者控制固定实验兔，还对实验中兔起托盘作用。

（2）实验蛙板：方便实验者控制固定实验蛙，还对实验中蛙也起托盘作用。

（3）实验鼠板：方便实验者控制固定实验鼠，还对实验中鼠也起托盘作用。

（4）HW-2000 恒温控制器：对灌流盒中的水源进行检测，控制水源在特定的温度下。

（5）灌流盒：盛装水源，同 HW-2000 恒温控制器搭配，使置入水源的实验材料维持在特定的温度。

（6）三目生物显微镜：用于放大观察实验体，同时可结合数字摄像头。

（7）长距离工作 10×物镜：针对微循环高倍观察定制的物镜。

2. 摄像机

（1）6～15mm 可变焦广角摄像头：连续采集显微镜下观察到的图像。

（2）摄像接口支架：固定摄像头在显微镜筒上。

（3）USB 摄像头延长线：连接摄像头与计算机，可通过 USB 摄像头延长线传输数据至计算机上。

（4）USB 数字摄像头驱动程序：为计算机提供控制连接摄像头的接口。

3. BI-2000 软件

（1）计算机：作为软件安装的平台。

（2）BI-2000 图像分析软件安装盘：用于安装 BI-2000 图像分析软件。

（3）软件加密狗：防止 BI-2000 图像分析软件被盗版使用。

【操作方法】

1. 静态图像分析　功能较多，下面选择较典型的静态图像处理功能——免疫组化分析/序列图像测定。

（1）放入切片，可用"调节视频色彩"按钮调节色彩到最佳状态。

（2）如果没有定标，请使用微分刻度尺，进行定标。

（3）当确认图像范围已经选定，点击"拍取当前图像"按钮，这时显示拍取的彩色图像，同时屏幕中出现一个目标选择区域。

（4）如果想保存该彩色图像，点击"图像存盘"按钮，给出文件名称保存。

（5）选择自动或手动模式，选取目标。

（6）当目标都已经选出，点击"开始测量"按钮，选定目标颜色变成绿色，测定结果已保存在系统结果列表中。

（7）测量下一张切片，点击"观察视频"按钮，重复第（3）～（6）步操作。当所有切片已经测量完毕，单击"结果查看"按钮。

（8）点击"EXCEL 分析"按钮，进入 Excel 分析软件，当前数据自动填入数据表中。

（9）如果还想继续输入切片分析，点击"停止查看"按钮，即可回到切片观察状态。

2. 动态图像分析

（1）运动目标面积频谱波形观察

1）把组织放入显微镜下，调节好焦距。可以按"调节视频色彩"按钮来调整视频亮度、色度和对比度等信息。

2）点击"拍取图像"按钮，这时显示拍取的灰度图像。拖动"目标选定滑动条"滑块，可以直观地看到目标和背景的分离情况，红色部分表示选出的目标，不变部分表示背景。系统默认从最黑的像素开始选取，逐步过渡到灰、白区域。

3）点击"分割目标"按钮，图像显示黑白两部分，其中黑色表示目标，白色表示背景。

4）点击"观察视频"按钮，回到显微图像显示方式。

5）点击"开始观测"按钮，自动显示频谱图形。同时"开始观测"按钮文字变成"停止观测"。

6）点击"停止观测"按钮，回到显微图像显示方式。

（2）运动目标参数测量

1）把组织放入显微镜下，调节好焦距。如果对视频色彩不满意，可以按"调节色彩"按钮来调整视频亮度、色度和对比度等信息。

2）如果认为可以开始记录细胞动态后，点击"开始录像"按钮，这时"开始录像"

按钮切换成"停止录像"按钮。

3）点击"停止录像"按钮。由于数字录像暂时以日期—时间的形式保存。选择该按钮后，屏幕弹出保存文件对话框，即可保存。

4）点击"分析录像"按钮，系统弹出要分析的录像文件名称选择框。选择想分析的录像名称，点击"打开"。这时录像的第一幅图像显示出来了。

5）选取需要的图像。在右边滑动条上点击左右箭头按钮，图像分别移动一帧，点击滑动条的栏内区域，图像按 1s 间隔移动。

6）点击"直线测量"按钮，鼠标限制在图像区域，光标变成"十"字形，移动到需要测量的细胞上，按下鼠标左键不放，拖动到终点位置放开鼠标左键，数据立即显示在图像上。重复以上步骤可以测量多条直线数据。

7）频率计数方法：①先移动录像控制按钮调整到图像开始变化前位置；②点击"频率计数"按钮，这时按钮文字变成"停止计数"；③按下录像控制滑动条右箭头键按钮，读出目标连续变化的次数，次数多少由用户控制，次数越多，频率计数越准确；④点击"停止计数"按钮，在系统弹出的次数框内输入变化的次数，系统自动根据计数开始和结束时间算出每分钟变化的频率。

8）幅度/速度测定方法：①先移动录像控制按钮调整到目标开始变化前位置；②点击"起始特征点"按钮，移动鼠标到目标变化前位置点击左键；③移动录像控制滑动条右箭头键按钮到变化幅度最大位置；④点击"终止特征点"按钮，移动鼠标到目标变化后位置点击左键，系统自动计算该目标运动的幅度大小、速率两个参数。

9）继续执行（6）～（8）的步骤，可以分析其他需要的图像。

10）结束录像分析。点击"退出分析"按钮，可以退出该录像分析。

【注意事项】

1. 摄像头要求计算机的 USB 插口支持 USB2.0，否则会严重影响显示效果。

2. 禁止碰触摄像头靶面，否则轻者沾染油污，影响摄像质量，重则无法正常摄取图像。

3. 由于摄像头电源没有单独的开关，用户使用完毕后，必须把 USB 插头拔掉，以免长时间通电烧毁摄像头。

4. 恒温水盒中加入生理盐水以接近观察圆窗的位置和淹没电阻丝为宜，注意不要太满，防止实验体放进去后抬高水位，使水溢出。

5. 镜头被水汽雾化问题：在物镜 4× 情况下不易被水汽雾化，如果使用 10× 物镜，需要采用我们提供的 10× 倒置物镜，因为距离观察表面比较远（6～7mm）。

6. 在灰度分割和冷暖分割模式下，只能采用矩形方框，必须使"自定边界"为非勾选状态，矩形方框可以在边界线上按下鼠标左键移动，也可以在边界线黑点部位暗下鼠标左键调整大小。

7. 同步录像情况下请注意波形数据文件名与录像名要保持一致。当 BL-420 软件系统为波形数据反演状态时，同步录像功能不可用。若当前系统为实验录像回放与波形反演状态，则开闭同步演示视频窗口与同步录像功能按钮都不可用。

8. 必须安装了相应的打印机以后，才可以输出图像预览效果，否则系统提示安装打印机。

9. 在灰度分割和冷暖分割模式下，只能采用矩形方框，必须使"自定边界"为非勾选状态，矩形方框可以在边界线上按下鼠标左键移动，也可以在边界线黑点部位按下鼠标左键调整大小。

10. 一旦定标完成，定标数据已经记录在系统注册表中，下次可以不再定标。但是如果在不同的物镜倍数下，需要重新定标。

11. 如果做一组样品图像的对比实验，应该保持相同的色彩调节和图像幅面，系统自动保留最近一次的色彩调节和图像幅面配置。

12. 系统目前支持黑色背景的凝胶电泳图像，如果是白底黑带图像，可以利用负像处理功能事先处理。

【应用领域】

医学图像处理借助于计算机图形、图像技术，使医学图像的质量和显示方法得到了极大的改善。这不仅可以基于现有的医学影像设备来极大地提高医学临床诊断水平，而且能为医学培训、医学研究、教学、计算机辅助临床外科手术等提供数字实现手段，为医学研究与发展提供扎实的基础，具有不可估量的价值。

1. 医学图像分析系统应用于医学研究，借助医学图像分析，研究人员能够方便的观察记录实验现象，消除了人为记录的失真，同时高精度的图像识别能够帮助研究人员更好地了解实验得到的结果，从而能够得出更确切的结论。

2. 医学图像分析系统分析得出的数据能够辅助临床医生诊断，减少误判。

3. 医学图像分析系统应用于教学，通过实验图像能够让学生更直观了解实验的过程、实验的现象，学生对实验的认知将会更加深刻。

第九节　零迷宫视频分析系统

零迷宫视频分析系统结构设计符合国内外标准，具备大、小鼠实验平台，采用先进的计算机视觉算法，测量动物的焦虑程度，即动物在闭臂时停留的时间与开臂停留时间的比值。同时，系统还可以测量进入各区域次数、停留时间及探头次数等重要行为学参数，零迷宫是高架十字迷宫的改良版本，没有十字迷宫的中心区域，是医学院校、科研机构研究实验动物抗焦虑、致焦虑药物药理的重要实验手段。

【仪器原理】

本系统采用计算机视觉相关算法，通过高架的摄像机监视和实时跟踪动物的行为状态。测定在指定时间内，动物进入开臂和闭臂的次数，开臂、闭臂的探头次数，停留的区域，顺向转圈数，逆向转圈数。自动按项目分组记录实验结果。通过这些定量数据，供实验人员分析，得出客观的结论。

【结构组成】

零迷宫视频分析系统组成可分为两个部分，即行为学实验架和迷宫模块。

1. 行为学实验架部分　可分为五个部分：铝合金快拆组件、数字摄像头、防水遮光罩帘、补光装置、地毯。

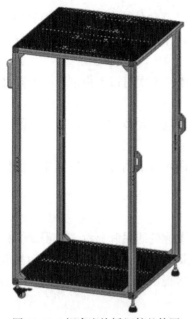

图 10-33 铝合金快拆组件整体图

（1）铝合金快拆组件：主要提供实验平台支撑，同时为其他部件容器（图 10-33 ）。

（2）数字摄像头部件：包括固旋钮、锁紧旋钮、横杆和摄像头等，主要用于摄像头固定与视野范围调节（图 10-34 ）。

（3）防水遮光罩帘：位于实验平台外部，隔绝外部光线和减弱噪声影响。

（4）补光装置：在行为学实验架顶部或侧面，主要提供实验环境补光作用，与防水遮光罩一起，以保持实验环境光线恒定。

（5）地毯：提供纯净的分析画面，便于清洁实验环境。

2. 迷宫模块

（1）实验平台：由开臂和闭臂交替组成的圆环轨道，动物可以在轨道上任意行走，开臂和闭臂交替出现，避免十字迷宫那样有交叉区域使动物犹豫（图 10-35 ）。

（2）平台支架：使实验平台离地面有一定距离，确保动物不会因为离地太近跳出轨道而干扰实验结果。

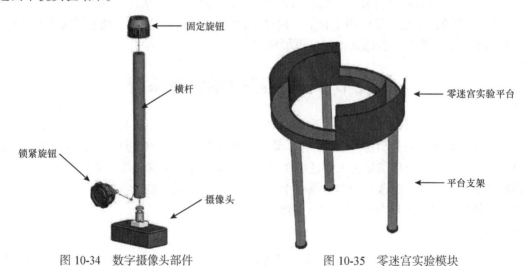

图 10-34 数字摄像头部件　　　　　图 10-35 零迷宫实验模块

【操作方法】

1. 首次项目实验

（1）新建项目：点击"新建项目"按钮后出现项目，用户可在此设置项目的各项数据，如项目名称、实验时间等。

（2）图像来源：点击"打开摄像头"按钮，点击后，"曝光＋""曝光–"两个按钮即可使用，可调节光亮度，直到如图 10-36 效果即可。

（3）区域设定：点击"区域设定"按钮，弹出实验场景设定对话框，可选择设定内环、外环和旋转场景等命令。点击"设置内环"按钮，在图像显示区中点击内环最左侧为起点，软件会根据起点做一正圆，移动鼠标，当所画的正圆直径与内环相等时，再点击右键，即可设定内环。采用与设定内环类似的方法设定外环。设定好内外环后，软件会自动显示绿色（图10-37、图10-38中1、3）为开臂，紫色（图10-37、图10-38中2、4）为闭臂。点击"旋转场景"调节开、闭臂区域（图10-37、图10-38）。

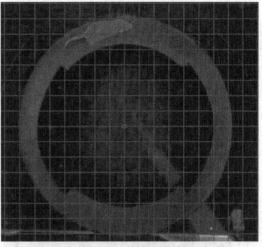

图 10-36　利用迷宫曝光调整合适的图像

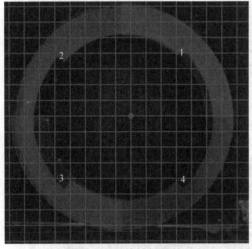

图 10-37　旋转场景前

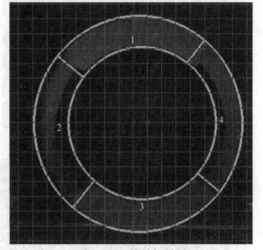

图 10-38　旋转场景后

（4）定标：点击"定标"按钮，在图像显示区中用鼠标点击内环，沿半径方向做一直线到外环。系统弹出定标值输入对话框，输入零迷宫跑道宽度即可。定标完成后，系统自动记录定标信息，以后不用再定标，除非更换了摄像头和移动了摄像头的位置。

（5）实验控制

1）区域设定完成后，点击"开始实验"按钮（遥控实验中点击射频遥控器的向下按钮，出现相应的语音提示，即可开始实验），弹出"实验参数设定"，设置动物编号、环境温度、环境湿度、是否录像等参数，完成后，将实验动物放入实验箱中，点击"确定"按钮，系统自动开始运行。相应的行为状态开始工作，结果趋势图在统计间隔内按百分比自动绘制，实验结果以数据的模式同时进行。

2）实验过程中系统会在视频区域内没有干扰物体存在的前提下，以每秒15次的速度自动探测实验动物的位置，自动在屏幕上显示轨迹。

3）实验过程中用户可选择是否在屏幕上显示实验动物的运动轨迹，在详细记录显示区会显示出从实验开始到当前时刻的各项数据。

4）点击"停止实验"按钮（遥控实验中点击射频遥控器的向上按钮，出现相应的语音提示，即可停止实验）或者在设定的时间内自动结束，系统会弹出对话框，点击"确定"。则相应的数据文件自动保存在项目设置中设定的储存位置，在"实验数据"下拉列表中文件名生成，可以按此文件名查看文件内容（显示在结果趋势和实验结果中）。实验项目自动保存在设置的目录里面。

（6）实验过程当中，若不需要显示场景和轨迹，可点击"场景""轨迹"按钮，进行切换，效果如图 10-39 所示。

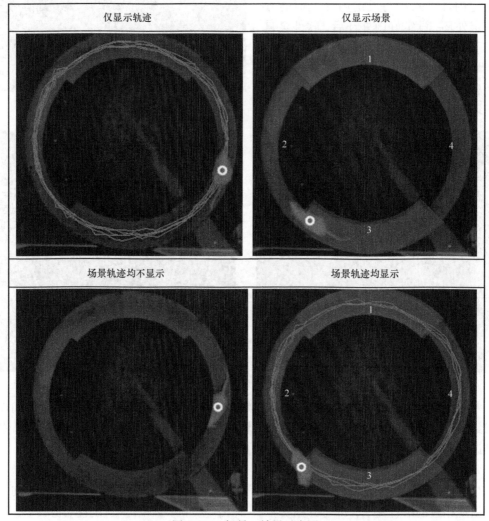

图 10-39　场景、效果示意图

（7）实验结果：在实验过程中，实验结果区的数据会随着动物的探头、转圈等状态的变化而不断改变。可点击"按类型统计表""按类型统计图""按区域统计表""按区域统计图""轨迹计数图"来切换不同的数据显示方式。系统默认为轨迹计数图的显示方式。

2. 重复项目实验

（1）若第一次实验结束后，未退出软件，则点击"开始实验"按钮，再次设置参数，即可进行实验。

（2）如果实验结束后已经退出软件，则需要选择实验项目，系统则自动调入该实验项目的设置信息。点击"打开项目"，系统自动弹出项目文件选择对话框。选择需要打开的实验项目文件（扩展名为.tps），系统则自动调入此项目的设置信息。此时系统为查看模式，界面显示实验第一帧图像，并显示第一个实验数据。点击实验控制区域中"实验"按钮，将系统模式由查看模式切换至实验模式。

（3）录像分析控制：在新建一个项目并设置完毕参数或打开一个以前的项目后，可直接调入一个以前的实验录像（扩展名为.avi）进行分析。操作方法及过程与实时的录像分析基本一致，具体步骤如下所示。

1）新建一个项目并正确设置场景及平台等相关参数（若是打开一个以前的项目或在准备把要分析的实验录像数据放在当前项目中则可直接进行第2步）。

2）点击主界面上的"打开文件源"按钮并在文件选择框中选择想要分析的实验录像文件。若录像调入成功则主界面上显示录像的第一帧图像，并为停止状态。若此录像不是要分析的录像，则点击"关闭图像源"命令，关闭当前的录像就可重新选择。

（4）反演实验：点击"打开项目"，系统自动弹出项目文件选择对话框。选择需要打开的实验项目文件（扩展名为.tps），系统则自动调入此项目的设置信息。此时系统为查看模式，界面显示实验第一帧图像，并显示第一个实验数据。点击实验记录区中的实验时间，即可弹出下拉菜单，选择所需要反演实验，点击"重演"按钮即可。若要中途停止反演，点击"停止实验"按钮即可。反演过程中可以调节场景和轨迹的显示状态，实验结果区显示本次实验的最终数据，不能修改。

（5）查看结果：在实验的保存目录中打开之前命名的实验项目文件，如保存目录为D：\ZMT-100零迷宫视频分析软件\PROJECT\ZMT-100零迷宫，则打开名为ZMT-100零迷宫的文件夹，选择打开Excel表，即可查看相关实验数据。

（6）遥控实验：实验时若只有一个实验者，放入动物后再回到电脑前需要一定时间，动物的活动会引起实验误差或者达不到预期的实验结果，则可以使用RF射频遥控器。RF射频遥控器的下键表示肯定选择，上键则表示否定选择。

例如，放入实验动物后，将射频遥控器对准电脑主机，按向下键，系统自动弹出"试验参数设定"对话框，默认为系统设置，再点击向下键，开始实验。若中途需要结束实验，按向上键，则实验结束，系统便自动保存实验录像及结果。整个遥控实验的每一次操作都有相应的语音提示，以判断操作是否起作用。

【注意事项】

1. 在开始实验后用户要通过点击右侧的控制区域中的"场景""轨迹"按钮进行场景、轨迹的显示与关闭。

2. 通常在进行一个实验项目时不能连续进行项目中的所有实验，这样在完成部分实验后若需停止以后再继续则可用以上步骤继续完成实验项目。

3. 用户在继续实验时若此时实验条件（如光照，摄像头焦距与以前的实验设置不一致应进行目标选择操作。为保持数据的一致性，用户在继续实验时在打开以前的项目后，应首先按照已设置的参数调整摄像头曝光度，以保证后续实验所得数据与以前所作实验数据有可比性）。

4. 由于迷宫跟踪系统均使用相同扩展名（.tps）的项目文件，故在打开项目文件时应注意所要打开的项目文件是否为相同类型。如果在零迷宫跟踪系统中要打开自发活动跟踪系统保存的项目则会出现错误提示。

5. 定标后才能把动物放入。

6. 建议用户在保存项目时为各类型项目分别指定保存目录便于区分。例如，ZMT-100零迷宫项目的保存目录为 D：\迷宫跟踪系统\PROJECT\零迷宫，而开场活动项目的保存目录为 D：\迷宫跟踪系统\PROJECT\开场活动。

【应用领域】

零迷宫是医学院校、科研机构等广泛用于行为学、认知实验、药理学等研究的经典实验设备。通过 ZMT-100 零迷宫系统的相关指标研究，研究大、小鼠的记忆及行为学，研究药物对大、小鼠记忆功能的影响，探讨大、小鼠不同的脑区在大脑学习记忆功能上的区别和作用地位等许多重要的研究领域。

第十节 水迷宫视频分析系统

WMT-100S Morris 水迷宫视频分析系统是医学院校开展药理学记忆研究的经典实验，具有空间探索和定位航线两种实验模式。本系统采用彩色图像处理算法，实时跟踪大小鼠的运动轨迹，可以统计分析实验动物在四个象限，内、中、外环经过的路径和时间，六个时段有效率，朝内角，平均运动速度，经过虚拟平台次数，虚拟平台停留时间，自动按项目分组记录实验结果。

【仪器原理】

水迷宫视频分析系统是医学院校开展药理学空间记忆研究的经典实验，具有空间探索和定位航线两种实验模式（图 10-40）。本系统采用彩色图像处理算法，实时跟踪大小鼠运动轨迹，可以统计分析实验动物在四个象限，内、中、外环经过的路径和时间，六个时段有效率，朝向角，平均运动速度，经过虚拟平台次数，虚拟平台停留时间，自动按项目分组记录实验结果。

【结构组成】

水迷宫视频分析系统组成可分为两个部分：行为学实验架和迷宫模块。

1. 行为学实验架部分 可分为五个部分：铝合金快拆组件、数字摄像头、防水遮光罩帘、补光装置、地毯。

（1）铝合金快拆组件：主要提供实验平台支撑，同时为其他部件容器。

（2）数字摄像头部件：包括固旋钮、锁紧旋钮、横杆和摄像头等，主要负责摄像头固定与视野范围调节。

（3）防水遮光罩帘：位于实验平台外部，提供隔绝外部光线和减弱声音影响的作用。

（4）补光装置：在行为学实验架顶部或侧面，主要提供实验环境补光作用，与防水遮光罩一起，以保持实验环境光线恒定。

（5）地毯：提供纯净的分析画面，同时便于清洁实验环境。

2. 迷宫模块

（1）实验圆桶：为一个直径 1.2m 的圆形桶，桶底有排水通道，底部四周有恒温加热装置，方便动物实验时加热与保持水温。

（2）平台支架：使实验圆桶离地面有一定距离，既可使下方出水口通过，也可以使桶高保持在一定水平，减少实验者弯腰程度，提高实验员操作舒适性（图 10-41）。

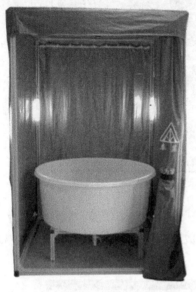 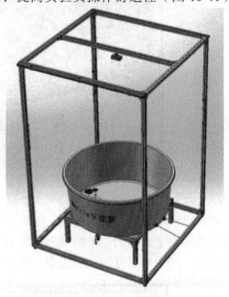

图 10-40　WMT-100 Morris 迷宫视频分析系　　　　图 10-41　水迷宫实验模块
　　　　　统示意图

【操作方法】

1. 首次项目实验

（1）新建项目：点击"新建项目"按钮后出现项目设窗口，用户可在此设置项目的各项数据，如项目名称、实验时间等。

（2）分析模式：根据不同的需求，选择对动物的"冷暖色调分析"主要用于白水白鼠（白水指实验前用二氧化钛或牛奶将水染成白色，实验前，务必用苦味酸对小鼠的头顶、颈部、背部进行染色，否则系统无法识别动物）和"灰度值域分析"（主要用于黑水）。

（3）图像来源：点击"打开摄像头"按钮，再点击"曝光＋""曝光–"两个按钮，使支架内的光线达到最佳效果，对照数据（图像）显示区调整摄像头和水迷宫的位置，使实验箱刚好在摄像头的摄取视野之内。

（4）区域设定：确定好图像来源后选定图像上的观察区域，点击"区域设定"按钮，此时屏幕上会出现图 7 所示的对话框。选择"设置场景"，将鼠标移至数据（图像）显示区，此时鼠标形状呈"十"字，按住鼠标左键沿着水迷宫内水平面画出一个圆形刚好覆盖住水平面边缘，释放鼠标形成如图 10-42 所示的场景设置图。

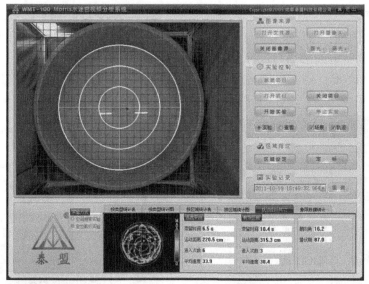

图 10-42　场景设置示意图

再次点击"区域设定"按钮，选择"设置平台"选项，在图像显示区找到平台，按住鼠标左键沿着平台画出一个圆形刚好覆盖平台，释放鼠标后屏幕上会弹出如图 10-43 所示的对话框。用户可根据不同的需求，选择平台半径，也可自定义平台半径。

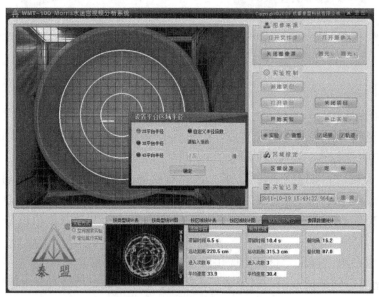

图 10-43　设置平台区域半径

（5）定标设置：区域设定完成后，点击界面上的"定标"按钮开始定标：按住鼠标左键不放，在图像区域画出一段已知长度的线段，释放鼠标弹出定标设置界面，输入相应数字及选择好单位后点确认即可。输入定标长度如画的为桶直径输入 120cm，选择度量单位，然后点击"确定"按钮。定标完成后，系统自动记录定标信息，在此项目下进行的实验不用再定标，除非更换了摄像头和移动了摄像头的位置。注意：定标后才能把动物放入。

（6）实验控制：区域设定完成后，在详细记录显示区左边的选项中根据不同需求，选择实验方式即可。

1）点击"开始实验"按钮，弹出"实验参数设定"对话框，完成相关环境参数的设定后，将动物放于水迷宫内，点击"确定"按钮，系统自动开始运行。

2）实验过程中用户可选择是否在屏幕上显示动物的运动轨迹，在详细记录显示区会显示出从实验开始到当前时刻的各项数据，如图 10-44。

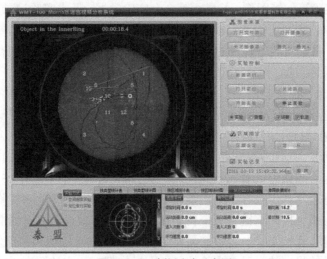

图 10-44 动物活动示意图

3）点击"停止实验"按钮（遥控实验中点击射频遥控器的向上按钮，出现相应的语音提示，即可停止实验）或者根据项目设置自动完成本次实验。相应的数据文件自动保存在项目设置中设定的储存位置，在"实验记录"下拉列表中有文件名生成。可按实验编号查看项目存储文件夹下的文件内容。

4）若已完成了所有实验，则可点击"关闭项目"按钮，然后点击右上角"退出"按键，点击确认后退出软件。

2. 重复项目实验

（1）若第一次实验结束后，未退出软件，则点击"开始实验"按钮，再次设置参数，即可进行实验。

（2）如果实验结束后已经退出软件，则需要选择实验项目，系统自动调入该实验项目的设置信息。

1）点击"打开项目"，系统自动弹出项目文件选择对话框。

2）选择需要打开的实验项目文件（扩展名为.tps），系统则自动调入此项目的设置信息。此时系统为查看模式，界面显示实验第一帧图像，并显示第一个实验数据。

3）点击实验控制区域中"实验"按钮，将系统模式由查看模式切换至实验模式。

（3）录像分析控制：在新建一个项目并设置完毕参数或打开一个以前的项目后，可直接调入一个以前的实验录像（扩展名为.avi）进行分析。操作方法及过程与实时的录像分析基本一致，具体步骤如下所示。

1）新建一个项目并正确设置场景及平台等相关参数（若是打开一个以前的项目或在

准备把要分析的实验录像数据放在当前项目中则可直接进行第2步)。

2）点击主界面上的"打开文件源"按钮，并在文件选择框中选择想要分析的实验录像文件。若录像调入成功则主界面上显示录像的第一帧图像，并为停止状态。若此录像不是要分析的录像，则点击"关闭图像源"关闭当前的录像就可重新选择。

（4）反演实验：点击"打开项目"，系统自动弹出项目文件选择对话框。选择需要打开的实验项目文件（扩展名为.tps），系统则自动调入此项目的设置信息。此时系统为查看模式，界面显示实验第一帧图像，并显示第一个实验数据。点击实验记录区中的实验时间，即可弹出下拉菜单，选择所需要反演实验，点击"重演"按钮即可。若要中途停止反演，点击"停止实验"按钮即可。反演过程中可以调节场景和轨迹的显示状态，实验结果区显示为本次实验的最终数据，不能修改。

（5）查看结果：在实验的保存目录中打开之前命名的实验项目文件，如保存目录为D：\ZMT-100零迷宫视频分析软件\PROJECT\ZMT-100零迷宫，则打开名为ZMT-100零迷宫的文件夹，选择打开Excel表，即可查看相关实验数据。

（6）遥控实验：实验时若只有一个实验者，放入动物后再回到电脑前需要一定时间，动物的活动会引起实验误差或者达不到预期的实验结果，则可以使用RF射频遥控器。RF射频遥控器的下键表示肯定选择，上键则表示否定选择。例如，放入实验动物后，将射频遥控器对准电脑主机，按向下键，系统自动弹出"试验参数设定"对话框，默认为系统设置，再点击向下键，开始实验。若中途需要结束实验，按向上键，则实验结束，系统便自动保存实验录像及结果。整个遥控实验的每一次操作都有相应的语音提示，以判断操作是否起作用。

【注意事项】

1. 在开始实验后用户要通过点击右侧的控制区域中的"场景""轨迹"按钮进行场景、轨迹的显示与关闭。

2. 通常在进行一个实验项目时不能连续进行项目中的所有实验，这样在完成部分实验后若需停止以后再继续则可用以上步骤继续完成实验项目。

3. 在继续实验时，若此时实验条件（如光照，摄像头焦距）与以前的实验设置不一致应进行目标选择操作。为保持数据的一致性，在继续实验时在打开以前的项目后，应首先按照已设置的参数调整摄像头曝光度，以保证后续实验所得数据与以前所作实验数据有可比性。

4. 由于迷宫跟踪系统均使用相同扩展名（.tps）的项目文件，故在打开项目文件时应注意所要打开的项目文件是否为相同类型。如果在水迷宫跟踪系统中要打开自发活动跟踪系统保存的项目则会出现错误提示。

5. 在保存项目时为各类型项目分别指定保存目录便于区分。例如，WMT-100 Morris水迷宫项目的保存目录为D：\迷宫跟踪系统\PROJECT\水迷宫，而开场活动项目的保存目录为D：\迷宫跟踪系统\PROJECT\开场活动。

【应用领域】

Morris水迷宫行为学是医学院校开展药理行为学研究的一个经典实验。被广泛应用于学习记忆、老年痴呆、海马/外海马研究、智力与衰老、新药开发/筛选/评价、药理学、毒理学、预防医学、神经生物学、动物心理学及行为生物学等多个学科的科学研究和计算机辅助教学等领域，在世界上已经得到广泛地认可，是医学院校开展行为学研究尤其是学习与记忆研究的首选经典实验。

第十一节　转圈实验视频分析系统

转圈实验系统是采用计算机视频跟踪技术完成控制的系统，用于分析啮齿类动物单侧脑损伤导致的转圈行为。将动物放入碗形或桶形结构的活动箱内记录动物无限制的移动，并且记录方向的改变。

【仪器原理】

本系统采用计算机视觉相关算法，通过高架的摄像机监视和实时跟踪动物的行为状态。测定在指定时间内，动物沿四个象限的运动轨迹，顺向转圈数，逆向转圈数。自动按项目分组记录实验结果。通过这些定量数据，供实验人员分析，得出客观的结论。

【结构组成】

转圈实验视频分析系统组成可分为两个部分，即行为学实验架和迷宫模块。

1. 行为学实验架部分　可分为五个部分：铝合金快拆组件、数字摄像头、防水遮光罩帘、补光装置、地毯。

（1）铝合金快拆组件：主要提供实验平台支撑，同时作为其他部件的容器。

（2）数字摄像头部件：包括固旋钮、锁紧旋钮、横杆和摄像头等，主要负责摄像头固定与视野范围调节。

（3）防水遮光罩帘：位于实验平台外部，提供隔绝外部光线和减弱声音影响的作用。

（4）补光装置：在行为学实验架顶部或侧面，主要提供实验环境补光作用，与防水遮光罩一起，以保持实验环境光线恒定。

（5）地毯：提供纯净的分析画面，同时便于清洁实验环境。

2. 迷宫模块

（1）实验台：为一个半球形顶端开口实验平台。

（2）平台支架：使实验平台离地面有一定距离，可以使桶高保持在一定水平，避免动物跳台实验平台，也能减少实验者弯腰程度，提高实验员操作舒适性。

【操作方法】

1. 首次项目实验

（1）新建项目：点击"新建项目"按钮后出现项目设窗口，可在此设置项目的各项数据，如项目名称、实验时间等。

（2）图像来源：点击"打开摄像头"按钮，再点击"曝光＋""曝光−"两个按钮，使支架内的光线达到最佳效果（建议从最小曝光到开始加四档，在最小曝光进点击"曝光＋"四次），对照数据（图像）显示区调整摄像头和转圈实验台的位置，使实转圈实验台刚好在摄像头的正中取视野最佳处。

（3）区域设定：确定好图像来源后选定图像上的观察区域，点击"区域设定"按钮。选择"设置外环"，将鼠标移至数据（图像）显示区，此时将鼠标移到视频图像分析区域，根据转圈实验台的弧形设置外圆（从转圈实验台弧上的一点按住鼠标拖到弧上另一点然后释放鼠标），这样便可得到与转圈实验台内圆相重合的实验场景外圆。再次点击"区域设定"按钮，选择"设置内环"选项，在视频分析图像中外圆区域中，按住鼠标左键过外圆中心点作一个同心圆即内圆（内圆大小由用户自己根据实验需求来定义），释放鼠标后屏幕上会弹出所示场景。

（4）实验控制：从第一象限开始一直到第四象限分别为区域"1、2、3、4"，最后就可以开始实验了。点击"开始实验"按钮，弹出"实验参数设定"对话框，可以设置动物编号、环境温度、环境湿度、是否录像等参数，完成后，将动物放转圈实验台内，点击"确定"按钮，系统自动开始运行。实验过程中系统会在视频区域内没有干扰物体存在的前提下，以每秒 15 次的速度自动探测动物的位置，自动在屏幕上显示轨迹。实验过程中操作者可选择是否在屏幕上显示动物的运动轨迹，在详细记录显示区会显示出从实验开始到当前时刻的各项数据。如果操作者在实验过程中想提前结束实验可点击"停止实验"按钮或者根据项目设置时间自动完成本次实验。相应的数据文件自动保存在项目设置中设定的储存位置，在"实验记录"下拉列表中有文件名生成。操作者可按实验编号查看项目存储文件夹下的文件内容。操作者若已完成了所有实验，则可点击"关闭项目"按钮，然后点击右上角"退出"按键，点击确认后退出软件。

2. 重复项目实验

（1）若第一次实验结束后，未退出软件，则点击"开始实验"按钮，再次设置参数，即可进行实验。

（2）如果实验结束后已经退出软件，则需要选择实验项目，系统则自动调入该实验项目的设置信息。点击"打开项目"，系统自动弹出项目文件选择对话框。选择需要打开的实验项目文件（扩展名为.tps），系统则自动调入此项目的设置信息。此时系统为查看模式，界面显示实验第一帧图像，并显示第一个实验数据。点击实验控制区域中"实验"按钮，将系统模式由查看模式切换至实验模式。

（3）录像分析控制：在新建一个项目并设置完毕参数或打开一个以前的项目后，可直接调入一个以前的实验录像（扩展名为.avi）进行分析。操作方法及过程与实时的录像分析基本一致，具体步骤如下所示。

1）新建一个项目并正确设置场景及平台等相关参数（若是打开一个以前的项目或在准备把要分析的实验录像数据放在当前项目中则可直接进行第 2 步）。

2）点击主界面上的"打开文件源"按钮，并在文件选择框中选择想要分析的实验录像文件。若录像调入成功则主界面上显示录像的第一帧图像，并为停止状态。若此录像不是要分析的录像则点击"关闭图像源"关闭当前的录像就可重新选择。

（4）反演实验：点击"打开项目"，系统自动弹出项目文件选择对话框。选择需要打开的实验项目文件（扩展名为.tps），系统则自动调入此项目的设置信息。此时系统为查看模式，界面显示实验第一帧图像，并显示第一个实验数据。点击实验记录区中的实验时间，即可弹出下拉菜单，选择所需要反演实验，点击"重演"按钮即可。若要中途停止反演，点击"停止实验"按钮即可。反演过程中可以调节场景和轨迹的显示状态，实验结果区显示本次实验的最终数据，不能修改。

（5）查看结果：在实验的保存目录中打开之前命名的实验项目文件，如保存目录为

D:\ZMT-100 零迷宫视频分析软件\PROJECT\ZMT-100 零迷宫，则打开名为 ZMT-100 零迷宫的文件夹，选择打开 Excel 表，即可查看相关实验数据。

（6）遥控实验：实验时若只有一个实验者，放入动物后再回到电脑前需要一定时间，动物的活动会引起实验误差或者达不到预期的实验结果，则可以使用 RF 射频遥控器。RF 射频遥控器的下键表示肯定选择，上键则表示否定选择。例如，放入实验动物后，将射频遥控器对准电脑主机，按向下键，系统自动弹出"试验参数设定"对话框，默认为系统设置，再点击向下键，开始实验。若中途需要结束实验，按向上键，则实验结束，系统便自动保存实验录像及结果。

【注意事项】

1. 在开始实验后用户要通过点击右侧的控制区域中的"场景""轨迹"按钮进行场景、轨迹的显示与关闭。

2. 通常在进行一个实验项目时不能连续进行项目中的所有实验，这样在完成部分实验后若需停止以后再继续则可用以上步骤继续完成实验项目。

3. 在继续实验时若此时实验条件（如光照，摄像头焦距）与以前的实验设置不一致应进行目标选择操作。为保持数据的一致性，操作者在继续实验时在打开以前的项目后，应首先按照已设置的参数调整摄像头曝光度，以保证后续实验所得数据与以前所作实验数据有可比性。

4. 由于迷宫跟踪系统均使用相同扩展名（.tps）的项目文件，故在打开项目文件时应注意所要打开的项目文件是否为相同类型。如果在水迷宫跟踪系统中要打开自发活动跟踪系统保存的项目则会出现错误提示。

5. 建议用户在保存项目时为各类型项目分别指定保存目录便于区分。例如，RTT-100 转圈实验项目的保存目录为 D：\迷宫跟踪系统\PROJECT\转圈实验，而开场活动项目的保存目录为 D：\迷宫跟踪系统\PROJECT\开场活动。

6. 整个遥控实验的每一次操作都有相应的语音提示，判断操作是否起作用。

【应用领域】

转圈实验通常可用于神经退行性疾病如阿尔兹海默、帕金森等疾病或纹状体损伤、脊髓损伤模型研究与分析。

第十二节　微循环观测分析系统

微循环观测实验系统是用于医学实验室开展失血性休克经典实验观察家兔肠系膜微循环实验设备。它可以和生物机能实验系统完整地配合使用，方便学生实验操作，在监视生理信号变化的同时，动态观测肠系膜微循环的变化及其他生物信号。

【仪器原理】

微循环观测分析系统基于固定特征的图像识别分析技术实现。通过自制显微镜中的摄像头获取高清晰度的实验图像，通过对图像中的血管、细胞进行识别，统计血管与血管的相关性，血管的数量，细胞数量，血管外形，细胞外形等数据来表达微循环的特征（图 10-45）。

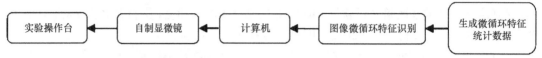

图 10-45　微循环观测分析原理

【仪器结构】

微循环观测分析系统可分为实验平台、显微镜、摄像机、BI-2000A 软件四个部分（图 10-46）。

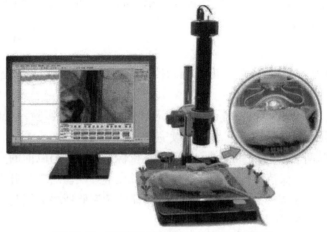

图 10-46　微循环观测分析系统的结构组成

1. 实验平台

（1）实验兔台：固定实验兔，同时对兔起托盘作用。

（2）实验鼠板：固定实验鼠，同时对鼠起托盘作用。

（3）实验蛙板：固定实验蛙，同时对蛙起托盘作用。

（4）手指托架：用于甲皱微循环实验，对手指起固定和托盘作用。

（5）HW-2000 恒温控制器：与恒温水盒连接，通过对水温的控制，维持实验体在特定的温度下。

（6）恒温水盒：同恒温控制器连接，提供水源，并接收实验体。

2. 显微镜

（1）改制单筒式体式显微镜：放大实验物体，并起连接摄像头的功能。

（2）2×前置物镜：显微镜可配置的物镜。

（3）上补光环形光源：为透射光，增加实验观测的清晰度。

3. 摄像机

（1）数码摄像头：采集实验图像，并将数据通过 USB 摄像头延长线发送至计算机。

（2）电源线：向数码摄像头提供电源。

（3）USB 摄像头延长线：作为数码摄像头同计算机交互的数据线。

（4）计算机：为数据处理软件提供计算机资源。

4. BI-2000A 软件

（1）软件安装光盘：光盘中有 USB 摄像头驱动、BI-2000A 微循环观测分析系统、加密狗 USB 驱动；

（2）软件加密狗：防止软件被盗版使用，需要插入计算机，计算机才能使用 BI-2000A 微循环观测分析系统。

【操作方法】

1. 进入 BI-2000A 微循环观测实验系统界面，按表 10-3 进行操作设置。

表 10-3　微循环观测实验界面按钮功能表

按钮图标	按钮操作内容
	创建和删除实验名称和步骤
	定义测量标准
	全屏切换
	显示与隐藏按钮标尺
	视频区动态图像转换为凝固态
	保存图像
	调节视频属性
	记录和停止记录相关视频
	打开录像文件
	播放视频录像
	停止播放视频录像
	数据保存
	数据载入

2. 准备实验材料。

3. 搭建实验装置。

4. 从软件进入肠系膜微循环观测分析实验。

5. 系统定标：在测量开始以前，如果操作者以前没有定标，应该选择测量定标。定标时，请把微分刻度标尺放到显微镜视野下，显微镜物镜调整到 9 倍下，在微分刻度尺某刻度的起点按下鼠标左键不放，移动到刻度终点，松开鼠标。系统弹出对话框。在"已标注的长度"栏中输入标尺拉线的实际长度，选择"单位"，按"确定"，完成定标。系统自动保存定标信息，供以后使用。

6. 设定参数：选择实验内容，创建和删除实验名称和步骤，定义测量标准。

7. 控制视频：选择视频全屏和非全屏模式，显示与隐藏按钮标尺，调节视频属性，切换动态图像为凝固状态，选择保存图像。

8. 控制录像：记录或停止记录相关视频，打开刚才记录的录像文件，播放视频文件，停止播放视频。

9. 操作数据：将数据保存成 Excel 数据文件，调入 Excel 程序进行分析刚才保存的实验结果数据。

10. 以人体甲皱微循环观测分析为例：使用 94 上海统计法和田氏统计法类似，这里以上海 94 统计法为例（图 10-47）。

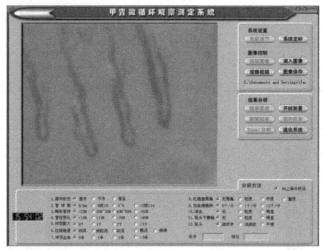

图 10-47　甲皱微循环上海 94 测定主界面

（1）实验准备：把用于甲皱微循环实验的指托固定安装在显微镜台面上。准备少量棉球和液体石蜡备用。

（2）用棉球蘸取少许液体石蜡，于左手无名指甲皱部位，轻轻涂抹均匀，防止流淌，把手指放在指托上，固定好手部支撑，以防手指移动影响观察。

（3）打开微循环观测分析系统中的甲皱微循环实验，调节物镜放大倍数。

（4）直接点击"开始测量"按钮，从总分和结论栏中观察实验结果。

【注意事项】

1. 摄像头要求计算机的 USB 插口支持 USB2.0，否则会严重影响显示效果。

2. 禁止碰触摄像头靶面，轻者沾染油污，影响摄像质量，重则无法正常摄取图像。

3. 同步录像情况下请注意波形数据文件名与录像名要保持一致。

4. 由于摄像头电源没有单独的开关，用户使用完毕后，必须把 USB 插头拔掉，以免长时间通电烧毁摄像头。

5. 如果在未安装摄像头驱动时将摄像头与计算机连接则 Windows 会提示找到新硬件，此时可选择该目录为查找目录，让 Windows 自动完成摄像驱动安装。

【应用领域】

微循环观测系统广泛应用于医学研究、医药、保健品、人体健康咨询、普查、美容保健等多个领域。可供研究机构开展人体微循环健康检查，同时，可供个人监测自身的微循环健康状况。

1. 微循环观测系统应用于医学研究，通过对微循环状况与实验体健康状况的结合研究，进而建立微循环与人体健康状况的联系。

2. 微循环观测系统应用于了解人体健康状况，通过对实验对象的微循环状况观察间接了解人体的健康状况。

3. 微循环观测系统应用于医药，通过观察在药物作用下，实验体的微循环状况，从而了解药物对实验体微循环的作用，根据药物与微循环的关联，微循环与人体健康的关联，进而了解药物对人体健康的作用。

第十一章　医学检验相关研究常用仪器设备的使用

第一节　分立式生化分析仪

随着技术方法的不断进步，自动化分析仪器的应用已成为临床化学分析最主要的检测手段。生化分析仪是临床化学分析中最重要的自动生化分析仪器。自动生化分析仪器具有结果精密度高、准确性好、测定快速、样品微量、操作过程标准化等诸多优点，可在体外对血液、尿液、脑脊液、胸水、腹水等样品的上清液进行生物化学指标快速测定，在临床实验室中得到广泛的应用。生化分析仪种类繁多，按反应装置的结构可分为连续流动式、离心式、分立式和干片式，本节主要介绍与临床化学分析有关的分立式生化分析仪。

【仪器原理】

分立式生化分析仪是目前国内外应用最广泛的一类自动生化分析仪，具有随机任选式测定项目等诸多优点。生化分析仪是基于光电比色分析原理进行测定的。实际上，对于每一台生化分析仪来说，其比色杯的光径理论是完全一致的，因此不同样品反应溶液的吸光度与液层厚度可视为无关，仅与溶液的浓度有关。

分立式生化分析仪按手工操作的方式编排程序，并以有序的机械操作代替手工，用加样探针将样品加入各自的反应杯中，试剂探针按一定时间自动定量加入试剂，经搅拌器充分混匀后在一定条件下反应，测定过程的加样、加试剂、混匀、恒温反应、消除干扰、比色、计算结果、数据传输、自动清洗等步骤都是在计算机的控制下，按程序依次完成各项操作，每一个项目的测定都是在各自独立的反应杯中完成的，以有序的机械操作和电子流程完全代替手工进行操作（图 11-1）。

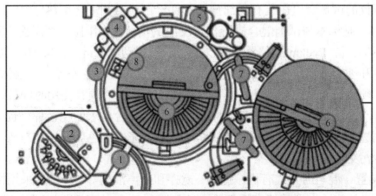

图 11-1　分立式全自动生化分析仪俯视图

1. 样品针；2. 样品盘；3. 温控反应杯；4. 清洗站；
5. 混匀装置；6. 试剂仓；7. 试剂针；8. 比色系统

【结构组成】

1. 样品盘或样品架　样品盘用来放置一定数量的样品,样品盘转动到特定位置来控制不同样品的加样。每个样品架上都有条形码或底部编码孔,用来设置或识别样品架及样品位置号。样品架多为分散式,通过轨道进行样品传送。轨道有单通路和双通路两种,双通路轨最大的优点是可实现样本在不同模块间的传递,样品复检更容易。样品盘与样品架相比,前者的优点是转动恒定故障率低,而后者的优点是可以随机添加样品及仪器更加紧凑,特别适合应用于组合式自动化仪器和实验室自动化系统。

2. 取样装置　由步进马达或传动泵、取样注射器和样品探针组成,能定量吸取样品并加入到反应杯。不同分析仪的取样范围不同,一般为 2～35µl,步进 0.1µl。最低取样量是评价分析仪性能的一个重要指标。样品探针位于取样针下部,具有液面感应功能和随量跟踪功能,装机时可设置取样针的位置。取样针于样品上方下降,一旦接触到样品液面就缓慢下降并开始吸样,下降高度则是根据需要吸样量计算得出。探针上的感应器还设有防碰撞报警功能,遇到障碍时取样针立即停止运动并报警。某些取样针还具有阻塞报警功能,即取样针被样品中的凝块、纤维蛋白等堵塞时,机器会自动报警并加大压力冲洗取样针,或跳过当前样品。

由于取样量较小,取样针在样品间可产生交叉污染。因此生物化学分析仪均设置了防止交叉污染的措施。为减少交叉污染,样品注入装置采用陶瓷活塞非触壁式吸量器设计,避免活塞触壁导致的磨损及热效应,保证准确性和精密度。防止取样针交叉污染的方法有空气隔绝、试剂清洗、化学惰性液和水洗四种。

3. 试剂室　用来存储试剂,大型的分析仪都设两个试剂室,分别放置第一试剂和第二试剂,每个试剂室被分隔成一系列小室,利用支架放置不同规格和容量的试剂瓶。大多数试剂室都具有冷藏装置,使试剂保存在 4～12℃,延长了试剂的保存时间。试剂室带有读码器,有条形码的试剂放在任意位置均可被自动识别。

4. 试剂分配系统　用于定量吸取试剂加入反应杯,可加入试剂容量一般为 20～380µl。步进 1～5µl 不等,取样精度在 ±1µl。试剂针也具备液面感应、防碰撞功能和防止试剂间携带交叉污染。液面感应系统能检测剩余试剂高度,利用规定试剂瓶的横断面计算试剂余量。有些分析仪的试剂臂里还装有试剂预热部件,可对试剂进行预热。

5. 反应杯　是标本与试剂混合进行化学反应的场所,兼作比色杯用途。反应杯的光径 0.5～1.0cm 不等,除 Beckman 仪器外都已经自动校正到 1.0cm,容量 80～500µl。多数采用塑料比色杯和硬质玻璃比色杯(石英杯)。塑料比色杯透光性略差,不易清洁,易磨损,需定期更换;硬质玻璃比色杯透光性好,容易清洁,不易磨损,使用时间长,成本低。仪器有严格的自动冲洗步骤,并进行自动监测。检测出不合要求的比色杯,提醒及时更换。个别仪器采用透明薄膜热合而成的反应杯作比色杯,完成比色后,自动封口,反应液不向外排放,减少污染。

6. 混匀装置　混匀的方式有机械振动、搅拌和超声混匀等,目前多采用搅拌棒搅拌方式。为防止交叉污染,在搅拌棒表面都涂有特氟隆(Teflon)不粘层;为了减少泡沫产生,常采用多头回旋技术。

7. 恒温系统　全自动生化分析仪一般都设有 30℃和 37℃两种温度。目前应用较为广泛的是水浴式恒温和空气浴恒温。水浴式恒温通过水浴不断循环转动，通过温控装置保持水温37℃±0.1℃的水平。其优点是温度均匀、稳定；缺点是升温缓慢，开机预热时间长。空气浴恒温的优点是升温迅速，无需保养；缺点是温度不稳定，易受外界环境影响。

8. 光学监测系统　无相差蚀刻凹面光栅是当今最先进的全息光栅，是生化分析仪的核心部分。无相差蚀刻凹面光栅每毫米画线条数达到4000条，检测吸光线性范围达0～3.2A；光栅使用寿命长，无需任何保养，常固定波长340nm、380nm、410nm、450nm、520nm、570nm、600nm、700nm、750nm、800nm，结合后分光技术大大降低了杂散光的干扰。目前已使用集束式光路，光/数码信号直接转换等先进技术。

9. 计算机控制系统　软件采用Windows全新彩色图形界面。此操作系统可进行质控管理及参数修改，并且显示所有反应曲线还可进行项目计算、检测空白修正、正常值、异常值报警、试剂空白吸光度检查、异常结果重复等操作。能实时进行质量控制，控制节省灯源；显示试剂消耗情况，每日测试统计；还可进行自动定标、手动定标及必要的校准曲线拟合；应用校准公式进行结果计算；运行功能组合测试，编辑和储存样品测试的数据等。实现电脑智能化操作，具有远程通信功能。

【操作方法】

1. 试验项目设置　对试验名称、编码，试验组合（profile）、试验轮次（round），必要时包括试验顺序等进行设置。

2. 各试验的参数设置　包括试验间比值、结果核对等参数的设定。

3. 试剂设置　根据有关试验参数，设置各试验的试剂位、试剂瓶规格，必要时设定试剂批号、失效期等。

4. 校准品设置　对校准品的位置、浓度和数量等进行设置。

5. 质控设置　根据质控要求设置质控物个数、质控规则、质控项目及相应质控参数等。

6. 样品管设置　包括样品管类型、残留液高度（死体积）、识别方式等设置。

7. 其他设置　对数据传输方式、结果报告格式、复查方式及复查标准等内容进行设置。

8. 常规操作　开机（预热、保养）→设置开始条件（日期时间索引、轮次、样品起始号等）→根据需要，申请校准、质控和患者测定项目（包括架号、杯号或顺序号），测定中可继续申请→装载校准品、质控物和患者标本→核对仪器起始状态（未应用条码系统，采用顺序识别样品时，尤其要核对测定起始编号是否与样品架号和申请号相符）→定标和质控测定→检查定标和质控结果→患者标本测定→测定过程监控（试剂检查、观察分析结果、编辑校正）→数据传递（打印报告，向检验管理系统传输，包括工作量统计、财务统计、患者情况追踪、质控分析等）→测定后保养。

【注意事项】

要想充分发挥生化分析仪应有的效能，获得准确可靠的分析测试结果，必须进行正确的操作和对仪器进行定期的维护保养，使其处于良好的工作状态。

1. 生化分析仪应安装在比较宽敞的实验室，仪器的前后左右不能遮挡，以方便对仪器的维护及维修。室温应维持在20～25℃；相对湿度应维持在20%～85%。仪器要有稳定的电源供应，电源电压一般要维持在200～240V±10%的范围，要有良好的接地。

2. 分析仪对样品针、试剂针、搅拌器和反应杯进行自动清洗的过程除了需要清洗剂以外，还需要大量的清洗用水，一般采用去离子水。因此应有配套的自动纯水系统与其联机使用，并且能够不间断地提供合格的清洗用水。

3. 分析仪应安装在平整、稳固的地面或台面，避免移动和震动。

4. 使用前检查样本是否合乎要求，如果有纤维及血凝块，用竹签将其取出后重新离心备用，以免堵塞加样针。

5. 及时检查各种冲洗液是否摆放到正确位置及容量是否充足。

6. 使用后将标本探针、试剂探针和搅拌针选择到水平方向，用蘸取 70% 乙醇的干净纱布擦拭，再用蘸取蒸馏水的干净纱布擦拭。

7. 每日要用消毒水擦拭仪器的表面，以防止灰尘对仪器的干扰。不同品牌分析仪的维护保养要求有所不同，一般包括每日、每周、每月、每三个月、每半年、每年度的维护和必要时的维护。

【应用领域】

生化分析仪是传统临床生物化学检验最常用的设备，目前以分立式使用最为普遍。

1. 主要用于临床实验室的项目测试。

2. 采用双波长测定结合特殊参数的设置等方法能有效消除样品溶血、黄疸和脂浊等造成的光吸收干扰，也可对比浊测定的抗原过剩现象进行监测。

3. 随着抗体技术及标记技术的发展，还可采用透射比浊的方法测定更加微量的标志物。

第二节　血细胞分析仪

血液成分的检测对于疾病的诊断、治疗、预后及预防都具有重要的临床意义。随着现代分析仪器的不断发展，血型鉴定、交叉配血、不规则抗体筛查等都可以实现检验过程的全自动化，为保证医疗安全奠定了坚实的基础。血液分析相关仪器可以帮助了解生理或疾病状态下血液成分的变化。本节主要从血细胞分析仪的检测原理、检测流程、基本结构与功能、性能指标评价及使用与维护等方面进行阐述。

【仪器原理】

现代血细胞分析仪的五分类技术采用了多种检测手段，如光散射技术、鞘流技术、激光技术、细胞化学染色等。现代血细胞分析仪具有精度高、速度快、技术新、操作易、功能多及易标准化等特点，为临床提供了准确而有效的血液细胞学检测参数，对疾病的诊断与治疗有重要的意义。

1. 白细胞计数及分类的检测原理

（1）电阻抗计数原理：将等渗电解质溶液稀释的血细胞悬液置于不导电的容器中，血细胞与等渗的电解质溶液相比为不良导体。将小孔管（也称传感器）插进细胞悬液中，小孔管内充满电解质溶液，并有一个内电极，小孔管的外侧细胞悬液中有一个外电极。当接通电源后，位于小孔管两侧的电极产生稳定电流，细胞悬液从小孔管外侧通过小孔（直径 <100μm，厚度约 75μm）向小孔管内部流动，使小孔感应区内电阻增高，引起瞬间电压变化，形成脉冲信号。脉冲振幅的大小反映细胞体积的大小，而脉冲数量反映细胞数量的

多少，由此得出血细胞的数量和体积的分布区间（图11-2）。

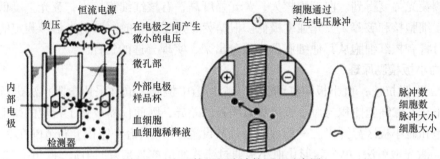

图11-2 电阻抗血细胞计数原理示意图

脉冲信号经过放大、阈值调节、甄别、整形和计数，再经计算机处理，形成以细胞体积为横坐标，细胞数量为纵坐标的直方图。经溶血素处理后的白细胞体积大小，取决于脱水后细胞内有形物质的多少。淋巴细胞一般在35～90fl，称为"小细胞区"；单核细胞、嗜酸性粒细胞、嗜碱性粒细胞、幼稚细胞和白血病细胞体积分布在90～160fl，称为"中间细胞区""单个核细胞区"；中性粒细胞可达160fl以上，称为"大细胞区"。仪器将体积在30～450fl区间内的白细胞分为256个通道，每个通道为1.64fl，根据细胞大小将其放置于相应体积的通道中，可以得到白细胞体积分布直方图（图11-3）。由此可以对外周血白细胞进行三分群分析。

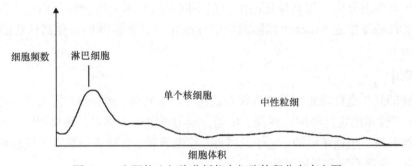

图11-3 电阻抗血细胞分析仪白细胞体积分布直方图

（2）联合检测型血细胞分析仪检测原理：在白细胞分类计数基础上的技术改进，能够将正常人外周血白细胞分成中性粒细胞、淋巴细胞、单核细胞、嗜酸性粒细胞和嗜碱性粒细胞五大类，即使是含量较少的嗜酸、嗜碱性粒细胞也可以检出，甚至可以发现异常细胞（如异型淋巴细胞、幼稚细胞等）并给予提示。

2. 红细胞检测原理

（1）电阻抗法：目前大多数血细胞分析仪都是采用电阻抗法进行红细胞计数和红细胞比容的测定，其检测原理与白细胞计数相似。红细胞通过计数小孔时，可形成相应大小的脉冲，脉冲多少的累积即红细胞数量，脉冲高度的累积可换算成红细胞比容。

（2）流式细胞激光核酸荧光染色和鞘流电阻抗法：利用流式细胞仪进行，红细胞/血小板计数通道可同时实现对红细胞、网织红细胞、血小板及网织血小板的检测。

（3）有核红细胞计数：采用一种专用试剂使成熟红细胞溶解但可保持有核红细胞的

核结构，同时白细胞也保持完好。试剂中的荧光染料可将白细胞和有核红细胞的核染色，通过检测荧光强度得到。白细胞核大，荧光强度高；有核红细胞核小，荧光强度低；正常红细胞无细胞核和破碎，荧光强度极低。根据荧光强度差和前向散射光信号测定的细胞体积差，可将有核红细胞从其他细胞群中区分出来，实现分选的目标。

3. 血小板检测原理

（1）电阻抗法：血小板随红细胞在一个通道中检测，同样采用电阻抗法进行血小板计数。正常人红细胞体积与血小板体积有明显的差异，因此仪器设置了特定的阈值，可以将红细胞和血小板区分开来。一般血小板计数设置 64 个通道，体积分布范围在 2～30fl。

（2）激光散射法：单个球形化血小板通过流式通道被激光束照射后，低角度（2°～3°）光散射能测量血小板的大小；高角度（5°～15°）光散射能测量血小板折射指数（refractive index，RI），此参数与血小板密度有关。血小板的体积为 2～30fl，RI 为 1.35～1.40。红细胞含有高浓度血红蛋白，RI 为 1.35～1.44。大血小板虽然可能与小红细胞、红细胞碎片及其他细胞碎片体积相似，但因其内容物不同，RI 存在一定差别，在二维散点图上可以区分血小板和红细胞。此法可以在一定程度上纠正小红细胞、红细胞或其他细胞碎片及血小板聚集等因素导致的血小板计数的偏差，可用于血小板计数的纠正。

4. 血红蛋白含量检测　抗凝全血中加入溶血剂，红细胞被破坏溶解，释放出血红蛋白，再与溶血剂中相关成分结合形成血红蛋白衍生物，进入血红蛋白检测系统。在特定波长（540nm）下进行光电比色，吸光度与血红蛋白含量成正比，经计算得出血红蛋白浓度。不同血细胞分析仪配套使用的溶血剂不同，因此形成的血红蛋白衍生物也不同，但其最大吸收峰都接近 540nm（国际血液学标准化委员会推荐的氰化高铁法的最大吸收峰在 540nm）。

【结构组成】

1. 机械部分　全自动血细胞分析仪有进样针、分血器、稀释器、混匀器、定量装置和真空泵，用于样本的定量吸取、稀释、传送、混匀及将样本移入各种检测区。

2. 电控系统　包括主电源、电子元器件、控温装置、自动真空泵电子控制系统及仪器的自动监控、故障报警和排除装置等。

3. 血细胞检测系统　电阻抗检测系统由检测器、放大器、甄别器、阈值调节器、检测计数系统和自动补偿装置等组成；流式光散射检测系统由激光光源、检测装置和检测器、放大器、甄别器、阈值调节器、检测计数系统和自动补偿装置等组成。

4. 血红蛋白测定系统　由光源、透镜、滤光片、流动比色池和光电传感器等组成。

5. 计算机与硬盘控制系统　微处理器 MPU 具有完整的计算机中央处理单元（CPU）的功能，包括算术逻辑部件（ALU）、寄存器、控制部件和内部总线四个部分。此外还包括存储器、输入/输出电路。输入/输出电路是 CPU 和外部设备之间交换信息的接口。外部设备包括显示器、键盘、磁盘、打印机等。键盘控制系统是血细胞分析仪的操作控制部分，键盘通过控制电路与内置电脑相连，主要有电源开关、选择键、重复计数键、自动/手动选择、样本号键、计数键、打印键、进纸键、输入键、清除键、清洗键、模式键等。

【操作方法】

仪器各系统有机配合，完成对血细胞的自动化分析。

1. 检查仪器试剂和废液桶。依次打开主机、电脑及打印机开关，仪器自行启动，完成初始化和自检，即可开始工作。

2. 选择校准、质控、静脉血、末梢血模式等菜单。

3. 检查室内质控结果。若不在控，则查找原因，重新运行室内质控；若在控，继续样本测定。

4. 样本（EDTA 抗凝血）编号、混匀、放测试位。

5. 按已设定的参数和程序，按测试键仪器自动检测。

6. 按已设定的参数和程序查看，以标准模式传送报告结果。

7. 按日保养程序，清洗保养后关机。

【注意事项】

1. 适宜的温度和湿度、清洁的环境、稳定的电压和良好的接地是安装血细胞分析仪的必备条件。

2. 全自动血细胞分析仪具备自动保养功能，半自动则应在每日关机前按照说明书要求，对小孔管的微孔进行清理。任何情况下，都必须使小孔管浸泡于新的稀释液中。按要求定时按不同方式清洗检测器：如工作期间，每测完一批样本，按几次反冲装置，以冲掉沉淀在管路中的变性蛋白质；每日工作完毕，用清洗剂清洗检测器至少三次，并把检测器浸泡在清洗剂中；定期卸下检测器，用 3%～5%次氯酸钠浸泡清洗，用放大镜观察微孔是否清洁。

3. 保持液路内部的清洁，避免细微杂质引起的计数误差。清洗时向样本杯中加入 20ml 仪器专用清洗液，按动几次计数键，使比色池、定量装置及管路内充满清洗液，然后停机浸泡至少 12h（一般指关机后至次日工作开始时），再用稀释液反复冲洗后使用。仪器若长期停用，应将稀释液导管、清洗剂导管、溶血剂导管等置于去离子水或纯水中，按数次计数键，冲洗残留在管道内的试剂，直到充满去离子水后关机待用。

4. 及时清理机械传动装置周围的灰尘和污物，再按要求加润滑油，防止机械疲劳和磨损。

【应用领域】

血液由血浆和血细胞组成。血浆内含有蛋白质、脂类等营养成分及无机盐、激素、酶、抗体、凝血因子和细胞代谢产物等；血细胞包括红细胞、白细胞和血小板、血细胞表面携带特定的血型抗原。机体的生理和病理变化往往会引起血液成分的改变，同样血液系统的疾病也会影响机体相关组织和器官的功能。所以血液成分的检测对于疾病的诊断、治疗、预后及预防都具有重要的临床意义。

血液分析相关仪器可以帮助了解生理或疾病状态下血液成分的变化。随着现代分析仪器的不断发展，血型鉴定、交叉配血、不规则抗体筛查等都可以实现检验过程的全自动化，为保证医疗安全奠定了坚实的基础。

第三节　血气分析仪

血气分析仪是根据电化学分析技术的原理，利用各种电极对人体血液样品的酸碱度

（pH）、二氧化碳分压（PCO$_2$）和氧分压（PO$_2$）等参数进行分析测定的重要的临床电化学分析仪器。

【仪器原理】

血气分析仪至少含有四支电极，分别是 pH、PCO$_2$ 和 PO$_2$ 三支测量电极和一支参比电极，每个项目的检测原理有所不同。

1. pH 测量原理 pH 是 H$^+$ 浓度的负对数，它是一个没有量纲的量。血气分析仪对 pH 的检测属于电位测定法，常用参比电极为正极，用对 H$^+$ 具有选择性响应的玻璃膜指示电极为负极，与待测样品电解质溶液组成一个化学电池，通过测量电池的电动势 E 计算出待测样品的 pH。pH 电位测量回路示意图如图 11-4 所示。

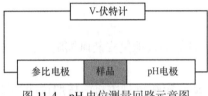

图 11-4 pH 电位测量回路示意图

玻璃电极对溶液 pH 的敏感程度取决于电极玻璃膜的性质。在一定温度下，玻璃电极的电极电位与被测溶液的 pH 的关系符合能斯特方程：

$$E_{玻} = K_{玻} - \frac{2.303RT}{F} \times pH$$

式中，R 为气体常数，F 为法拉第常数，T 为热力学温度，$K_{玻}$ 在测量条件恒定时为常数。由于每一支玻璃电极的 $K_{玻}$ 不可能完全相同，而且在长时间待机的状态下，电气零点和电气噪声的任何变化都可能影响 $K_{玻}$，所以在测定样品前需用两种不同 pH 的标准缓冲液对 pH 电极进行校准。

2. PCO$_2$ 测量原理 CO$_2$ 电极属于气敏电极，它是由 pH 玻璃电极和 Ag/AgCl 参比电极共同组成的复合电极。电极头部为对 CO$_2$ 气体具有选择性响应的硅酮膜套，只允许 CO$_2$ 等不带电荷的分子通过，而 H$^+$ 等带电离子不能通过。样品中溶解的 CO$_2$ 通过电极头部敏感膜弥散到电极内的碳酸盐电解质溶液中产生碳酸：CO$_2$＋H$_2$O $\rightleftharpoons$ H$_2$CO$_3$，碳酸根据以下平衡反应进一步解离释放出 H$^+$：H$_2$CO$_3$ $\rightleftharpoons$ H$^+$＋HCO$_3^-$，释放的 H$^+$ 改变了电极敏感玻璃膜一侧的溶液 pH，导致玻璃膜另一侧的 H$^+$ 浓度梯度发生变化，从而影响玻璃膜的电位差，电极的这种电位变化与待测样品中的 PCO$_2$ 的关系符合能斯特方程，通过检测 pH 玻璃膜的电位变化即可计算出 PCO$_2$ 的含量。

3. PO$_2$ 测量原理 PO$_2$ 测量的电极链由阳极和阴极、电解质溶液、选择性膜、样品、电流计和应用电压组成，当氧电极与待测样品组成电池电极链的时候，通过电极链的电流大小与电极链中被氧化或还原物质的浓度成比例。

待测样品中的氧气依靠浓度梯度透过电极头部的氧选择性膜而进入电极内，在外加电压为 0.4～0.8V 时，氧气在阴极表面获得电子被还原；而 Ag/AgCl 阳极则释放电子被氧化，电子在 Ag/AgCl 阳极与铂丝阴极之间的移动就产生了电流，这种电极电流随外加电压的增加而增加。当氧浓度扩散梯度相对稳定时，产生一个稳定的电解电流，称之为极限扩散电流。极限扩散电流的大小决定于渗透到铂丝阴极表面氧的多少，后者又取决于选择性氧电极膜外的 PO$_2$，通过测定电极链路上的电流变化即可计算出样品中 PO$_2$ 的大小。

【结构组成】

血气分析仪的基本结构包括管道系统、电极、血氧测定单元和电路系统四大部分。

1. 管道系统

（1）气路系统：由气瓶及相应管道和控制阀组成，提供 PCO_2 和 PO_2 两种电极校准时所需要的两种气体。气路系统可分为由压缩气瓶供气的外配气方式和由气体混匀器供气的内配气方式。

（2）液路系统：由前述多种溶液瓶与相应的管道和样品通路及测量室组成。其功能主要是在蠕动泵的驱动下，定量吸取样品和质控溶液，提供对电极校准用的各种校准缓冲液，并将校准和样品测量时停留在测量室的缓冲液或血液样品冲洗干净。

2. 电极系统

（1）pH 电极和 pH 参比电极：用于测定血液样品的 pH。早期一般采用毛细管 pH 玻璃电极，内充一定 pH 的电解质缓冲液，参比电极有导线引出，以便将检测的电位信号传输到信号放大器。参比电极早期多使用甘汞电极，其结构主要由甘汞芯子、电极玻壳、盐桥溶液、液路部和电极导线组成。现在血气分析仪的参比电极一般使用 Ag/AgCl 电极。

（2）CO_2 电极：用于测定血液样品中的 PCO_2。其基本组成：中间是 pH 玻璃电极，电极内充有氯化钾磷酸盐缓冲液，其中浸有杆状 Ag/AgCl 电极。pH 玻璃电极插入塑料膜套内，膜套头部为 CO_2 敏感膜（聚四氟乙烯膜、聚丙烯膜或硅橡胶膜），膜套内充有 CO_2 电极缓冲液，它的 pH 随血液的 PCO_2 而改变。参比电极为环状 Ag/AgCl 电极，位于玻璃电极杆的近端。

（3）氧电极：用于测定血液样品中的 PO_2。氧电极是能进行氧化还原反应的气敏电极，由铂丝阴极与 Ag/AgCl 阳极共同组成复合电极。电极头部套有对氧气具有选择性响应的聚丙烯膜套，电极膜套内装有维持一定 pH 的电解质缓冲液。

3. 血氧测定单元　由进样管道、溶血器、比色杯、光源灯、聚光镜、光纤、凹面光栅、光电二极管矩阵等部件组成，用于将一定量的血液样品溶血后，通过分光光度分析技术，根据吸收光谱曲线，测出其各自所占总血红蛋白的百分数，并用于计算其他血氧相关参数。

4. 电路系统　由放大电路、模数转换电路、计算单元、操作面板等组成，用于将各种电极所测得的微弱电信号进行甄别、放大和模数转换后用于计算出相应的检测结果。根据计算机程序自动完成定时冲洗、定时校准，自动测量样品，自动测定质控等操作，以及通过数据传输端口将结果和质控数据传送到实验室信息系统计算机。

【操作方法】

1. 准备用品，核对标本信息。评估电脑系统是否状态良好，血气分析仪功能是否正常，标本采血量是否充足，有无空气。

2. 打开电脑操作窗口，点击血气分析仪。血气分析仪被成功校准，并处于 ready 状态下，测定质控符合要求时，输入标本编号，即可以测定血液样品。

3. 被测血液样品以注射器推入方式或仪器管道系统抽吸的方式进入测量室并充满后，样品监测系统提示操作者并自动停止继续进样，样品同时被四个电极甚至更多的电极所测量。

4. 不同的电极分别产生对应于 pH、PCO_2 和 PO_2 及电解质和其他代谢产物检测参数的电信号；血氧测定单元则以分光光度法测定溶血后的血红蛋白的吸收光谱并转换为电信号。

5. 这些电信号分别经放大、模数转换后与校准曲线进行比较，计算出相应的结果，可以显示、打印或者通过数据传输端口发送到与分析仪联机的实验室信息系统计算机，关注患者血气结果。

6. 实验结束后，关闭仪器与电脑，整理试验台。处理医用品，洗手。

【注意事项】

1. 血气分析仪应 24h 处于开机状态，需要定时自动冲洗管道和定时自动校准，因此要保证各种冲洗液、清洁液、校准品能够满足无人监控状态下的消耗量，不足时及时补充。

2. 清洁、消毒分析仪外壳：先用湿纸巾或湿棉签清理仪器表面可能粘有的血液或其他液体，然后进行消毒处理。

3. 清洁进样口：用湿棉签清理进样口可能粘有的血液。

4. 清洁测量室：小心取出电极，用棉签蘸蒸馏水或去离子水小心清洁测量室，用干棉签擦干，再将电极装好。

5. 去污程序用于消毒液体管道及与血液直接接触的电极和泵管等部件。必须注意：在执行本程序前，要用假电极更换分析仪上的氯电极、葡萄糖电极和乳酸电极，否则，去污剂中的次氯酸钠溶液可能会损坏电极膜。

6. 去蛋白程序应每周执行一次，以避免血液样品中的蛋白对电极表面的黏附导致电极的敏感性降低。执行该程序不需用假电极更换葡萄糖电极、乳酸电极和氯电极。

7. 万一不慎有微小血凝块进入测量室和电极敏感膜部位，应立即进行清理，并对电极进行校准。

8. 对于玻璃膜 pH 电极的处理要特别小心，避免刮碰和撞击，以免玻璃膜破损导致电极报废。

9. 使用甘汞电极做参比电极的分析仪，应注意及时补充电极内的氯化钾饱和液。

10. 当发现电极敏感性降低、校准难以通过、质控经常性失控、电极内液明显减少或已经超出厂家保证的电极膜套的使用期限时，应更换电极膜套。

【应用领域】

多功能血气分析仪在测定传统的 pH、PCO_2 和 PO_2 等基本参数的同时，根据不同血红蛋白的吸收光谱特征，用分光光度法分别测定总血红蛋白浓度、氧合血红蛋白、碳氧血红蛋白、高铁血红蛋白、还原血红蛋白，甚至包含胎儿血红蛋白这几种成分的吸光度，然后计算出它们在总血红蛋白中各自所占的百分含量，并计算出氧饱和度。用电位法测定钾钠氯等电解质，用电流法测定葡萄糖、乳酸、肌酐、尿素等代谢产物。

第四节　微生物鉴定与药敏分析仪

随着微生物学和计算机技术的发展结合，逐步发明了许多微量快速培养基、微量生化反应系统和自动化检测仪器，微生物鉴定逐步实现了从生化模式到数字模式的转化。目前已有多种微生物鉴定及抗菌药物敏感性测试系统问世，如 Vitek、MircoScan、Phoenix、Sensititre、Biolog 等。这些自动化系统具有先进的微机系统和广泛的鉴定功能，大大提高了检测结果的准确性、可靠性。

【仪器原理】

数码鉴定是指通过数学的编码技术将细菌的生化反应模式转化成数学模式，给每种细菌的反应模式赋予一组数码，建立数据库或编成检索本。通过对未知菌进行有关生化试验并将生化反应结果转换成数字（编码），查阅检索本或数据库，得到细菌名称。其基本原理是计算并比较数据库内每个细菌条目对系统中每个生化反应出现的频率总和。计算机系统自动将这些生物数码与编码数据库进行对比，获得相似系统鉴定值（图 11-5）。

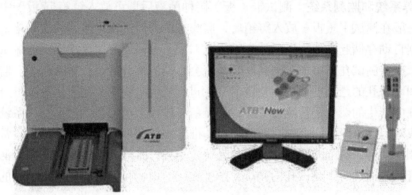

图 11-5　微生物鉴定分析仪图

微生物自动鉴定系统的鉴定卡通常包括常规革兰阳（阴）性卡和快速荧光革兰阳（阴）性卡两种，其检测原理有所不同。常规革兰阳（阴）性卡对各项生化反应结果（阳性或阴性）的判断是根据比色法的原理，系统以各孔的反应值作为判断依据，组成数码并与数据库中已知分类的单位相比较，获得相似系统鉴定值；快速荧光革兰阳（阴）性板则根据荧光法的鉴定原理，通过检测荧光底物的水解、荧光底物被利用后的 pH 变化、特殊代谢产物的生成和某些代谢产物的生成率来进行菌种鉴定。

自动化抗菌药物敏感性试验使用药敏测试板（卡）进行测试，其实质是微型化的肉汤稀释试验。将抗菌药物微量稀释在条孔或者条板中，加入菌悬液孵育后放入仪器或在仪器中直接孵育，仪器每隔一段时间自动测定菌悬液的浊度，或测定培养基中荧光指示剂的强度或荧光原性物质的水解，观察细菌的生长情况，得出待检菌在各药浓度的生长斜率，经回归分析得到最低抑菌浓度（MIC）值，并根据临床与实验室标准委员会（Clinical and Laboratory Standards Institute，CLSI）标准得到相应的敏感度。

药敏测试板也分为常规测试板和快速荧光测试板两种。常规测试板的原理为比浊法，如 Vitek 系统，在含有抗菌药物的培养基中，浊度的增加提升细菌生长，根据判断标准解释敏感或耐药；快速荧光测试板的检测原理为荧光法，如 Sensititre 系统，在每一反应孔内参与荧光物质，若细菌生长，表面特异酶系统水解荧光底物，激发荧光，反之无荧光。以最低药物浓度仍无荧光产生的浓度为最低抑菌浓度（MIC）。

【结构组成】

1. 测试卡（板）　最基本的测试卡（板）包括革兰阳性菌鉴定卡（板）、革兰阴性菌卡（板）、革兰阳性菌药敏试验卡（板）和革兰阴性菌药敏试验卡（板）。使用时应根据涂片和革兰染色结果进行选择。此外，有些系统还配有分别可以鉴定厌氧菌、酵母菌、需氧芽孢杆菌、奈瑟菌和嗜血杆菌、李斯特菌、弯曲菌等菌种的特殊鉴定卡（板）及多种不同菌属的药敏试验卡（板）。各测试卡（板）上都附有条形码，上机前经条形码扫描器扫描后可被系统识别，以防标本混淆。

2. 菌液接种　绝大多数微生物自动鉴定及药敏分析系统都配有自动接种器，大致可分为真空接种器和活塞接种器，前者较为常用。仪器一般都配有标准麦氏浓度比浊仪，操作时只需把稀释好的菌液放入比浊仪中确定浓度即可。

3. 培养系统和监测系统　测试卡（板）接种菌液后即可放入孵箱/读板器中进行培养和监测。一般在测试卡（板）放入孵箱后，监测系统要对测试卡进行一次扫描，并将各孔的检测数据自动存储起来作为以后读板结果的对照。有些通过比色法测定的测试卡经适当的孵育后，有些测试孔需添加试剂，此时系统会自动添加，并延长孵育时间。监测系统每隔一段时间对每孔的透光度或荧光物质的变化进行检测。快速荧光测定系统可直接对荧光测试板各孔中产生的荧光进行测定，并将荧光信号转换成电信号，数据管理系统将这些电信号转换成数码，与原已储存的对照值比较，推断出细菌的类型及药敏结果。常规测试板则直接检测电信号，从干涉滤光片过滤的光通过光导纤维导入测试板上的各个测试孔，光感受二极管测定通过每个测试孔的光量，产生相应的电信号，从而推断出菌种的类型及药敏结果。

4. 数据管理系统　就像整个系统的神经中枢，始终保持与孵箱/读数器、打印机的联络，控制孵箱的温度，自动定时读数，负责数据的转换及分析处理。当反应完成时，计算机自动打印报告，并可进行菌种发生率、菌种分离率、抗菌药物耐药率等流行病学统计。

【操作方法】

不同的微生物鉴定和药敏分析系统步骤基本相似，基本操作流程如下所示。

1. 分离培养待测细菌：取洁净菌液管，加入无菌盐水，按要求将纯培养的待检菌配制成一定浊度的菌悬液，将菌液管放入带芯片的专用试管架，在紧挨待检菌液管的位置放入一支空的菌液管。

2. 打开检验信息录入工作站电源，仪器自检完毕后进入操作程序，将试管架放入工作站。

3. 手工输入待检菌样品编号，扫描输入鉴定卡和药敏卡的 ID 号，将鉴定卡和药敏卡放入相应的槽位，进样管插入相应的菌液管中。

4. 进样指示灯为绿色长亮时，打开进样盖，将试管架放到传送船上，关好进样盖。仪器自动检测并读取样品信息，自动完成稀释、进样、封口程序，并将卡片送入孵育监测单元。传送船回到进样口，指示灯闪烁时，取出试管架。

5. 由计算机控制的读数器定时对卡片进行扫描并读数，动态记录反应变化。

6. 生物鉴定及药敏分析完成后，检测数据自动传入数据管理系统进行计算分析，结果经确认后即可打印报告。

【注意事项】

1. 严格按照操作手册的规定进行开、关机及各种操作，防止因程序错误造成设备损伤和信息丢失。

2. 定期清洗比浊仪、真空接种器、封口器、读数器及各种传感器，避免由于灰尘而影响判断的正确性。

3. 定期用标准比浊管对比浊仪进行校正，用 ATCC 标准菌株测试各种测试卡，并做好质控记录。

4. 建立仪器使用及故障和维修记录，详细记录每次使用情况和故障的时间、内容、性质、原理和解决办法。

【应用领域】

微生物检验现已逐步走向简易化、微量化、系统化、商品化和标准化，实现了从生化模式到数字模式的转化。功能范围包括细菌、厌氧菌和真菌等微生物鉴定及抗菌药物敏感试验和最低抑菌浓度的测定。

第五节　电解质分析仪

电化学分析技术是基于溶液的电化学性质，以测量某一化学体系或样品的电响应信号而建立起来的分析方法。根据电化学分析技术原理建立的电化学分析仪具有结构相对简单、分析速度快、灵敏度高等特点。电解质分析仪是应用电化学分析技术的原理对样品中的相关物质进行检测的临床常用的电化学分析仪器。

【仪器原理】

化学电池由两个金属电极和适当的溶液体系组成，两个电极浸入相应的电解质溶液中，用金属导线从电池的外部将两个电极连接起来，构成一个电流回路。在化学电池内，发生氧化反应的电极称为阳极，发生还原反应的电极称为阴极。用符号表示化学电池时，通常将阳极写在左边，阴极写在右边，中间用垂线分隔。

参比电极电池中的两个电极一个为参比电极，一个为指示电极。常用的参比电极包括甘汞电极和 Ag/AgCl 电极。指示电极又称测量电极，用于指示与被测物质的浓度有关的电极电位。电极敏感膜的材料与选择性不同，一种指示电极往往只能测量一种物质的浓度。根据电极敏感膜的不同，分为测定 K^+、Na^+、Cl^-、Ca^{2+} 等离子的离子选择电极，测定 pH 的玻璃膜电极，测定 CO_2、氧气、氨气等气体的气敏电极，测定氨基酸、测定药物浓度的药物传感器等。

离子选择电极法属于电位分析法，它是根据离子选择电极的电极电位与溶液中待测离子的浓度或活度的关系进行分析测定的一种电化学分析方法。当电极的选择性敏感膜与待测溶液接触时，对选择性敏感膜具有响应的离子可以在液-膜两相中自由交换和扩散，进入膜相中的响应离子与膜相中的电活性物质结合成离子型的缔合物或络合物，响应离子在液-膜两相中的自由交换和扩散就形成了膜电位，而与响应离子共存的其他伴随离子则不能进入膜相中，从而实现对响应离子的选择性检测。

【结构组成】

独立的湿式电解质分析仪由操作面板、离子选择电极、参比电极、液路系统、电路系统、显示器、打印机等部分组成，其基本结构如图 11-6 所示。

1. 简单的操作面板仅含有"Yes"或"No"两个键，其中"Yes"键用来接收显示屏上的提问，"No"键用来否定显示屏上的问句。复杂的操作面板含有校准、测定、冲洗、打印等操作控制按键。

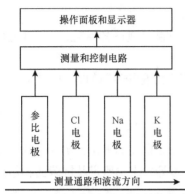

图 11-6　电解质分析仪基本结构组成

2. 电极系统由参比电极和测量电极组成。测量电极的一端有导线与电路板连接，另一端通过不同的敏感膜与待测的电解质液体（样品、校准品、质控品）接触，分别与参比电极形成电池回路。

3. 不同品牌电解质分析仪的液路系统有所不同，一般由吸样针、测量通路、校准品管道、冲洗液管道、废液管道、电磁阀、蠕动泵等组成。

4. 电路系统包括：电源模块为整机供电；输入输出模块负责键盘输入和显示器及打印机的数据输出；数据采集及信号整理放大模块负责对电极所获得信号的处理，微处理器模块负责整机信号的计算处理和对电磁阀、蠕动泵等运动部件的控制管理。

5. 软件系统控制整机的操作和运行，包括自动或手动执行校准、自动或手动执行冲洗、配合自动样品盘自动或手动执行样品测定、查询结果、自动或手动打印结果数据、向与其联机的实验室信息系统自动和手动传输数据等。

【操作方法】

电解质分析仪的使用比较简单，具体操作可参考仪器的说明书。基本操作流程如下所示。

1. 不管是独立的电解质分析仪，还是含电解质测定的血气分析仪和含电解质测定的自动生化分析仪，只有通过校准之后，才能够测定样品中的电解质。

2. 样本的采集中避免震荡以防止溶血发生，采集后 1h 内分析。

3. 仪器开机进入系统自检，检测各主要部件的功能是否正常。开机后，如在分析状态，可以直接进行血样分析；在准备状态时，仪器自动进行校准，结束后再进入分析状态。

4. 进入主菜单，首先进行系统定标。再进行质控血清分析，确认质控结果在质控范围内。

5. 开始分析样品，全血、血清、血浆、尿液、体液、脑脊液等。根据不同样品提示，按"Yes"键。

6. 每日工作结束后，实行每日清洗程序，清洗液采用专用的清洗溶液。清洗结束，仪器进入准备状态。

【注意事项】

1. 样品应该充分离心，分离出足够的上清液用于检测，原始试管样品直接上机测定时，要特别注意避免不抗凝血中的纤维蛋白凝块堵塞吸样针。

2. 仪器吸入样品的过程中不能吸入气泡，否则将引起结果的不可靠。

3. 不要使用发生霉变和浑浊有沉淀的溶液，一经发现溶液变质应弃去，以免影响分析结果。

4. 结束工作前注意冲洗测量通路，倒空废液。

5. 每周要对测量通路彻底冲洗，防止样品中的蛋白质、脂类黏附敏感膜而降低其检测灵敏度，防止试剂中的盐类结晶堵塞管道。

6. 定期清理测量液体的流路和电极及电极槽。

7. 按说明书要求进行例行保养，操作人员完成操作后，须按专业要求对手部进行消毒。

【应用领域】

电解质分析仪是应用电化学分析技术的原理对样品中的相关物质进行检测的临床常用电化学分析仪器。因为分析速度快、灵敏度高，在临床检验等领域具有广泛的用途。人体内电解质的紊乱，会引起各器官、脏器生理功能失调，特别对心脏和神经系统影响较大。电解质分析仪主要用于测量体液中内钾、钠、氯、钙、锂等离子浓度。样本可以是全血、血清、血浆、尿液、透析液等。

第六节　尿液分析仪

传统的尿液常规检查内容一般包括尿液的物理学检查、化学检查和显微镜检查三大部分，是临床基础检验的重要检验项目。随着检验医学的发展，尿液分析仪已由半自动发展为全自动，广泛应用于临床。尿液化学分析的仪器包括湿化学和干化学尿液分析仪。其中干化学尿液分析仪主要用于自动评定干试纸法的测定结果，因其结构简单、使用方便，目前广泛应用于临床。

【仪器原理】

不同型号的尿液分析仪配套的有专用试带。使用多联试带浸入一次尿液可同时测定多个项目。试带的结构采用了多层膜结构（图 11-7）：第一层尼龙膜起保护作用，防止大分子物质对反应的污染；第二层绒制层，它包括过碘酸盐区和试剂区，过碘酸盐区可破坏维生素 C 等干扰物质，试剂区含有试剂成分，主要与尿液所测定物质发生化学变化，产生颜色变化；第三层是吸水层，可使尿液均匀快速地浸入，并能抑制尿液流到相邻反应区；最后一层选取尿液不浸润的塑料片作为支持体。试带要比测试项目多一个空白块。空白块是为了消除尿液本身的颜色及试剂块分布的状态不均等产生测试误差设置的，可以提高测量的准确度。

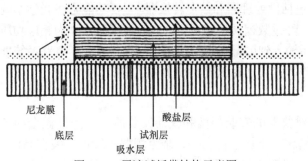

图 11-7　尿液试纸带结构示意图

尿液干化学分析仪器以反射光测定为基本原理。把试带浸入尿液后，除了空白块外，其余的试剂块都因和尿液发生了化学反应而产生了颜色变化。试剂块的颜色深浅与光的反射率成比例关系，而颜色的深浅又与尿液中各种成分的浓度成比例关系。颜色越深，吸收光量值越大，反射光量值越小，则反射率越小；反之颜色越浅，吸收光量值越小，反射光量值越大，则反射率也越大。只要测得光的反射率即可求得尿液中各种成分的浓度。一般采用微电脑控制，采用球面积分仪接受双波长反射光的方式测定试带上的颜色变化进行半定量测定。其反射率可从下式中求出：

$$R(\%) = \frac{T_m \times C_s}{T_s \times C_m} \times 100\%$$

式中，R 为反射率；T_m 为试剂块对测定波长的反射强度；T_s 为试剂块对参考波长的反射强度；C_m 为空白块对测定波长的反射强度；C_s 为空白块对参考波长的反射强度。

【结构组成】

尿液分析仪的结构组成可以分为三个部分：机械系统、光学系统和电路系统（图 11-8 ）。

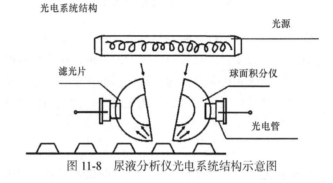

图 11-8　尿液分析仪光电系统结构示意图

1. 机械系统　由机械运输装置组成，包括传送装置、采样装置、加样装置、测量测试装置。其主要功能是将待检的患者标本试剂带通过电机传送到检验区，分析仪检测后将试剂带排送到废物收集盒。

2. 光学系统　通常包括光源、单色器、光电转换装置三部分，不同品牌的设备有一定的差别。光源发出入射光，入射光光线照射到试纸条反应区表面产生反射光，反射光的强度与各个项目的反应颜色成正比。不同强度的反射光经光电转换器转换为电信号后送微处理器进行处理。

3. 电路系统　包括微处理器和数字转换器。主要功能是将光学系统转换得到的电信号根据需要进行放大，经过数模转换输送到 CPU 处理后换算为相应物质的浓度值，显示测定的最终结果，然后输入到屏幕显示并传送到打印机打印。电路系统能够控制整个机械系统和光学系统的运作，并可通过软件实现多种功能操作。

【操作方法】

1. 安装前，应对仪器的安装指南和仪器安装所需的条件做全面了解，严格按照说明书安装。应安装在清洁、干燥、通风处，避免潮湿；禁止安装在高温、阳光直接照射处；远离高频、电磁波干扰源、热源及有易燃气体产生的地方；要求仪器接地良好，电源电压稳定。

2. 按仪器厂商规定的要求，调整仪器使其处于最佳工作状态，包括仪器安装的位置、仪器工作室的温度和湿度、仪器检测速度、打印显示功能是否在规定范围之内。用标准试带校正条对仪器进行检测，观察其是否在规定的范围内。

3. 仪器型号不同操作方法不一，可参照仪器使用说明书进行操作。基本操作流程为开机前准备、开机、标准带测试、样本装载、样本测定、结果传送和关机。

【注意事项】

1. 开机前检查电源是否插好，废带槽是否清空，最后确认打印机上是否装有打印纸，无打印纸时不得开机空打，否则容易将其损坏，缩短使用寿命。

2. 每日坚持将仪器随机所带的校准带进行测定，观察测定结果与校准带标示结果是否一致，只有完全一致才能证明该仪器处于正常运转状态，并记录校准结果。

3. 使用干净的尿杯，留取新鲜的混匀尿液，2h 内检查完毕。

4. ①使用仪器配套的尿试带；②每次取用后应立即盖上瓶盖，防止试剂带受潮变质；③试剂带浸入尿样的时间为 2s，试剂带上过多的尿液应用滤纸吸取。

5. 仪器使用最佳温度应为 20～25℃，尿液标本和试剂带最好也维持在这个温度范围内。

【应用领域】

尿液常规检查是临床基础检验的重要内容，是临床诊断的重要过筛手段，是对肾脏疾病评估最常用且不可替代的首选检验项目。干化学尿液分析仪主要用于自动评定干试纸法的测定结果，因其结构简单、使用方便，目前广泛应用于临床。

第七节　计算机辅助精液分析仪

精液分析是评估男性生育能力的基本检验方法，传统的人工精液分析方法，受到实验室条件和操作人员等多种因素的影响，很难对精液各项参数进行客观测定和标准化，很大程度有赖于技术人员的经验和主观判断。计算机辅助精子分析仪通过显微镜客观记录了精子的密度、活动力、活动率和存活率，是评估男性生育能力的依据。

【仪器原理】

计算机辅助精子分析仪（computer-aided semen analysis，CASA）是计算机技术和图像处理技术结合发展起来的一项精液分析技术，通过显微镜下摄像和计算机快速分析多个视野内精子的运行轨迹，客观记录了精子的各项参数（图 11-9）。

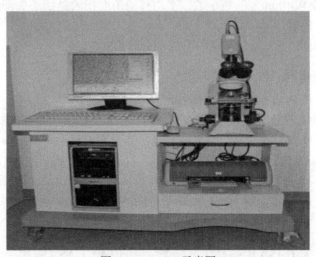

图 11-9　CASA 示意图

目前,国内大部分医院采用 CASA 进行精液常规分析,提高了精液检查结果的准确性。主要包括灰度识别和 DNA 荧光识别两种方式。以灰度识别 CASA 为例,精液标本通过显微镜放大后,用图像采集系统获取精子动、静态图像后输入计算机。根据设定的精子大小、灰度、精子运动移位及运动参数,对采集图像进行精子密度、活动力、活动率、运动特征等检验项目动态分析。

【结构组成】

CASA 由硬件系统和软件系统组成。

1. 硬件系统

(1)显微摄像系统:由显微镜及 CCD 组成。显微摄像系统的作用是以将标本信号通过显微放大再由 CCD 传输到计算机。

(2)图像采集系统:由图像卡构成,图像采集系统的功能主要是对 CCD 信号进行抓拍、识别、预处理后,将成熟的信号输送到计算机。

(3)恒温系统:由加温和保温设备组成。加温是通过热吹风机不断将适宜的温度热风鼓入封闭保温罩内,恒温系统的作用是提供稳定可靠的检查环境。

(4)微机处理系统:是用功能软件对图像信号进行全面系统地加工处理,获得的数据可打印输出或存储。

(5)显示系统:由计算机显示器和彩色图像监视器组成。显示器的功能是对采集过程及运算过程中的信号进行显示,通过图像监视器进行图像显示。

2. 软件系统 采用专用的精子质量分析软件,该系统主要包括构架模块、分析软件、拍摄模块、显微镜等。运用先进的计算机技术对精子的密度、活力、活率、运动轨迹等特征进行定量的检测分析。软件包有专业的数据库系统和专门的精子分析规程。例如,曲线速度指的是轨迹速度,精子头部沿其实际行走曲线的运动速度。平均路径速度是指精子头沿其空间平均轨迹的运动速度,根据精子运动的实际轨迹平均后计算,不同型号仪器有所不同。直线运动速度是前向运动速度,即精子头部直线移动距离的速度。运动精子密度是指每毫升精液中 VAP>0μm/s 的精子数。平均移动角度指的是精子头部沿其运动轨迹瞬间转折角度的时间平均值。

【操作方法】

1. 开机 接通电源,打开计算机辅助精液分析系统。

2. 输入信息 输入患者信息及精液理学检查结果。

3. 加样 取液化的精液 1 滴,滴入精子计数板的计数池中,置显微镜操作平台上,点击"活动显示"菜单,调节好显微镜焦距,显示器上即可显示待测标本的精子运动图像。

4. 分析 点击"计算分析"菜单,系统进入自动分析状态,图像显示区出现精子分割图像并进行分析。

5. 打印报告 分析结束后,可根据需要打印出分析结果。

【注意事项】

1. 样品制备 是 CASA 取得高质量检查结果的关键。CASA 采用深度为 10μm 样品池,能保证精子在单层界面内自由运动。取样分析前标本必须充分混匀,用微量取液器取出 5~

7μl 精液加入样品池中，用 0.5mm 厚的血盖片盖紧。

2. 计数池洁净　不洁净的计数池可影响精子的活力，尤其影响灰度 CASA 精子计数的准确性。

3. 精子密度　样品密度过大时，造成图像处理上的粘连，无法分析每个精子的运动特性；精液中所含精子太少时，需增加检查视野数量或者使用低倍物镜观察，以提高样品检出率。

【应用领域】

利用现代化的计算机识别技术和图像处理技术，对精子的动静态特征进行全面的量化分析，精液分析是判断和评估男性生育能力最基本和最重要的检验方法。精子的密度、活动力、活动率和存活率的综合分析是了解和评估男性生育能力的依据。该软件用于临床精液检验，提高了临床检验水平，在泌尿科、男性科、计划生育、优生优育以及生物研究所和人工授精站等部门有着很重要的应用价值。

第八节　原子吸收光谱仪

原子吸收分光光度法是基于气态的基态原子在某特定波长光的辐射下，原子外层电子对光的吸收这一现象建立起来的一种光谱分析方法。当用原子吸收光谱仪测定试液中某离子的含量时，首先将试液通过吸管喷射成雾状进入燃烧的火焰中，雾滴在高温火焰下，挥发并解离成待测原子蒸气。以待测定离子的空心阴极灯作光源，辐射出波长特征谱线，照射到待测定原子蒸气时，部分光被蒸气中的基态原子吸收而减弱。通过单色器和检测器可检测试液中待测元素的含量。

【仪器原理】

原子光谱是由于价电子在不同能级间发生跃迁而产生的。当原子受到外界能量的激发时，根据能量的不同，其价电子会跃迁到不同的能级上。电子从基态跃迁到能量最低的第一激发态时要吸收一定的能量，同时由于其不稳定，会在很短的时间内跃迁回基态，并以光波的形式辐射能量。各种元素的原子结构及其外层电子排布的不同，核外电子从基态跃迁到其第一激发态所需要的能量也不同，再跃迁回基态时所发射的光波频率即元素的共振线也就不同，所以，这种共振线就是所谓的元素的特征谱线。在原子吸收分析中，就是利用处于基态的待测原子蒸气对从光源辐射的共振线的吸收来进行的。

一般是将试样进行预处理，然后进入原子化器，以空心阴极灯作光源，辐射出波长特征谱线，照射到具有一定厚度的待测定原子蒸气时，试样中被测元素在高温下发生离解而转变成气态原子状态并吸收由光源辐射出来的谱线，部分光被蒸气中的基态原子吸收而减弱。最后通过单色器和检测器测得待测特征谱线光被减弱的程度，从而得到被测元素的含量。

【结构组成】

原子吸收分光光度计一般由光源、原子化器、分光系统、检测、记录系统等几大部分组成。

1. 光源

（1）空心阴极灯：该灯有一个被测元素材料制成的空腔形阴极和一个钨制阳极。阴极和阳极密封于充有低压惰性气体（氖等）的玻璃管中。空心阴极灯的发光机制是在阴极和阳极间加 300～500V 电压，电子由阴极向阳极运动，使充入的惰性气体电离，正离子以高速向阴极运动，撞击阴极内壁，引起阴极物质的溅射（称阴极溅射）；溅射出来的原子与其他粒子相互碰撞而被激发；激发态的原子不稳定，立即退到基态，发射出共振发射线（图 11-10）。

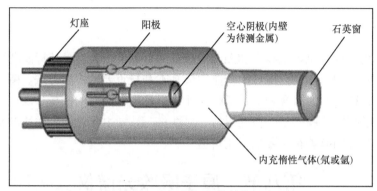

图 11-10 空心阴极灯的结构组成

（2）无极放电灯：这种灯的强度比空心阴极灯大几个数量级，没有自吸，谱线更纯。它的构造十分简单，由一个数厘米长、直径 5～12cm 的石英玻璃圆管制成。管内装入数毫克待测元素，抽成真空并充入压力为 67～200Pa 的惰性气体氩或氖，制成放电管。将此管装在一个高频发生器的线圈内，并装在一个绝缘外套里，然后放在微波发生器的同步空腔谐振器中。所有元素都能制成无极放电灯。

2. 原子化器

（1）火焰原子化器：结构简单，使用方便。目前使用较普遍的是预混合型燃烧器，它由雾化器、燃烧器和火焰等部分组成（图 11-11）。雾化器的作用是将试样溶液雾化，使之在火焰中能产生较多且稳定的基态原子。燃烧器是指试样溶液经雾化后进入预混合室（雾室）使溶液进一步雾化并与燃气充分混合均匀。试样溶液经雾化、混匀后与燃气和助燃气一起进入火焰中燃烧。燃烧器的喷头一般用不锈钢制成，有孔形和长缝形两种，其中以长缝形较为常用。火焰的种类很多，常用的空气-乙炔焰和氧化亚氮-乙炔焰两种。前者的温度在 2300℃左右，适用于一般元素的分析；后者为 3000℃左右，可用于火焰中生成的耐热（难熔）氧化物的元素如铝、硅、硼等的测定。

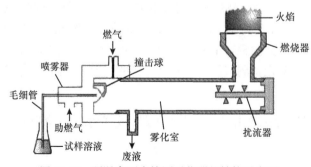

图 11-11 预混合型火焰原子化器的结构示意图

（2）无焰原子化：应用较广的是高温石墨炉原子化器。它的原子化效率高，几乎达100%，自由原子在吸收区域停留时间长（约1s），试样用量少，可直接分析悬浮液、乳状液、黏稠液体和一些固体试样等；由于操作几乎是在封闭系统内进行，故可对有毒和放射性物质进行分析。

（3）分光系统：原子吸收分光光度计的分光系统主要由色散元件、反射镜和狭缝等组成，它一般密封在一个防潮、防尘的金属暗箱内，其主要作用是将被测元素的共振线与邻近谱线分开。

（4）检测系统：主要由检测器、放大器、对数变换器、指示仪表所组成。检测器多为光电倍增管和稳定度达 0.01% 的负高压电源组成，工作波段大都为 190～900nm。目前最新型检测器是电荷耦合器件（CCD）和电荷注入器件（CID），它具有量子效率高、灵敏度高、读出噪声低、线性响应范围宽、暗电流低等优点，特别适用于弱光的检测。

【操作方法】

保持实验室的卫生及实验室的环境，做到定期打扫实验室，避免镜子被尘土覆盖影响光的透过。试验后要将试验用品收拾干净，酸性物品远离仪器，以免酸气将光学器件腐蚀。保持仪器室内湿度。原子吸收的操作步骤相对复杂，使用前须经过仪器操作培训，严格按照使用规程进行，其基本操作流程如下所示。

1. 打开电脑和原子吸收光谱仪的主机、PC 电源、进入 Windows 界面，开启工作站、连接主机，仪器初始化自检结束后，即可开始工作。

2. 打开灯室，把要测量的元素灯放入灯座上面，并记住灯位置。点击软件进入菜单初始界面，选择测定的元素灯，设置实验所需的参数，点击下一步进行操作，在弹出的界面中点灯位设定选择对应的灯号并保存。弹出的界面显示是否进行谱线搜索时，点击"否"，进行下一步操作。选择助燃气、乙炔流量、火焰高度。

3. 调节使燃烧头和光路平行并位于光路正下方。

4. 按测量方式（火焰或石墨炉）不同选择实验测量的条件和步骤。

5. 样品测量完毕后把进样管放入纯化水中 2～3min 对雾化器和燃烧头进行清洗。测量结束后点击火焰熄火。根据实验所得结果进行分析，获得相关信息，产生报告。

6. 退出工作站，关掉 PC 电源和主机电源、气体主阀、空压机、风机。

【注意事项】

1. 主机长时间不使用时，要保持每 1～2 周将仪器开机一次，联机预热 1～2h。

2. 元素灯长时间不使用，将会因为漏气、零部件放气等原因不能使用，所以，应每隔 3～4 个月点燃 2～3h，以保证元素灯的性能，延长使用寿命。

3. 定期检查废液管并及时倾倒废液。

4. 定期检查气路，每次换乙炔气瓶后一定要全面试漏。用肥皂水等可检验漏气情况的液体在所有接口处试漏，观察是否有气泡产生，判断其是否漏气。

5. 每次样品测定工作结束后，在火焰点燃状态下，用去离子水喷雾 5～10min，清洗残留在雾化室中的样品溶液。然后停止清洗喷雾，等水分烘干后关闭乙炔气。

6. 玻璃雾化器在测试使用氢氟酸的样品后，要注意及时清洗，清洗方法即在火焰点燃的状态下，吸喷去离子水 5～10min，以保证其使用寿命。

7. 燃烧器和雾化室应经常检查，保持清洁。对沾在燃烧器缝口上的积炭，可用刀片刮除。雾化室清洗时，可取下燃烧器，用去离子水直接倒入清洗即可。

8. 墨锥内部因测试样品的复杂程度不同会产生不同程度的残留物，通过洗耳球将可吹掉的杂质清除，使用酒精棉球进行擦拭，将其清理干净，自然风干后加入石墨管空烧即可。

9. 石英窗的清理。石英窗落入灰尘后会使透过率下降，产生能量的损失。清理方法：将石英窗旋转拧下，用酒精棉球擦拭干净后，使用擦镜纸将污垢擦净，安装复位即可。

10. 夏天天气比较热的时候冷却循环水水温不宜设置过低（18～19℃），否则会产生水雾凝结在石英窗上影响到光路的顺畅通过。

【应用领域】

各种化学元素在人体内是一个平衡过程，生物体必需的元素如果缺乏或过量，人体生理功能就会失调。

1. 测定生物组织中有关元素的含量和分布，为疾病诊断和监测、病理研究等提供重要信息。

2. 测定生物医药试样中元素含量。

3. 各种试样，如血液、脑脊液、组织、毛发、指甲可以同时分析多种元素的含量，原子吸收分光光度法能够满足医药检验复杂的分析要求。

第九节　荧光光谱仪

物质分子在一定条件下能够吸收辐射能而被激发到较高电子能态，在返回基态的过程中将以不同的方式释放能量。在分子由基态激发跃迁至激发态的过程中，所需激发能可由光能、化学能或电能供给。分子吸收光能而被激发至较高能态，在返回基态时，会发射出光辐射，这种现象称为光致发光。分子荧光分析是利用光致发光现象，通过物质发光强弱情况来确定物质含量的发光分析法。相对应的光谱分析法是发射光谱（包括荧光光谱）分析法，根据荧光分析方法，常用的分析仪器为荧光分析仪等。

【仪器原理】

荧光分析法测量的是待测物质所发射的荧光强弱，而不是物质对光谱的吸收强弱，所以它属于发射光谱分析，荧光光谱仪（荧光分光光度计）属于发射光谱仪器。荧光光谱仪可在特定波长范围内连续扫描得到连续的激发光谱或荧光光谱（发射光谱），甚至同时给出激发光谱和荧光光谱。因此可用于未知物质的性质和结构鉴定及多元混合物的分析等。

任何发射荧光的物质都具有如下两个特征光谱。

1. **激发光谱**　将激发光的光源用单色器分光，连续改变激发光波长，固定荧光发射波长，测定不同波长的激发光照射下，物质溶液发射的荧光强度的变化。以激发光波长为横坐标，荧光强度为纵坐标作图，即可得到荧光物质的激发光谱。从激发光谱图上可找到发生荧光强度最强的激发波长 λ_{ex}。

2. **荧光光谱**　选择 λ_{ex} 作激发光源，并固定强度，而让物质发射的荧光通过单色器分光，测定不同波长的荧光强度。以荧光波长作横坐标、荧光强度为纵坐标作图，便得荧光光谱。荧光光谱中荧光强度最强的波长为 λ_{em}。

荧光物质的最大激发波长（λ_{ex}）和最大荧光波长（λ_{em}）是鉴定物质的根据，也是定量测定中所选用的最灵敏的波长。荧光光谱和激发光谱形状相似，呈镜像对称。对于某一荧光物质的稀溶液，在激发光的频率、强度及液层厚度不变时，此荧光物质所发出的荧光强度与溶液的浓度成正比关系，由此可以通过测定荧光强度来求出该物质的含量。

【结构组成】

荧光分光光度计的结构包括激发光源、单色器（或滤光片）、比色池、检测器和记录显示系统（图 11-12）。由激发光源发出的光，经第一单色器后，得到所需要的激发光波长，照射到比色池中的物质上，产生荧光。荧光经第二单色器滤去激发光所发生的反射光、溶剂的散射光和溶液中的杂质荧光，只让被测组分的一定波长的荧光通过。然后由检测器把光信号变成电信号，之后显示结果。

1. 激光光源　用来激发样品中发荧光的物质分子产生荧光。常用汞弧灯、氢弧灯、氙灯及氘灯等。荧光分光光度计大都采用 150W 和 500W 的高压氙灯作光源，发射强度大，能在紫外、可见区给出比较好的连续光，可用在 200～700nm 波长范围，在 250～400nm 波段内辐射线强度几乎相等，但氙灯需要稳定电源以保证光源的稳定。

2. 单色器　用来分离混合光得出所需要的单色光。荧光分光光度计中具有两个单色器，一是激发单色器，用于选择激发光波长；二是发射单色器，用于选择发射到检测器上的荧光波长。大部分荧光分光光度计采用光栅作为单色器中的色散元件，用来分离出所需要的单色光。由于荧光分析测量的是分子的绝对发光强度，背景荧光和散射光的干扰越低，灵敏度就越高，有效克服了背景干扰。

3. 样品池　又称比色池或吸收池，用于放置测试样品，荧光分析用的吸收池由不吸收紫外光的石英制成，四面透光。吸收池的形状是散射光较小的方形。有的荧光计附有恒温装置，以便控制温度（注意区分与紫外可见分光光度计的吸收池的区别）。

4. 检测器　作用是接受光信号，并将其转变为电信号。荧光分光光度计一般有两支红敏光电倍增管，一支用于样品信号的测量，一支用于参比信号。这种红敏的光电倍增管在紫外至近红外 1100nm 的波长范围内都具有良好的灵敏度，还可通过软件调整检测电压（强荧光测量用低电压，弱荧光用高电压），最大限度地延长其使用寿命，并与长寿命光源相匹配。

5. 记录显示系统　检测器出来的电信号经过放大器放大后，由记录仪记录下来，并可数字显示和打印。

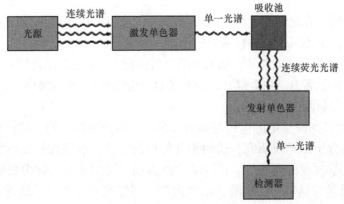

图 11-12　荧光光谱仪的结构组成

【操作方法】

荧光光谱仪自动化程度普遍较高，使用中应严格按照仪器说明书上所规定的操作步骤进行操作，任何违章操作都可能导致仪器部件损坏。基本操作流程如下所示。

1. 打开计算机主机和仪器 PC 电源、预热 30min，双击电脑桌面上的 Spectra Manage 图标进入主界面，开启工作站，连接主机，仪器初始化自检结束后，即可开始工作。

2. 进入菜单，设置实验所需的参数。光谱扫描：选择 Measurement 栏中的 Spectrum Measurement，进入光谱扫描界面。在 Parameters 中设置参数，如激发波长、扫描波段、狭缝、灵敏度及扫描速度等。

3. 打开样品舱的盖子，将盛放待测样品的石英比色皿或固体放入样品架。

4. 点击 Auto Zero 图标，按开始键，仪器进行光谱扫描。

5. 根据实验所得结果打印或保存，获得相关原始数据和信息，进行数据和图谱分析。

6. 退出工作站，关闭荧光光谱仪，关掉 PC 电源和主机电源。并且做好使用情况的登记。

【注意事项】

1. 供电电压必须与灯的要求相符，确认正负极位置。触发电压、工作电流、电源的稳定等须符合仪器的规定。

2. 启动后需有约 20min 的预热时间，待光源稳定发光后方可开始测试工作。若光源熄灭后需重新启动，则应等灯管冷却后方可重新启动，以延长灯的寿命。灯及其窗口必须保持清洁，不能沾染油污，一旦污染（即便是手指触及），应尽快用无水乙醇擦洗干净。

3. 应随时注意防潮、防尘、防污和防机械损伤。若单色器出故障，应请专门人员检修或严格按仪器说明书规定的步骤检修。

4. 光电倍增管加上高压时切不可受外来光线直接照射，以免缩短光电倍增管的使用寿命或降低其灵敏度。平时应注意防潮和防尘。

5. 荧光样品池清洁、透光面擦洗等方面要求比较严格，使用时应为同一个插放的方向，不能经常摩擦。

6. 操作者不能直视光源，以免紫外线损伤眼睛。

【应用领域】

荧光分光光度计在化学、生物学、环境监测和食品检查等方面得到了广泛的应用，成为各相关分析实验室不可缺少的精密分析仪器。

1. 大量具有生物意义的物质，如氨基酸、蛋白质、酶和辅酶、嘌呤、嘧啶、卟啉、核酸、维生素 A、维生素 B、维生素 C、维生素 D、维生素 E、维生素 K 等，均可用荧光光谱仪进行有效的分析测定。

2. 荧光光谱仪在医学中的应用是多方面的，包括细胞膜结构和功能的研究，抗体形态的确定，生物分子的异质研究，药物相互作用的评价，酶活性和反应的测定，荧光免疫分析，体内化学过程的监测等。在医学检验方面，可用来对人体中微量成分进行分析测定，如各种激素、氨基酸、核酸、维生素等，还能测定青霉素、链霉素、黄曲霉素、吗啡、奎宁等药物的含量。荧光光谱仪用于药物检测是极有效的工具，应用相当广泛。

多种抗疟药、抗生素、抗结核药、止痛药、强心药、抗高血压药等药物可直接或间接用荧光光谱仪检测。

3. 荧光光谱仪已可方便地进行地下水中各种污染物的检测分析。饮用水中氯仿（或其他卤化物）与烟酰胺和浓氢氧化钠溶液共热，可产生蓝色荧光物质，用荧光法即可检测。也适用于测定水中稠环芳香化合物的浓度和水溶性及辛醇-水分配系数，监测环境中或空气中各种有害的荧光物质等。

4. 荧光分析法由于灵敏度高、动态线性范围宽等优点，广泛应用于无机元素分析中，主要是通过待测元素与有机试剂生成配合物或发生荧光猝灭效应来测定元素的含量。

5. 近几十年来，荧光分析法不断朝着高效、痕量、微观和自动化的方向发展，方法的灵敏度、准确度和选择性日益提高，方法的应用范围大大扩展，遍及工业、农业、医药卫生、环境保护、公安情报和科学研究等各个领域。

第十二章 药学分析研究相关仪器设备的使用

第一节 单细胞膜片钳系统

细胞是生物体的基本组成单元，生物膜上离子通道是细胞兴奋的基础，亦即产生生物电信号的基础。生物电信号的大小和规律通常用电生理的方法来记录和分析。早期的研究多使用双电极电压钳技术记录细胞的电活动，在电压钳技术的基础上，1976年德国马普生物物理研究所Neher和Sakmann创建了膜片钳技术（patch clamp recording technique）。膜片钳技术是一种以记录通过离子通道的离子电流来反映细胞膜上的单一或多个离子通道分子活动的技术，这种技术点燃了细胞和分子水平的生理学研究的革命之火，它和基因克隆技术并驾齐驱，给生命科学研究带来了巨大的前进动力。Neher和Sakmann由此获得1991年度的诺贝尔生理学与医学奖。

【仪器原理】

单细胞膜片钳技术是用玻璃微电极把只含1～3个离子通道、面积为几个平方微米的细胞膜通过负压吸引形成高阻抗封接（Giga-seal，10～100GΩ）（图12-1），由于电极尖端与细胞膜的高阻抗封接，电极尖端笼罩下的细胞膜与此细胞其他部分的细胞膜在电学上是隔离的，因此，在某些因素的刺激下，此片膜内离子通道开放所产生的电流，通过膜片钳放大器（一个极为敏感的电流监视器）后，测量出此电流强度，就代表单一离子通道电流。通过观测单个通道开放和关闭的电流变化，可直接得到各种离子通道开放的电流幅值分布、开放概率等功能参量，并分析它们与膜电位、离子浓度等之间的关系。还可把吸管吸附的膜片从细胞膜上分离出来，以膜的外侧向内或膜的内侧向外等方式进行实验研究。这种技术对小细胞的电压钳位、改变膜内外溶液成分及施加药物都很方便。

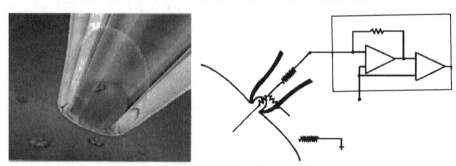

图 12-1　膜片钳技术工作原理示意图

【结构组成】

1. 膜片钳放大器　是整个实验系统中的核心。单细胞离子通道生物电信号微弱，电流值处在pA到nA的数量范围之内，膜片钳放大器通过其电流-电压（I-V）变换器的结构和工作原理，以低噪音的设计，将微弱电流信号放大后采集、处理和分析。膜片钳放大器主要由前置放大电路、信号处理和输出放大电路组成，根据测量电流的强弱，可选择不同的放大器。目前最常用的有美国MDC（AXON）公司系列产品如Axopatch 200B和MultiClamp 700B手动膜片钳放大器，另外还有德国HEKA公司系列产品如EPC-10全自动膜片钳放大器。

2. 数据采集转换器　功能是将膜片钳放大器所采集的电信号转换成数码信号，从而被计算机采样软件识别并记录；同时，它还将计算机软件输出的刺激信号转换成模拟信号输出给膜片钳放大器并最终施加给细胞。目前常用的是Digidata 1440A AD/DA模数/数模转换器。

3. 显微镜　是膜片钳实验系统的主要光学部件，用于在显微镜下直接观察细胞形态及完成高阻抗封接、破膜等过程。它不仅具有较好的视觉效果，便于将玻璃电极与细胞的顶部接触，而且借助移动物镜来实现聚焦，具有较好的机械稳定性。

4. 显微操作器　有电动和手动之分，均四轴移动（X、Y、Z和斜线方向），用于调节记录微电极的位置使其与细胞形成封接，或调节给药电极或注射电极的位置，用于给细胞施加药物或向细胞内注射物质。美国SUTTER公司系列产品有MP-225、MP-285等电动微操纵器。

5. 灌流（给药）系统　通过手动开关或软件驱动，控制液体更换速度，施加药物给标本。

6. 细胞记录槽及记录槽适配台　方形或菱形浴槽，可容纳一定量液体，用于放置细胞及适量细胞外液。

7. 温控系统及预加热器　在研究不同离子通道时，要求的外界温度是不同的，需要温控系统及加热系统保持适当的温度。此外，温控系统拥有温度过载保护功能，保护细胞免遭受瞬间高温带来的伤害。

8. 蠕动泵　用于将细胞外液循环不断的灌流给标本，维持标本的营养，保持其活性。

9. 防震台、屏蔽笼　在膜片钳实验中，细胞膜和记录电极尖端封接后，高频率的震动极易使封接断开，从而导致实验失败，所以，整个实验使用防震台，减小震动和震动频率非常重要。生物电信号微弱，整个操作系统包括倒置显微镜、微操纵器等需置于屏蔽笼中。屏蔽笼由铜丝网制成，接地以防止周围环境中的杂散电场（如日光灯，电脑等）对膜片钳放大器探头电路的干扰，这往往也是实验成功的保障。

10. 微电极拉制仪　用于各种玻璃微电极的拉制，常见的有两种，一种为垂直型微电极拉制仪，利用金属丝（钨丝或铂丝）通过大电流将玻璃电极加热到熔点，利用重力拉断。另一种是水平程控微电极拉制仪，利用弹力、电动力或气压作单次或多次拉制，采用微电脑控制，可设定拉力大小、拉制的时间、拉制的方式等参数，拉制的电极形状多种多样。加热装置有的是用金属丝（片）、钨钛合金和镍镉合金等，通常采用两步法拉电极。

11. 微电极抛光仪　微电极拉制仪拉出的电极，其尖端往往不是很光滑，为了避免接触细胞时对细胞的损伤，也为了更易与细胞膜间形成稳定可靠的封接，一般拉制出的微电极需要进行抛光处理，此时需要使用抛光仪。在一些实验中还需要在微电极尖端涂疏水硅胶树脂（sylgard）以减小跨壁电容带来的噪声。

12. 其他配件　包括电极毛坯、电极罐、地线系统、银丝、参考电极、负压管和三通等。

13. 采集及分析软件　用于所有电生理信号的采集与分析，目前常用的是pClamp 10

记录和分析软件。

【操作方法】

1. 单细胞的制备 根据研究目的的不同，可采用不同的组织细胞，可以是酶解法急性分离的细胞，也可以是培养的细胞系，如心肌细胞、平滑肌细胞、神经细胞及肿瘤细胞等。由于与分子生物学技术的结合，现在也运用分子克隆技术表达不同的离子通道，如利用非洲爪蟾卵母细胞表达外源性基因等。

2. 玻璃电极的制备 合格的玻璃微电极是成功封接的基本条件。要成功的高阻抗封接则需要具备两个条件，一是单个细胞的膜表面光滑干净；二是制成合格的电极。首先，选择适当的玻璃毛细管，其材料可使用软质玻璃或硬质玻璃；其次，将玻璃毛细管用电极拉制仪分两步拉制成所需要的尖端直径合适的玻璃微电极，一般要求在使用前制作。单通道记录时有时候还需要在电极前端涂以硅酮树脂（sylgard），以降低电极与灌流液之间的电容，并形成一个亲水界面，且可减少本底噪声，对单通道记录很重要；最后，将拉制好的玻璃电极抛光，使得电极更有利于和细胞膜紧密封接，并在封接后更易保持稳定。

3. 充灌电极内液 一般电极充灌可分灌尖和后充两步进行。灌尖时将电极尖端浸入内液中几秒即可，通过虹吸作用溶液会进入电极尖端；后充是从电极后端用细小的聚丙烯注射管插至尖端附近将溶液充至 1/4 长度，用手指轻弹排除气泡即可。

4. 膜片钳实验操作

（1）电极入水：寻找状态好的细胞，在倒置显微镜下，移动微操作器将玻璃电极入水，会看到入水方波（图 12-2），并补偿液接电位至基线水平。

（2）高阻抗封接：移动微操作器与细胞的顶部接触，看到阻抗升高时说明电极接触到细胞，稍给负压，阻抗快速急剧升高直至 GΩ 水平实现高阻抗封接。

（3）破膜过程：进行相应电容补偿，随后根据实验目的选择不同的记录模式，如果选择全细胞式膜片钳技术，需轻给负压实现破膜过程，或电刺激破膜，并进行相应的电容补偿。

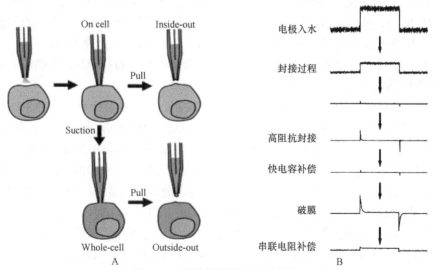

图 12-2 膜片钳操作记录示意图

A. 不同的膜片钳记录模式示意图；B. 电流记录过程示意图

（4）电流记录：根据实验目的，不同种类的细胞及所记录电流的不同，设置不同的刺激程序给予刺激，记录相应的电流等指标。

值得注意的是，传统膜片钳技术每次只能记录一个细胞（或一对细胞），对实验人员来说是一项耗时耗力的工作，它不适合在药物开发初期和中期进行大量化合物的筛选，也不适合需要记录大量细胞的基础实验研究。目前膜片钳技术已从常规膜片钳技术发展到全自动膜片钳技术（automated patch clamp technique），这项技术在很大程度上解决了这些问题，它不仅通量高，一次能记录几个甚至几十个细胞，而且在找细胞、形成封接、破膜等整个实验操作过程中实现了自动化，免除了这些操作的复杂与困难，使得膜片钳技术的工作效率大大提高。

【注意事项】

运用膜片钳技术进行离子通道特性的研究，是一项艰辛、细致、繁杂的工作，要求的技术水平和实验条件较高，有许多需要注意和考虑的问题，概括如下所示。

1. 消除噪声干扰　单细胞生物信号微弱，尤其是单通道的记录，噪声大小往往对实验成败起着至关重要的作用，从接地、屏蔽笼、银丝电极等方面着手排除一切干扰。

2. 玻璃电极　拉制出的电极尖端极细，而且容易吸附微小的污染物，尽量临用前拉制。

3. 细胞的准备　良好的细胞状态是提高封接成功率，决定实验成功与否的关键因素。酶消化过程中的度要把握好，消化不够，不易封接，消化过度，破坏细胞膜结构，使得破膜后细胞易脱落等。

4. 负压系统　在封接或破膜的过程中，往往会给轻微的负压，所以也需注意保持管道系统的密封性完好。

5. 其他　具体实验过程中还需要考虑如何选取记录模式，为记录特定离子电流如何正确选择电极内、外液和工具药，如何进行正确的数据采集等许多更为复杂的问题，这些都需在科研实践中不断地探索和解决。

【应用领域】

1. 应用学科　目前膜片钳技术广泛应用于神经科学、心血管科学、药理学、细胞生物学、病理生理学、中医药学、植物细胞生理学、运动生理等多学科领域研究。全自动膜片钳技术因其具有自动化、高通量的特点，在药物研发、药物筛选中显示了强劲的生命力。

2. 应用的标本种类　使用的标本种类繁多。从最早的肌细胞（心肌、平滑肌、骨骼肌）、神经元和内分泌细胞发展到血细胞、肝细胞、耳窝毛细胞、胃壁细胞、上皮细胞、内皮细胞、免疫细胞、精母细胞等多种细胞；从急性分离细胞和培养细胞（包括细胞株）发展到组织片（如脑片、脊髓片）乃至整体动物；从蜗牛、青蛙、蝾螈、爪蟾卵母细胞发展到鸡细胞、大鼠细胞、人细胞等；从动物细胞发展到细菌、真菌及植物细胞。此外，膜片钳技术还广泛地应用到脂质体等人工标本上。

3. 应用举例

（1）膜片钳技术在通道研究中的重要作用：应用膜片钳技术可以直接观察和分辨单离子通道电流及其开闭时程、区分离子通道的离子选择性、同时可发现新的离子通道及亚型，并能在记录单细胞电流和全细胞电流的基础上进一步计算出细胞膜上的通道数和开放概率，还可以用以研究某些胞内、外物质对离子通道开闭及通道电流的影响等。膜片钳技术结合分子克隆和定点突变技术可用于离子通道分子结构与生物学功能关系的研究。

（2）对药物作用机制的研究：在通道电流记录中，可分别于不同时间、不同部位（膜内或膜外）施加各种浓度的药物，研究它们对通道功能的可能影响，了解那些选择性作用于通道的药物影响人和动物生理功能的分子机制，这是目前膜片钳技术应用最广泛的领域。

（3）对单细胞形态与功能关系的研究：将膜片钳技术与单细胞 PCR 技术相结合，在全细胞膜片钳记录下，将单细胞内容物或整个细胞（包括细胞膜）吸入电极中，将细胞内存在的各种 mRNA 全部快速逆转录成 cDNA，再经常规 PCR 扩增，对形态相似而电活动不同的结果做出分子水平的解释。

（4）对离子通道生理与病理情况下作用机制的研究：通过对各种生理或病理情况下某种离子通道特性的研究，了解该离子通道的生理意义及其在疾病过程中的作用机制。例如，Ca^{2+} 是体内重要的第二信使，广泛参与机体生理过程。疾病状态下如心肌缺血、脑缺血时，Ca^{2+} 通道过度开放，过多的 Ca^{2+} 进入细胞内出现 Ca^{2+} 超载，导致细胞膜损害，膜转运功能障碍，进一步恶化疾病的进展。此外，膜片钳技术的应用，与分子生物学技术、光遗传学技术相结合，有助于各种离子通道病的深入研究。

（5）创新药物研究与高通量筛选：目前在离子通道高通量筛选中主要是进行样品量大、筛选速度占优势、信息量要求不太高的初级筛选。将电生理研究信息量大、灵敏度高等特点与自动化、微量化技术相结合，产生了自动化膜片钳等一些新技术。全自动膜片钳技术的出现使得膜片钳技术的工作效率大大提高。

第二节　脑片膜片钳

Blanton 等在 1989 年首次采用膜片钳技术对海龟皮层脑片进行了电生理记录，从此建立了脑片膜片钳记录技术。这为在细胞水平研究中枢神经环路中离子通道或受体的生理、药理学作用奠定了基础，也成为神经生物学发展的一个新的里程碑。

在脑片的电生理记录过程中，实验者根据不同的实验目的，可以改变和控制脑片灌流液的化学成分及物理条件。例如，调整离子通道或细胞信号转导通路的阻断剂，以及设置温度、酸碱度、渗透压或通氧状态等生理条件。另外，通过显微镜下操作可以在合适位置放置记录电极或者刺激电极。借助特殊的加药装置，还可以对整个脑片或脑片特定区域进行给药。脑片的电生理记录结束以后，活性较好的脑片还能进行生化及分子生物学或者免疫组织化学的分析（图12-3）。这使脑片膜片钳技术广泛地应用在神经生理或药理学的研究中，有着较好的认可度。

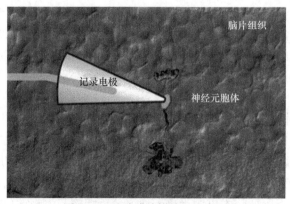

图 12-3　脑片膜片钳记录示意图

【仪器原理】

参照单细胞膜片钳系统。

【结构组成】

参照单细胞膜片钳系统。

【操作方法】

1. 脑组织切片的制备

（1）准备：配置人工脑脊液（ACSF：125mmol/L NaCl，2.5mmol/L KCl，25mmol/L NaHCO$_3$，1.25mmol/L NaH$_2$PO$_4$，1mmol/L MgCl$_2$，2mmol/L CaCl$_2$，10mmol/L 葡萄糖，0.6mmol/L 维生素 C）和切片液（normal saline：122mmol/L NaCl，3mmol/L KCl，26mmol/L NaHCO$_3$，1mmol/L NaH$_2$PO$_4$，2mmol/L CaCl$_2$，20mmol/L 葡萄糖，0.6mmol/L 维生素 C）。pH 7.4，渗透压 290～310mOsm/L。置于 4℃冰箱保存。根据需要配置 3%的琼脂凝胶块，用于切片时固定脑组织块（如海马）。打开振动切片机，调试后，在切片机槽周围放入碎冰，并放置新刀片（使用前可先用含乙醇的纸巾覆盖）。

（2）手术：在手术前用 75%乙醇消毒工作台面和切片机槽。将 ACSF 和切片液置于冰上 30min，并通入 95%O$_2$和 5%CO$_2$混合气体。取出含有玻璃器皿及手术器械的消毒包。取新生大鼠一只（一般为出生 4 周以内）置于敞口容器，用纸巾或药棉蘸适量乙醚迅速投入盛有大鼠的容器并密封容器口，大鼠麻醉后，取出大鼠，用剪刀断头，纵向剪开头皮，沿纵轴分离颅骨，取出完整鼠脑放入 0℃的切片液中，根据实验需要，在衬有滤纸的冰袋上分离修整脑组织块，把脑组织块黏合固定在切片机槽内的底座上，倒入 0℃的切片液，并通入 95%O$_2$和 5%CO$_2$混合气体。

（3）切片：以冠状位切取 300～500μm 的脑组织片，切片机水平震动频率 70Hz，切片速度 0.16mm/s。用广口吸管取组织块中部的脑片置于 33℃的 ACSF 中孵育待用，期间持续通入 95%O$_2$和 5%CO$_2$的混合气体。孵育 40min 后可用于急性期脑片的观察及电生理记录（图 12-4）。如果需要长时间培养或者给药干预，则需把收集的脑片用 37℃的培养基漂洗后置入放有微孔膜插件的六孔板中，使脑片处于空气和培养液界面之间。培养基成分：50% Eagle 基础培养液，25% Earle's 平衡盐液，25%马血清，2mmol/L 谷氨酰胺，10mmol/L HEPES 及 5mmol/L 葡糖糖。脑片置入 37℃培养箱，每 2～3 日换一次培养液。

2. 脑片膜片钳的记录

目前放置脑片的多为全浸式记录槽，里面灌流有含饱和氧的恒温 ACSF。脑片多用盖网进行固定，防止浸入的脑片漂浮移动。盖网是由 0.5mm 的钨铂丝制成的 U 形框架，粘上稀疏的尼龙丝网，覆盖于脑片上。玻璃微电极尖端直径决定了电极电阻的大小。直径过小，容易在脑片里穿插时堵塞，直径过大不容易形成高阻抗封接。一般应在 2μm 左右，充满电极内液时，阻抗为 2～4MΩ。

（1）全细胞记录：选择表面光滑，

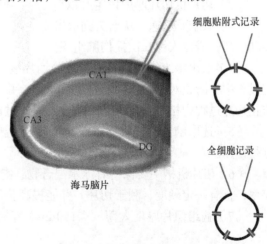

图 12-4　海马脑片记录示意图

胞体清晰，折光性好的神经元。调节微电极推进器，使带正压电极尖端移入预先选好的神经元胞体线旁边的上方，然后通过给负压吸引形成封接，待高阻封接形成并稳定后，可以通过负压吸引或者电击破膜，形成全细胞记录。用电压钳记录时可以将神经元钳制在一定的电位，如海马 CA1 锥体神经元可钳制在−70mV。记录微小兴奋性突触后电位（mEPSCs）时可以在灌流液内加入 GABA 受体拮抗剂 gabazine（3μmol/L），NMDA 竞争性拮抗剂 CGP37849（5μmol/L）和河豚毒素 tetrodotoxin（0.5μmol/L）；记录微小抑制性突触后电位（mIPSCs）时，需在灌流液中加入 AMPA 受体拮抗剂 NBQX（5μmol/L），CGP37849（5μmol/L）和 tetrodotoxin（0.5μmol/L）。记录 eEPSCs 时，灌流液中加入 gabazine（3μmol/L），CGP37849（5μmol/L）和 NBQX（5μmol/L）；记录 eIPSCs 时，灌流液中加入 CGP37849（5μmol/L）和 NBQX（5μmol/L）。在全细胞记录时，离子通道耦联的 NMDA 和 GABA 受体的特性会随时间变化而发生衰减。可以通过多种方法避免或者减小其衰减，如提高电极内液 EGTA 浓度；用 BAPTA 等快速络合剂替代 EGTA，使胞内钙浓度远低于 1μmol/L；向电极内液中加入 mmol 级的 ATP；采用穿孔膜片钳记录等方法。

（2）使用刺激电极诱发突触反应：合适的脑片切割角度，可以保存完整的神经环路，既保留了完好的突触后神经元，也存留了较长的突触前纤维用于电刺激。诱发突触传递时可以通过玻璃电极（尖端直径 10～20μm）内充满 ACSF 置于脑片突触前神经元区域，进行突触前刺激，诱发突触后电位改变，如 eIPSCs，eEPSCs 和 fEPSCs 等。在观察电刺激引起的突触反应时，如记录不到突触反应电位，可以稍微移动刺激电极位置，或者检查脑片活性程度，必要时更换脑片。通常采用 0.1～0.2ms 的方波，0.1～3mA 的刺激强度，或者恒压 5～40mV。

总之，制备活性好的脑片是脑片膜片钳技术成功的前提，记录条件优化后，实验的稳定性、可重复性和准确性均比较高，脑片膜片钳技术是神经科学领域应用最广泛的实验技术之一。许多神经毒物可影响中枢神经系统的突触传递功能，运用脑片膜片钳技术可以实时、准确和高效地研究这些毒物的作用机制。

【注意事项】

1. 脑片制备的注意事项：

（1）注意无菌操作，尤其是对培养型脑片。

（2）切片机切片厚度设定好以后，务必把刻度盘锁上。

（3）取脑要迅速，从断头到取出完整鼠脑最好控制在 1min 以内。除此以外，手法要柔和灵巧，避免人为二次损伤脑组织。

（4）取出脑组织块后，置于冰冷切片液中的时间不要太久，在振动切片机槽底座固定过程中，防止对脑组织块的挤压、牵拉，并且不能让组织块干燥。同时还要固定牢固，防止切片过程中松脱并尽可能缩短这个操作过程。

（5）选取脑片不要太靠组织开顶端也不要太靠底座，在中间范围，选取合适的脑片进行使用。

（6）切片机槽中要保持有冰水混合物，使槽内温度维持在 0℃，以便降低脑组织代谢速率，且有一定硬度，利于切片，并能提高脑片存活质量。

（7）脑组织片厚度太薄（＜150μm）容易破坏神经元之间的突触联系，且不利于脑片存活。如果脑片过厚（＞500μm）容易导致内部细胞得不到充分的氧气，也会影像存活质量。

（8）在脑片培养过程注意观察脑片是否位于培养液-气体界面之间，如果脑片上部不能很好浸入培养液，可以在微孔膜插件内用刀片切割 1 个 3～5mm 的小孔，使培养液平面略微提高。

2. 脑片膜片钳记录的注意事项

（1）全细胞记录，一般要求电极电阻在 2～5MΩ，串联电阻小于 20MΩ，并且变化范围控制在 20% 左右。

（2）在负压吸引破膜时，施加负压的大小与细胞种类、细胞膜清洁程度和微电极尖端的大小、形状都有关系。另外，操纵手法的熟练程度也非常重要，需要反复摸索，总结经验。

（3）对于直径小于 5μm 的细胞，由于空间钳位问题，不容易形成封接，且破膜面积大，记录的结果很难认为是全细胞电流。

（4）记录自发突触后反应时，注意突触反应的频率受温度影响较大。可以通过调节灌流液的温度来影响合适的突触反应频率。

（5）一般记录的突触后反应通常是多突触反应的叠加，这包括去极化和超极化反应，可以用特异性的药物阻断不在研究范围的突触活动。

【应用领域】

从 20 世纪 80 年代，离体脑片电生理研究已经发展到不同脑区，如有大脑皮层、小脑、海马、下丘脑、纹状体等区域脑片和脊髓薄片。脑片和脊髓薄片的来源也越来越广泛，包括有大鼠、小鼠、猫、豚鼠及青蛙、蝾螈等。离体脑片研究也逐步打破了纯粹单一电生理研究，发展到了病理生理、生物化学、分子生物学、药理学、神经病学和麻醉学等领域。

离体脑片除了兼具在体脑和离体神经元的特点外，还有如下优点。

1. 药物、试剂通过加入灌流液，可直接进入脑片，作用于脑组织，排除了血脑屏障的干扰。

2. 在离体脑片上进行电生理研究，通常可以获得高质量、长时间的记录。机械稳定性相对较好。

3. 脑片神经细胞外环境比较容易控制，非常适合药理学研究。

4. 分离神经元经过培养后，基因表达、离子通道在细胞膜上的分布、性质及突触联系都有可能发生明显变化。离体脑片神经元离子通道活性通常可以保持十几个小时甚至更长时间的稳定。

在离体脑片中，海马脑片由于具有有序的神经元和纤维排列、完整的神经解剖环路、纤维和突触部位很容易定位的特点，非常便于膜片钳电生理实验操作。海马脑片已经成为目前研究突触可塑性及学习记忆的优选标本。在脑组织解剖部位上，海马属于对缺氧缺血比较敏感的地方，因此海马脑片也广泛用于脑缺氧损伤机制和缺氧损伤药物保护的研究中，成为离体缺氧损伤的理想模型。

第三节 液相-质谱联用仪

液相色谱-质谱联用仪 (liquid chromatograph mass spectrometer, LC-MS), 是液相色谱 (LC) 与质谱 (MS) 联用的仪器。它结合了液相色谱仪有效分离热不稳性及高沸点化合物的分离能力与质谱仪很强的组分鉴定能力。是一种分离分析复杂有机混合物的有效手段。

【仪器原理】

LC-MS 以液相色谱作为分离系统, 质谱为检测系统。样品在色谱部分由进样器注入色谱系统, 由流动相携带进入到色谱柱进行分离, 分离后的组分进入检测系统, 即质谱部分。质谱部分的离子源将被分析的样品分子电离成带电荷的离子, 这些离子被加速导入质量分析器中, 经质谱的质量分析器将离子碎片按质量数分开, 经检测器得到质谱图。根据质谱峰的位置进行物质的定性和结构分析, 根据峰的强度进行定量分析。液质联用体现了色谱和质谱优势的互补, 将色谱对复杂样品的高分离能力, 与质谱具有高选择性、高灵敏度结合, 可分析多个化合物, 甚至可以跨越化合物的种类, 是一种分离分析复杂有机混合物的有效手段, 适用分析大分子、不挥发、热不稳定、极性的化合物。

【结构组成】

液相色谱-质谱联用仪的基本结构包括: 进样系统 (LC)、离子源、质量分析器、检测器 (图 12-5)。

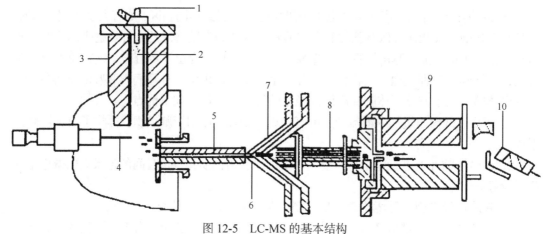

图 12-5 LC-MS 的基本结构

1. 液相入口; 2. 雾化喷口; 3. 离子源; 4. 高压放电针; 5. 毛细管; 6. CID 区;
7. 锥形分析器; 8. 八极杆; 9. 四极杆; 10. 高能倍增器电极 (HED) 检测器

1. 真空系统 质谱仪的离子源、质量分析器和检测器必须在高真空状态下工作, 以减少本底的干扰, 避免发生不必要的离子-分子反应。所以质谱反应属于单分子分解反应。利用这个特点, 我们用液质联用的软电离方式可以得到化合物的准分子离子, 从而得到分子量。

由机械真空泵 (前极低真空泵), 扩散泵或分子泵 (高真空泵) 组成真空机组, 抽取离子源和分析器部分的真空。只有在足够高的真空下, 离子才能从离子源到达接收器, 真空度不够则灵敏度低。

2. 进样系统

把分析样品导入离子源的装置，包括：直接进样、GC、LC 及接口、加热进样、参考物进样等。

（1）离子源：使被分析样品的原子或分子离化为带电粒子（离子）的装置，并对离子进行加速使其进入分析器，根据离子化方式的不同，有机质谱中常用的有如下几种，其中 EI 和 ESI 最常用。

EI（electron impact ionization）：电子轰击电离，硬电离。

CI（chemical ionization）：化学电离，核心是质子转移。

FD（field desorption）：场解吸，目前基本被 FAB 取代。

FAB（fast atom bombardment）：快原子轰击，或者铯离子（LSIMS，液体二次离子质谱）。

ESI（electrospray ionization）：电喷雾电离，属最软的电离方式。适宜极性分子的分析，能分析小分子及大分子（如蛋白质分子多肽等）。

APCI（atmospheric pressure chemical ionization）：大气压化学电离，更适宜做弱极性小分子。

APPI（atmospheric pressure photo spray ionization）：大气压光喷雾电离，更适宜做非极性分子。

MALDI（matrix assisted laser desorption）：基体辅助激光解吸电离。通常用于飞行时间质谱和 FT-MS，特别适合蛋白质，多肽等大分子。

其中 ESI、APCI、APPI 统称大气压电离（API）。

（2）质量分析器：是质谱仪中将离子按质荷比分开的部分，离子通过分析器后，按不同质荷比（M/Z）分开，将相同的 M/Z 离子聚焦在一起，组成质谱。

质量分析器的分类：四极质谱仪（Q）；飞行时间质谱仪（TOF）；离子阱质谱仪（TRAP）；傅里叶变换-离子回旋共振质谱仪（FT-ICRMS）；串列式多级质谱仪（MS/MS）。其中，串列式多级质谱仪分为四极＋TOF（Q-TOF）、三重四级（QqQ）、TOF＋TOF。

3. 检测器　质谱仪常用的检测器有直接电检测器、电子倍增器、闪烁检测器和微通道板等。电子倍增器运用从质量分析器出来的离子轰击一系列电极，使二次电子获得不断倍增，最后由电极接受电子流，使离子束信号得到放大。

【操作方法】

1. 开机方法

（1）打开质谱电源开关至"ON"状态，打开真空开关电源至"ON"状态；用放电针堵上离子传输毛细管；真空开关开启约 1h 后，打开电子开关电源；打开数据处理系统，即打开计算机。

（2）计算机与仪器通讯正常后，双击桌面"Quantum Tune"图标，打开调谐界面，点击心形图标，选择"Vacuum"项，检查仪器真空状态，当真空度低于 $10^{-3}\sim10^{-5}$Pa 时，进行参数的优化。

（3）质谱仪信号稳定以后，打开液相色谱泵、自动进样器开关；待各模块指示灯显示正常后，双击桌面"LC- quan"图标，进入仪器分析界面，平衡系统后，设定色谱参数和质谱参数，设定样品序列表进行分析。

2. 化合物 ESI/MS/MS 质谱条件优化建立

（1）双击桌面图标，打开"Quantum Tune Master"界面；在"Tune Master"中界面上，选择菜单"Workspace"，选择"Compound Optimization Workspace"按钮，显示"Compound Optimization"工作界面。

（2）设置优化参数：选择"Optimization Modes"（优化模式），"MS Only"按钮。

（3）选择"Optimization Modes"（优化模式）：MS＋MS/MS 按钮。

（4）优化结束后，选择"Accept"，并选择"Save tune as"，保存质谱方法。

3. 化合物 LC/MS/MS 方法建立

（1）在"LC-quan"分析系统主界面，选择"Instruments"，对仪器各模块（Accela As，TSQ quantum，Accela pump）条件按标准进行设置。

（2）样品序列建立及样品分析，在"LC-quan"分析系统主界面，选择"Acquisition"，进入界面后选择"Setup"，设置样品分析批顺序，点击"Acquire"运行批顺序。

4. 定量数据处理　在"LC-quan"分析系统主界面，选择"Quantitate"，进入界面后选择"Method"，进行单个标准品的定性定量条件设置分析。选择"Sequence"，进入界面，选择"Create"按钮，把原始数据拖到相应的位置，进行"Survey"观察批顺序分析结果。

5. 报告生成　双击桌面"Xcalibur"图标，选择并打开所需的报告模板。点击"Select Samples"，选择要生成报告的数据文件，点击"Add All"按钮，点击"OK"即可。

6. 关机方法　双击桌面"TSQ"图标，打开"Quantum Tune Master"界面，将质谱设置为待机"Standby"状态；先关闭电子开关、再关闭真空开关；大约 3min 后关闭质谱主电源开关，关闭液相各部分模块电源。

【注意事项】

1. 流动相的要求　流动相应避免使用非挥发性添加剂、无机酸、金属碱、盐及表面活性剂等试剂。色谱流动相一般选择色谱纯级甲醇、乙腈、异丙醇；水应充分除盐，如超纯水或多次石英器皿重蒸水。流动相的添加剂，如甲酸铵、乙酸铵、甲酸、乙酸、氨水、碳酸氢铵应选择分析纯级以上的试剂，慎用三氟乙酸。挥发性酸、碱的浓度应控制在 0.01%～1%（体积比），盐的浓度最好保持在 20mmol/L 以下。

2. 试样的要求　所有试样必须过滤，盐浓度高的试样应预先进行脱盐处理。鉴于高浓度和离子化能力很强的试样容易在管道残留形成污染，且难以消除，未知样品分析时应遵循浓度宁稀勿浓、由低到高的规律。采用直接进样方式时，试样溶液的浓度一般不宜高于 20μg/ml，若浓度高于 10μg/ml 时信号值仍偏小，应考虑所用条件、参数、离子检测模式等是否合适，仪器状态是否正常等。混合物试样一般不宜采用直接进样方式分析。

3. 离子源的选择　根据待测样品的性质选择合适的离子源、检测离子的极性和模式及参数。在开机前完成离子源的更换和安装。

4. 流速的选择　应根据离子化方式的不同，选择导入离子源的液体流速，并采用恰当的接口参数辅助流动相挥发，减少对质谱的污染，提高检测灵敏度。尽管电喷雾离子化可在 1μl/min～1ml/min 的流速下进行，大气压化学离子化允许的流速可达 2ml/min，常规 ESI 分析的适宜流速为 0.1～0.3ml/min，APCI 为 0.2～1.0ml/min。当色谱分离因采用常规柱而使用较大的流动相流速时，需在色谱柱后对洗脱液分流，仅将一定比例的液体引入离子源分析。

5. 样品分析　在进行样品分析前,应先优化液相色谱条件,实现混合样品的良好分离。

（1）定性分析单级质谱:通过选择合适的 Scan 参数来测定待测物的质谱图。串联质谱分析则选择化合物的准分子离子峰,通过优化质谱参数,进行二级或多级质谱扫描,获得待测物的质谱。高分辨质谱可以通过准确质量测定获得分子离子的元素组成,低分辨质谱信息结合待测化合物的其他分子结构的信息,可以推测出未知待测物的分子结构。

（2）定量分析:　采用选择离子检测（STM）、选择反应检测（SRM）或多反应监测（MRM）等方式,通过测定某一特定离子或多个离子的丰度,并与已知标准物质的相应比较,质谱法可以实现高专属性的定量分析,其选用的内标化合物可以是待测化合物的结构类似物或稳定同位素标记物;外标法和内标法是质谱常用的定量方法,内标法具有更高的准确度。

【应用领域】

1. 医药学　药物代谢、药物动力学、杂质分析、天然产物分析。

2. 生物化学　肽、蛋白质、寡核苷酸、糖分析。

3. 环境化学　农药和农药残留分析、有机污染物、土壤/食品/水分析。

4. 临床医学　新生儿检查、糖化血红蛋白（糖尿病）、血红蛋白变异、胆酸分析。

5. 食品科学　香料、添加物、包装物、蛋白质、致癌物分析。

6. 法医学　滥用药物、爆炸物、兴奋剂检测。

7. 兽医学　兴奋剂、磺胺类药物、抗体检测。

8. 合成化学　有机金属化合物、有机合成物检测。

9. 有机化学　表面活性剂、染料检测。

第四节　旋转蒸发仪

旋转蒸发仪是一种在医药、卫生、化工等行业被广泛使用的蒸发仪器,可用于药物或化工原料的浓缩和干燥,并能回收多种溶剂,起到分离和纯化的作用。同时由于需要的温度较低,可防止热敏性物质的分解。

【仪器原理】

旋转蒸发仪的基本原理是减压蒸馏,通过降低密闭容器内的压力导致液体内成分的沸点下降,使其易于蒸发。在真空负压条件下,应用恒温加热装置使瓶内温度达到溶剂的沸点,再通过蒸馏瓶的持续恒速转动,增大瓶内溶剂在瓶壁形成的薄膜面积,由此达到高效蒸发的目的。蒸发后的溶剂蒸气在高效玻璃冷凝器的作用下迅速冷却,回收于收集瓶中。

【结构组成】

旋转蒸发仪的基本结构可分为五大系统,分别是真空系统、加热系统、旋转系统、冷凝系统和接受系统（图 12-6）。

1. 真空系统　利用真空泵对旋转蒸发瓶抽气获得真空状态,有助于降低溶剂沸点温度、提高蒸馏性能。

2. 加热系统　通过水浴锅加热,使旋转蒸发瓶内的温度接近溶剂沸点,使瓶内溶剂在负压状态下更易于蒸发。

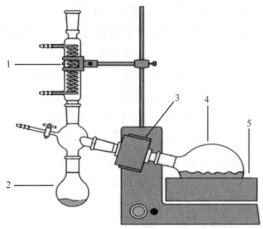

图 12-6 旋转蒸发仪的基本结构示意图
1. 冷凝器；2. 收集瓶；3. 选择系统；4. 旋转蒸发瓶；
5. 水浴锅

3. 旋转系统 在马达的带动下不断旋转蒸发瓶，可使瓶内样品混合均匀，避免固定加热蒸汽瓶的某一部分。通过旋转还可在蒸发瓶内形成薄薄的溶剂膜，增大溶剂的蒸发面积，提高蒸发速率。

4. 冷凝系统 当溶剂达到沸点蒸发后，蒸汽迅速进入冷凝器（通常采用双蛇形或指形），也可通过冷凝介质（干冰、丙酮等）的作用，使蒸汽冷却，变为液态。

5. 接收系统 收集瓶收集冷凝的液态溶剂。

【操作方法】

1. 打开循环冷凝水，初次使用前请仔细阅读操作规程，严格按规程操作。

2. 将液体缓慢加入旋转蒸发瓶内，加料总量不能超过蒸发瓶的一半，擦干净蒸发瓶口并装好。将水浴锅放在旋转瓶下方，使蒸发瓶浸入水浴锅内，调整蒸发瓶高度至瓶内液面与水浴液面平行。

3. 检查密封圈是否完好，各瓶口是否已经密封好。

4. 根据瓶内液体性质设定水浴锅加热温度。

5. 打开真空泵，达到一定真空度后打开旋转开关，调节旋钮至最佳转速（一般不超过 180r/min）；观察瓶内溶剂蒸发情况，如蒸发不明显，可缓慢升高水浴锅温度至有液体蒸发为止，同时观察冷凝管液体滴下情况。

6. 当冷凝管内再无液体滴下，说明蒸发已经完成，此时将旋转速度旋钮调到"0"。

7. 待蒸发瓶停止旋转后，用手扶住蒸发瓶以防止掉落，并打开加料开关，使蒸发瓶环境与大气相通，同时降低水浴锅高度。当瓶内气压与大气压相同时，真空度为零，再将蒸发瓶轻轻取下。

8. 关闭恒温水浴锅和真空泵的开关，取出收集瓶内的溶剂，倒掉蒸发瓶内的剩余物，清洁各个部件并安装。

【注意事项】

1. 由于水浴锅中水温较高，水分不断蒸发，需定时查看，当锅内水位较低时必须加水，防止水位过低，不能与蒸发瓶充分接触，无法有效促进溶剂的蒸发。

2. 当蒸发瓶内真空度不够时，仔细检查各个接头和管道的密封是否良好。

3. 蒸馏结束后，先将水浴锅降下或将蒸馏烧瓶升上来，待瓶内空气冷却后方能打开开关放入空气，以防因气压原因导致液体污染真空泵。

4. 清洗过程中必须小心轻放，严防破坏玻璃器皿。

【应用领域】

旋转蒸发仪的操作简便易行，可快速而温和地对绝大多数溶剂进行蒸馏，由于加热温度较低，特别适用对高温敏感容易分解变性的生物制品的浓缩提纯。也可用于连续蒸馏大量易挥发性溶剂，分离和纯化反应产物。目前，主要用于医药、化工和生物制药等行业的浓缩、结晶、干燥、分离及溶剂的回收。

第五节　摇摆制粒机

摇摆制粒机是一种将潮湿粉末状混合物，在旋转滚筒的正、反旋转作用下，强制性通过筛网而制成颗粒的专用设备。该机主要适用于医药领域。

【仪器原理】

摇摆式制粒机可将潮湿的粉料或块状的干料研制成所需的颗粒，其筛网采用金属丝网，装拆简易，松紧可调。机械主要部件封闭在机体内，并附有润滑系统，生产过程运转平稳。摇摆制粒机是以机械传动，在摩擦力的作用下，滚筒自转，粉状物料在旋转滚筒的正、反旋转下从筛网孔中排出，送出机外。调节筛网的紧松与滚筒的转速，可在一定程度上控制颗粒的粒度与密度（图 12-7）。

【结构组成】

其主要结构是在加料斗底部装有一个钝六角形棱柱状转动轴，转动轴一端连接于一个半月形齿轮带动的转轴上，中端用一圆形帽支住，借机械力做摇摆式往复转动，使加料斗内的软材料装于筛网后成为颗粒（图 12-8）。

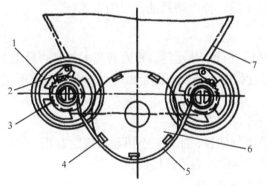

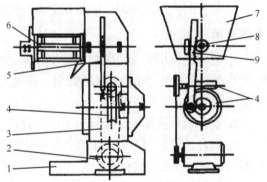

图 12-7　摇摆制粒机的工作原理
1. 手柄；2. 棘爪；3. 夹管；4. 七角滚轮；5. 筛网；
6. 软材；7. 料斗

图 12-8　摇摆式制粒机整体结构
1. 底座；2. 电动机；3. 传动皮带；4. 蜗轮蜗杆；5. 齿条；
6. 七角滚轮；7. 料斗；8. 转轴齿轮；9. 挡板

1. 主体　机身为一独立长方柱体，其上装置封闭轴承座与料斗连接，料斗伸向机体外，其下装有 V 形底盘，着地面广而平，可任意放置室内使用。

2. 颗粒制造装置　旋转滚筒横卧置在料斗的下面，前后有轴承支座，它通过齿条的传动，倒顺回转，端面的前轴承盖为活动式，装拆时，只要旋下一个翼形螺母，轴承盖和旋转滚筒即可抽出，放置滚筒的两端制有凸形的方环，嵌入轴承室内，这样可防止油污渗入粉子和不致黏结塞住。

3. 减速箱　采用蜗轮传动，速比 1：12；箱内可储机油，保证齿轮润滑良好及无杂音；

箱上有视镜可观察，观察运转情况及储油量；蜗轮外端装有偏心轴，带动齿条作往复运动。

4. 筛网夹管　装置在旋转滚筒的两旁，用钢管制造，中间开有一条长槽，筛网的两端嵌入槽内，转动花形手轮将筛网包在旋转滚筒的外圆上，手轮内有齿轮撑住，松紧可以进行调节。

5. 电机架　一条与螺杆拴牢，电动机装在铁板上，当转动螺杆栓时，电动机上下运动，供调节皮带。

【操作方法】

1. 开机前要先检查机器各部分紧固件是否有松动现象，如有应急时处理，料斗内不能有杂物，蜗轮减速机内润滑油是否足量，不足应即时加满。

2. 机器的控制开关采用电气控制组合开关，位于机身左侧，可直接控制电机启动和停止，准备生产前应使机器空运转 2min，无异常现象方可工作。

3. 在五角滚刀两侧有两根筛网紧杆，竖杆顶端装有胶木捏手和棘轮，向料斗外侧旋转捏手，可使筛网绷紧，棘轮棘爪防止筛网松动，工作时应拧紧料斗上两只紧定螺钉，防止筛网竖杆轴向窜动。

4. 筛网号数的选择应根据所需制颗粒粗细而定，操作者根据需要目数自备。

5. 筛网宽度等于料斗内档长度 200mm。长度应能保证包住五角滚刀，两端边嵌入筛网竖杆槽中并至少包绕一周为合适。

6. 料斗前盖和齿轮轴后盖上各有一只调整螺钉，可分别调整五角滚刀和齿轮轴向间隙。

7. 如长时间不使用时，应将机器全身擦拭干净，擦上防锈油，再用布盖好。

【注意事项】

1. 混合机使用前先将须加油处加好油，然后进行空载运转，检查各紧固件是否松动，电气是否正常，混合机是否运转正常，在使用过程中，如发现混合机震动异常或发出不正常的声音，应立即停机检查。

2. 混合机更换品种必须将料斗内、外冲洗干净。

3. 混合机将加料口转至上面，打开加料盖进行加料，加料量不可超过规定容积，然后关紧加料盖，开动混合机进行运转，途中如发现异常，必须停机检查。

4. 电器控制零件应保持清洁灵敏，发现故障应及时修复。

5. 机件每月定期检查 1～2 次，检查部位为蜗轮、蜗杆、轴承、油封等，各运转部分转动是否灵活，紧固件是否松动，发现异常情况应及时处理。

6. 使用结束后，应刷清混合机各部分的残留物料，若停用时间长，必须将混合机全部揩擦清洁，机件表面涂上防锈油，并使用篷布盖好。

【应用领域】

摇摆式颗粒机适用于制药厂、化工厂、食品厂、科研单位、实验室、医院、保健品厂批量生产、陶瓷、冶金等行业。

1. 摇摆制粒机在制药方面主要用于生产各种规格的颗粒，烘干后供压制成各种成型制品，该机亦可用于粉碎凝结成块状的药物干料。

2. 在化学药品方面用作混合粉末研成颗粒，烘干后供压制片剂，又可以粉碎在储存期间凝结成块的物品，或在化学加工过程中所结成的块。

3. 在食品工业规划中用作处理糖果及糖混合物和麦芽牛乳品。

4. 在科研单位和实验室最重要的一个工作就是饲养动物，养动物就需要饲料，尤其是实验中需要通过饲料制造不同动物模型，所以在实验室中制粒机可以用来制作不同规格的饲料。

5. 在保健品行业的主要用途是通过筛网可以将潮湿的粉末原料研成颗粒。

6. 在其他工业上如陶瓷、塑料等可将混合料制成成型颗粒。

第六节　崩　解　仪

崩解仪是根据《中华人民共和国药典》（以下简称药典）有关片剂、丸剂等崩解时限检测的规定而研制的机电一体药检仪器。用于对固体制剂的片剂、糖衣片、薄膜衣片、肠溶衣片、浸膏片和胶囊等药物进行崩解时限试验，主要适用于医药行业。崩解时限是片剂、胶囊和滴丸制剂的重要控制指标。崩解时限检查一般采用崩解仪进行（图 12-9 ）。

【仪器原理】

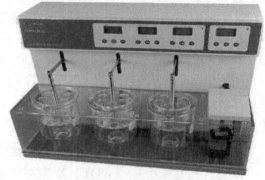

根据药典中规定的崩解时限检查法，采用微机对时间、温度实现高精度控制技术，可对片剂、丸剂的崩解时限进行检测。常用的升降式崩解仪的主要原理为提供一个与人体胃器官相类似的试验环境，以准确地测试出制剂的崩解时限。

图 12-9　市售崩解仪

【结构组成】

采用升降式崩解仪，主要结构有可升降的金属支架与下端镶有筛网的吊篮（图 12-10），并附有挡板（图 12-11）。

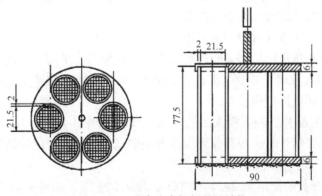

图 12-10　升降式崩解仪吊篮结构

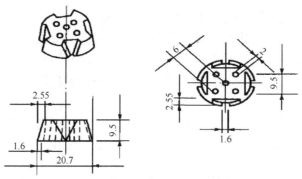

图 12-11　升降式崩解仪挡板结构

1. 吊篮　玻璃管 6 根，管长 77.5mm±2.5mm；内径 21.5mm，壁厚 2mm；透明塑料板 2 块，直径 90mm，厚 6mm，板面有 6 个孔，孔径 26 mm；不锈钢板 1 块（放在上面一块塑料板上），直径 90mm，厚 1mm，板面有 6 个孔，孔径 22mm；不锈钢丝筛网 1 张（放在下面一块塑料板下），直径 90mm，筛孔内径 2.0mm；以及不锈钢轴 1 根（固定在上面一块塑料板与不锈钢板上），长 80mm。将上述 6 根玻璃管垂直置于 2 块塑料板的孔中，并用 3 只螺丝将不锈钢板、塑料板和不锈钢丝筛网固定。

2. 挡板　为一平整光滑的透明塑料块，相对密度 1.18～1.20，直径 20.7mm±0.15mm，厚 9.5mm±0.15mm；挡板共有 5 个孔，孔径 2mm，中央 1 个孔，其余 4 个孔距中心 6mm，各孔间距相等；挡板侧边有 4 个等距离的 V 形槽，V 槽上端宽 9.5mm，深 2.55mm，底部开口处的宽与深度均为 1.6mm。

【操作方法】

1. 仪器放置的工作台必须坚固平稳，减少振动。

2. 把仪器电源开关（SWITCH）、电加热器开关（HEATER）和电机开关（DYNAMV）置于关闭位置（OFF），插上电源插头（电源必须保持接地良好）并把水箱向里推紧。

3. 接通电源，打开电源开关（SWITCH），温度显示屏应有指示，时钟显示屏应闪亮。

4. 打开电机开关（DYNAMV），将升降杆升至最高位置，然后将吊篮紧定螺钉拧松，放下吊篮，把吊篮取下然后在水箱中注入低于 37℃的常水至刻度线，在烧杯中按要求注入所检药品药典规定的测试溶液并放入水箱。

5. 打开电源加热开关（HEATER）开始加热，将温度预置器预置在 37℃，观察电子温度计上加热显示发光指示标记，▲红色箭头表示正在加温，▼向下绿色箭头表示恒温。

6. 待水温达到要求时，开动电机开关（DYNAMO），将吊篮调整至规定位置，并调整烧杯试液至规定，即可进行测试。

7. 取待测样品 6 片，分别投入吊篮的 6 个玻璃管中（每管一片），并开启电机开关（DYNAMO），即开始计时，按药典要求进行崩解试验，并判定试验结果。

8. 如需复试，则应按规定加上挡板。

9. 手动-自动开关的使用（MAN-AUTO），崩解试验前，如将手动-自动转换开关置于手动（MAN）位置，则崩解电机直接由电机开关（DYNAMO）控制，如置于自动位置时，则由电机开关（DYNAMO）开启，关闭时间则由定时控制器控制。在使用自动时，应先设定定时报警时间。

【注意事项】

1. 开机前，首先检查供电电压是否与本机使用电压 220V 相同，机壳必须良好接地。

2. 本仪器所有控制装置全部装在面板后的抽斗内部，使用前要检查各接插件是否牢固。

3. 水箱右上角装有热敏电阻，应与水面接触，同时接插件必须接触良好，否则温控失去作用，造成水温无限升高，甚至烧坏部件，为此，使用前一定要注意检查。

4. 严禁在水箱不盛水的情况下开启加热开关。

5. 如需调节水温高低，只需调节面板上恒温微调电位器即可。

6. 各传动部位要经常加油，玻璃热敏电阻要保持清洁，注意不要损坏热敏电阻玻璃管。

【应用领域】

崩解仪主要应用领域包括如下几种。

1. 片剂检查　薄膜衣片、糖衣片、肠溶衣片、含片：将吊篮通过上段的不锈钢轴悬挂于金属支架上，浸入 1000ml 烧杯中，并调节吊篮位置使其下降时筛网距烧杯底部 25mm，烧杯内盛有温度 37℃±1℃ 的水，调节水位高度使吊篮上升时筛网在水面下 15mm。

2. 胶囊剂检查　硬胶囊剂和软胶囊剂除另有规定，取供试品 6 粒，按片剂装置与方法（如胶囊漂浮于液面，可加挡板）检查。硬胶囊应在 30min 内全部崩解，软胶囊应在 1h 内全部崩解。软胶囊可改在人工胃液中间检查。如有 1 粒崩解不符合规定，应另取 6 粒复试，均应符合规定。

3. 滴丸剂检查　按片剂装置，但是不锈钢筛网的筛孔内径应为 0.425mm；除另有规定外，取试品 6 粒，按上述方法检查，应在 30min 内全部溶散，包衣滴丸应在 1h 内全部溶散，如有 2 粒不能全部溶散，应另取 6 粒复试，均应符合规定。

第七节　滴　丸　机

滴丸机是用于生产加工滴丸剂的一种大型器械，属于药物制剂器械，在金属、食品、药品等行业被广泛应用。市面上常用的滴丸机主要是空心滴丸机和实心滴丸机，空心滴丸机的应用较为广泛。

【仪器原理】

在重力作用下，溶解、乳化或稀释的滴制物质，在滴制过程中形成球状形态，并且能够迅速地使该物质定型或固化。主要是利用不同物质之间不相融及中立的作用来进行工作的。

【结构组成】

滴丸机由四个系统组成：药物调剂供应系统，动态滴制收集系统，循环制冷系统和电气控制系统（图 12-12）。

1. 药物调剂供应系统　由保温层、加热层、调料桶、电动减速搅拌机、油浴循环加热泵（电机为调速电机，调节时要确保不得高于 150r/min）、药液输出开关、压缩空气输送机构等组成。

作用：将药液与基质放入调料桶内，通过加热搅拌制成滴丸的混合药液，然后通过压缩空气将其输送到储液罐内。

2. 动态滴制收集系统　储液罐内的药液通过操作由滴头滴入到甲基硅油或液体石蜡

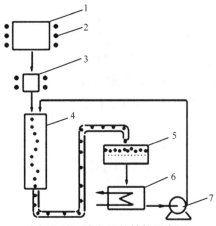

图 12-12 滴丸机的结构示意图

1. 物料储槽；2. 电热器；3. 分散装置；4. 冷却柱；
5. 过滤器；6. 冷却液槽；7. 循环泵

中，液滴在温度梯度（温度由高到低）和表面张力的作用下适度充分的收缩成丸。滴丸成型圆滑，丸重均匀。冷却油泵出口装有节流开关，通过调节冷却油泵节流开关的开启度控制油泵的流量，使冷却剂在收集过程中保持了液面的平衡。

3. 循环制冷系统 为了保证滴丸的圆度，避免滴制的热量及冷却柱加热盘的热量传递给冷却液，使其温度受到影响，采用进口组合的制冷机组，通过不锈钢制冷器控制制冷箱内冷却剂的温度，保证了滴丸的顺利成型。

4. 电气控制系统 设备面板上设有电气操作盘和各参数显示器；各项参数设置简单直观，从此即可按照提示进行操作。

【操作方法】

1. 整机接入电脑，主机接好压缩空气管路，调整压力在 0.5MPa。打开主控开关，滴丸机滴头侧面的照明灯点亮。表示主机电源已经接通；同时，触摸屏自动进入操作画面。

2. 根据需要，点击"系统运行"。

3. 系统进入"手功状态"后，点击"参数设定"，设定各参数，然后点击"确认"键。按"返回"键，系统返回操作画面。

4. 点击"加热"键和加热油泵的"开关"键，系统进入"预热状态"（这个过程需要 1~2h）。到达设定温度后，系统加热状态将自动关闭或手功关闭，停止加热。

5. 点击"制冷"开关。系统进入制冷状态，压缩机和风机开始工作（这个过程需要 1~2h）。到达设定温度后，关闭制冷机。"制冷"与"加热"过程可以同步进行，这样可以缩短准备工作的等待时间。

6. 点击"磁力泵"开关，使冷却液进行循环。同时拉动滴料罐左侧汽缸升降模向阀使冷却柱升起。

7. 点击"管口加热"开关，使冷却柱上端达到设定温度。

8. 滴制：点击菜单中的"自动"键。自动运行过程如下：当制冷、加热温度达到其设定要求时，系统自动开始进行搅拌。当达到设定的搅拌时间后，系统自动打开"加料管阀门"加药。滴料罐加满后，"加料管阀门"自动关闭。同时，手动打开"滴头"开关开始滴制，同步自动打开"传送带"的开关，至此设备全面开始运转。在药液液位降至"滴料罐"下限液位时，系统再次打开"加料管阀门"加药，再自动滴制。当加药时间已到，而药液液位未达到"滴料罐"上液位时，触摸屏上出现警告"料已用完，请转手动"状态，此时，按下"手动"键，使系统变"自动"状态为"手动"状态，至此自动远行过程结束。

9. 清洗：当本次药液滴制完毕，不再滴制，或需要更换另一种药液时，需要对"调料罐"及管路等滴制系统进行清洗。

清洗的具体步骤如下所示。

（1）关闭系统程序：①滴头开关；②冷却油泵；③制冷系统；④将冷却柱降下；⑤放

上滴料罐下部的接水盘；⑥关闭真空处的阀门。

（2）加水：从加料口或进水口向"调料罐"内注入适量 90℃以上的热水。

（3）清洗：卸下滴头和内分流器，换上单孔滴头，从滴头出口处外接导水管至废水桶。打开空压机，点击打开"加料管阀门"使热水注入"滴料罐"内，打开"滴头"开关，废水在压力的作用下流出，关闭"滴头"开关。如此反复数十次，直至滴制系统清洗干净，"调料罐"内的水全部流出为止，更换上干净的滴头。

10. 关闭系统：清洗完毕后，关闭空压机；打开调料罐放气阀，放出压缩空气；再关闭触摸屏，最后关闭总电源。

【注意事项】

1. 使用滴丸机时，内置化料罐油缸温度上下限一般相差 10℃。

2. 室内温度高时制冷温度上限 5℃，下限 4℃，一般在 10℃以下，上下限温度一般相差 5℃。

3. 室内的温度过高时，应注意制冷必须长时间打开，以免温度上涨。

4. 滴丸机汽缸的温度探测器和硅油里的探测器都必须放在油里面。

5. 打开配料罐灌口前，必须先把气都放出来，避免气压过大将盖喷出伤人。

6. 将滴丸机主机或配料罐里面的料或水放出时必须把气放出来，避免里面的高气压将料或水喷出来，造成危险。

7. 清洗滴丸机主机时，必须把设备的气压调小。

8. 上料的时候，如果气压太大了，会导致上面的管道堵塞。

9. 滴丸的时候，气压如果太大，上料的时候容易成条状，不成丸状，也会造成堵塞。

10. 化料时一般油浴温度在 100℃，料液温度在 65℃时，可将油浴温度调到 90℃。

11. 滴丸机管口的温度不能高到 55℃。如达到，此时需要降温。

12. 滴丸机滴丸离心完成后，必须拿出来，因为时间长了会变色。

13. 油浴温度不能超过 100℃，超过 100℃导热油就会冒出。

14. 滴丸机里的硅油如果太少则会导致冷却温度过高，会造成堵塞。

15. 滴丸机上料时不能搅拌。

16. 滴丸机操作中，如果滴丸的重量小了，需要改手动，上料的时候要关闭滴头，再进行上料。

17. 滴丸机的离心机在离心的时候不能有震动。

【应用领域】

滴丸机一般用于药品制剂、保健品、食品及化工产品等行业。一台产业化的滴丸机涵盖了多学科专业的设计，制药工程、制冷工程、流体力学、电气自动化，机械设计及液压与传动等多学科技术。

第八节　药检片剂硬度测定仪

硬度是片剂类药物的重要力学指标之一。由于药物在包装、运输或储存过程中可能出现磨损或破坏，片剂类药物需要具有一定的硬度，同时片剂硬度也是影响药物溶出速度的原因之一。因此，在药物被生产出来后，需要通过检测片剂硬度来检验药品的制作工艺和质量是否合格。

【仪器原理】

药检片剂硬度测定仪是一种制药行业和实验室常用的检测设备，用于检测片剂的强度极限、厚度及直径，正确反映药物的硬度，为临床准确用药和科学研究提供指导作用。药检片剂硬度测定仪的工作原理是利用材料抵抗硬物体压入其表面的能力，将片剂放入测定仪并施压，通过力传感器，感应片剂压碎过程中力的变化，再将变化的大小通过高速运算放大器放大，经数字模拟信号转换器将压力信号转换成数字信号。最后，这种压力信号-数字信号可直接在屏幕上显示出来（图 12-13）。

【结构组成】

传统药检片剂硬度测定仪由压力表、液压传动装置、手动泵、压头、升降丝杆等构成，随着科技的发展，通过对传统仪器进行改进，生产出了操作简便，结果可靠的新型检测仪。新型测定仪通常分为五大系统：电脑控制系统、传动压力系统、荷重传感系统、信号处理系统和数字显示系统。

1. 电脑控制系统 是片剂硬度测定仪的核心系统，整个检测过程都在电脑的控制下完成。片剂硬度测定仪采用高速单片微型计算机，通过压力转换器和模数信号的转换得到片剂硬度信息，还可同时检测片剂直径和厚度信息，测定结果准确快速。

2. 传动压力系统 是指对片剂施加压力的装置，与片剂直接接触的部位即压头。

3. 荷重传感系统 该系统负责将片剂受到的压力信号传输到信号处理系统。

4. 信号处理系统 硬度测定仪采用数模转换系统处理信号，又称 A/D 转换系统。经过电脑的高速运算，将从压头处传来的对片剂的压力信号转换成数字信号。力传感器输出的信号为毫伏级，经过直流放大后可达到伏级，再通过 A/D 转换后利用电脑采样，并在屏幕上显示结果。

5. 数字显示系统 早期使用的测定仪通过压力表显示片剂破碎时压力的大小，现在常用的显示设备是 LED 数码管显示终端，配制更高端的仪器，也可采用平板结构的液晶显示屏。信号处理系统处理后的结果通过屏幕显示，直观的反应片剂硬度大小，与压力表显示相比更精确（图 12-14）。

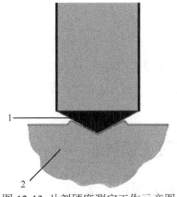

图 12-13 片剂硬度测定工作示意图
1. 压头；2. 待测片剂

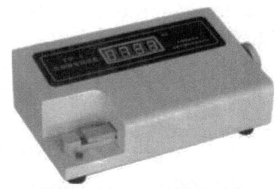

图 12-14 市售 YD-1 型片剂硬度测定仪

【操作方法】

1. 将仪器放在平稳的工作台上。开机预热，初次使用前请仔细阅读操作规程，严格按规程操作。

2. 测定前准备：片剂擦拭干净，确保被检测片剂表面干净无污染，油垢类污物会造成检测误差。如果片剂尺寸过小，需利用其他材料协助检测，如将片剂镶嵌于塑料等具有一定硬度的辅助材料上再进行检测。

3. 开机，设置测试力保持时间，根据片剂成分特点选择不同的保持时间，检测保持时间一般不少于 10s。

4. 将片剂或镶嵌于辅助材料上的片剂擦拭干净后置于传动压力系统的载物台上。

5. 选择测试力：根据片剂成分选择不同的测试力。市售片剂硬度检测仪（如 YD-1 型片剂硬度测试仪）常通过位于仪器侧面的变荷手柄进行选择，具体数值需根据标尺提示的测试力的大小进行选择。转动手柄，使手柄上的测试力值与屏幕上的显示一致。

6. 调整载物台，使片剂靠近压头端约 0.5mm 处。配备有显微观测系统的检测仪还可选择用显微系统观察片剂位置，更精细的调节片剂与压头之间的距离。

7. 旋转手柄，向药片施压，此时屏幕显示数值逐渐增加，表明施加给药片的压力值也越来越大。当药片破碎时，屏幕显示出最大压力值，该压力值即为片剂硬度值。

8. 检测结束后清洁载物台，关闭电源。

【注意事项】

1. 每次实验前提前 30min 开机预热，待系统稳定后再开始实验。

2. 完成首次片剂检测后首先清洁载物台，再进行第二次片剂检测。

3. 每一次片剂检测前都需要对仪器进行校正，避免出现实验误差。

4. 所检测的药片应提前 24h 拿到检测环境，避免不同环境时造成的影响。

5. 所检测环境的温度及湿度都应维持在一定的参数中。

6. 仪器使用完毕，温和清洁压头、传动部件和箱体。

【应用领域】

片剂硬度测定仪是测试片剂药物的硬度的专用仪器。根据药典的规定，无论是西药片剂，还是中药片剂，包括中药糖衣片，都需要具有一定的抗挤压和抗冲击的强度，应用片剂硬度测定仪对硬度进行测定，是确定药物质量的一种方法。片剂硬度测定仪的操作简便易行，广泛应用于制药厂、医药教研、科研和药检部门的实验室，是医疗相关行业的常用仪器之一。

第九节　减压干燥箱

当对潮湿的物料进行干燥处理时，干燥中会同时进行传热和传质两个过程。热量通过空气向被干燥物传播，蒸发被干燥物体表面水分称为传热；表面水分蒸发后，被干燥物体内部与表面之间出现水分浓度差，水分由浓度高的内部向浓度低的表面扩散过程称为传质。因此，在干燥过程中，当被干燥物体表面蒸气压与空气蒸气压的压差越大时，干燥过程就越快。

【仪器原理】

真空干燥是指物料在负压下，如在密闭的容器中抽去空气，加上适当加热达到负压状态下的沸点的干燥方式，又称减压干燥，真空干燥过程中的负压状态可减少被干燥物与空气的接触，使物料中多种有效成分不易氧化，并能减少污染，对被干燥物影响小，适用于热敏性或高温下易氧化物料的干燥。常见的真空干燥设备有真空干燥箱、低温带式连续真空干燥机等。

【结构组成】

减压干燥箱主要由箱体、内胆、抽真空系统和控温系统四大系统构成。不同型号的减压干燥箱在配制上略有差别，现将主要结构介绍如下（图 12-15）。

1. 箱体和内胆 箱体多采用优质薄钢板制成，内胆一般由不锈钢板或镀锌钢板制成。内外箱之间填充隔热材料。观察窗位于箱体正中央，采用双层玻璃材料，方便干燥过程中随时观察箱内被干燥物品的状况。

2. 抽真空系统 主要由真空表、真空泵和放气阀等部件构成。箱体内真空度可由真空表读数显示。

3. 控温系统 箱体内的温度由位于箱体前侧的控制面板控制，电源接通仪器自检后控制面板进入自动工作模式，干燥过程中干燥箱内的实时温度也通过控制面板显示。

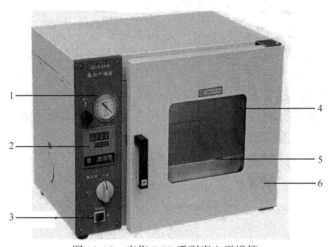

图 12-15 市售 DZF 系列真空干燥箱
1. 真空表；2. 控制面板；3. 电源开关；4. 观察窗；5. 托盘；6. 箱体

【操作方法】

1. 检查干燥箱门是否密封。

2. 连接电源，指示灯亮后设置加热温度和压力。

3. 将物料放入干燥箱内隔板上的托盘内。为使物料均匀受热，物料摆放时需留一定间隙以便均匀受热。

4. 关闭箱门，关闭放气阀，开启真空泵开始抽真空。当物料需要较长时间才能完全干燥时，干燥过程中会出现真空度下降的现象，此时需再次抽气恢复干燥箱内的真空度。

5. 当干燥箱内温度上升至设定温度时，加热指示灯忽亮忽暗，说明此时箱体内温度达到恒温状态。

6. 箱内温度和压力达到设定值后再观察 5～10min，防止样品外溢。当干燥时间较长时，干燥过程中需定时观察箱内样品情况。

7. 干燥结束后，首先关闭电源，缓慢打开放气阀门放入空气，结束真空状态，待气压恢复到零点后 5min 再打开箱门，取出干燥样品。

8. 实验结束后用软布彻底清洁干燥箱各部位。

【注意事项】

1. 使用仪器前先检查仪器干燥箱门是否密封，进气阀是否关好、抽气阀是否打开，有无短路或漏电，接地是否良好。

2. 黏稠物料干燥时控制干燥温度及单次干燥量，防止物料溢出。

3. 根据物料特点设置干燥温度和真空度。

4. 不同物料所需真空干燥时间相差较大，干燥具体时间根据实验目的和被干燥物的特性进行调节。

5. 真空泵长时间持续工作会缩短使用寿命，应避免长时间连续使用真空干燥箱。

6. 禁止对易燃、易爆、易产生腐蚀性气体的物品进行干燥。

7. 将物料平铺在托盘内，可增大干燥面积，缩短干燥时间。被干燥物堆积越厚，放置越密，干燥越慢，且易出现外干内湿的现象。

8. 放置物料的总重量勿超过规定重量。

9. 真空箱应保持清洁，防止污染。

10. 当真空箱不需连续抽气时，应遵循先关真空阀，再关真空泵电源的顺序操作，防止真空泵油倒灌至箱体内。

11. 减压干燥箱需放置在 5～40℃，相对湿度＜85%的环境中工作。

【应用领域】

减压干燥箱是药学及医学实验室的常备仪器之一，操作简便，适用于各种热敏性、易分解和易氧化物的干燥。广泛应用于生物化学、化工制药、医疗卫生、农业科研、环境保护等研究应用领域，可用于中药饮片、粉剂、丸剂、颗粒药、原料药、生药、蔬菜、水果、颜料等的加工。

第十三章 医学实验室其他专业大型仪器设备的使用

第一节 流式细胞仪

流式细胞仪（flow cytometer, FCM）是对高速直线流动的细胞或生物微粒进行快速的、多参数的定量分析和分选的仪器。它可以快速测量、存储、显示悬浮在液体中的分散细胞的一系列重要的生物物理、生物化学方面的特征参量，并可以根据预选的参量范围把指定的细胞亚群分选出来。

【仪器原理】

流式细胞仪进行细胞分析的基本原理：单细胞悬液经特异性标记或染色后进入流动室，经驱动系统推动形成细胞液柱，液柱与入射激光束垂直相交，相交点称为测量区。通过测量区的细胞液柱被激光照射后发出荧光，同时产生光散射。这些信号被光电检测系统接收，并转换成为电子信号输入计算机，计算机通过相应软件储存、计算和分析，得到细胞的理化指标（图13-1）。

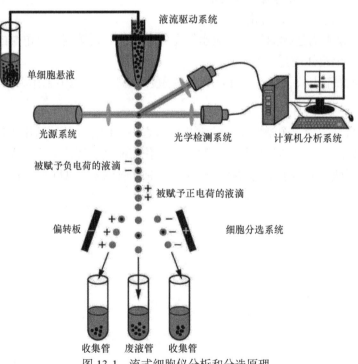

图 13-1 流式细胞仪分析和分选原理

细胞分选的基本原理：在流动室喷口配备超高频的压电晶体，充电后发生振动，将通过测量区的细胞液柱断裂成一连串均匀的液滴。在液柱形成液滴之前，细胞的理化指标已在测量区被测定和分析。如果其特性与要分选的细胞相同，仪器就在这类细胞形成液滴时给予该液滴指定的电荷，未被选定的液滴不被充电。带有电荷的液滴经过偏转板之间的静电场时，依据所带电荷符号进行相应的偏转，落入指定的收集器中，从而实现细胞的分类收集。

【结构组成】

　　流式细胞仪一般由液流驱动系统、激光光源系统、光学检测系统、计算机分析系统构成，具备分选功能的流式细胞仪还有细胞分选系统。

　　1. 液流驱动系统　包括样品管、流动室和喷嘴等，其中流动室是液流系统的核心部件。经特异性荧光染色或标记的单细胞悬液在液流压力作用下从样品管中射出，进入流动室，被鞘液包围在外周后从喷嘴射出。通过调整鞘液压力和样品管压力，将细胞限制在液流的轴线上，并使每个细胞通过激光照射区的时间相等。喷嘴上装有压电晶体，受到振荡信号可发生振动。

　　2. 激光光源系统　经特异性荧光染色或标记的细胞需要在合适的光源照射下才能被激发并发出荧光供收集检测。激光光源主要根据被激发物质的激发光谱而定，通常采用氩离子激光器或氦氖激光器。激光光束在到达检测区前被透镜聚焦，使得细胞被照射强度保持一致。

　　3. 光学检测系统　经特异性荧光染色或标记的细胞经过激光的照射，产生荧光和散射光。荧光分为自发荧光和特征荧光。自发荧光是细胞自身所含的荧光分子被激发所发出的荧光，特征荧光是荧光染料被激光激发产生的荧光。散射光分为前向角散射光（forward scatter，FSC）和侧向角散射光（side scatter，SSC）。前向角散射光反映细胞相对大小及活力，侧向角散射光反映细胞内部颗粒度和精细结构变化。流式细胞仪的光学检测系统由若干组滤光片、透和小孔组成。滤光片主要分为三种：长通滤光片（LP），即只允许特定波长以上的光通过；短通滤光片（SP），即只允许特定波长以下的光通过；带通滤光片（BP），即只允许特定波长范围内的光通过。各个滤光片对应不同波长范围的荧光信号（fluorescence，FL）。各种类型的光信号被光学系统检测收集后传送到相应的光电倍增管（photomultiplier tube，PMT），进而被转化为脉冲信号，以便计算机接收。

　　4. 计算机分析系统　脉冲信号被送往计算机存储和处理。数据处理主要包括数据的显示和分析。常见的显示形式有单参数直方图、二维点图及假三维图等。单参数直方图是由X、Y二方向组成的二维平面图。横坐标X是所测的荧光或散射光的强度，用"道数"（channel）来表示。纵坐标Y通常表示被测细胞的绝对数目。二维点图显示两个独立参数与细胞相对数之间的关系，也是二维平面图，任选FSC、SSC和FL1～FL4中的两个参数作为X、Y轴形成二维图，图中每一个点代表一个细胞，根据细胞性质不同，会形成不同的细胞亚群。

　　5. 细胞分选系统　流式细胞仪的分选功能是由细胞分选器来完成的。液流驱动系统的喷嘴在电信号作用下发生振动，将射出的液流柱断裂形成均匀的小液滴，细胞的各项参数在检测区被检测并由计算机判明细胞参数是否符合特定标准，进而由充电电路对符合特定标准的液滴充电，带电液滴携带细胞通过静电场而发生偏转，落入收集器中，未被充电的液滴则落入废液池中，从而达到细胞分选的目的。

【操作方法】

1. 仪器开机：检查仪器线路连接是否正常，打开电源。计算机开机，并打开流式细胞仪对应软件，确认软件检测到仪器并与仪器相连接。

2. 检查鞘液桶和废液桶，如果鞘液不足，则向鞘液桶中加入足量的鞘液；如果废液桶已满，则清空废液桶，并向废液桶中加入适量84消毒液或苯扎溴铵溶液。

3. 排空液流系统气泡：移除进样针上的双纯水管，排空液流管路；将双纯水管放至进样针处，双纯水冲洗液流管路。

4. 样品检测：移除双纯水管，将制备好的单细胞悬液样品放至进样针处，设置操作软件，开始检测样本。软件界面实时显示检测结果，可以适当调整仪器以达到更好的检测效果。

5. 如果需要进行细胞分选，根据软件显示的检测结果，设定特定筛选参数，仪器根据参数分选目的细胞。

6. 检测完样品后，取下样品，加入适量洗液至进样针处，运行仪器，冲洗液流系统；取下洗液，将双纯水管放至进样针处，重复清洗步骤。

7. 清洗完毕，关闭软件和计算机，关闭仪器电源。

【注意事项】

1. 开机前务必检查鞘液桶和废液桶，鞘液桶不能空且鞘液不能含有气泡，否则会损坏仪器，废液桶超过刻度线要及时清空并加入消毒液，防止滋生污染。

2. 液流管路中的气泡会对实验结果产生严重干扰，检测样品前一定要先排除气泡。

3. 样品检测前一定要充分吹打或者过滤，细胞团块或者其他杂质进入仪器可能堵塞管路。

4. 检测完样品后一定用洗液清洗管路，否则可能在管路滋生细菌等污染物。

5. 进行细胞分选时，一定要在实验前和实验后清洗管路，确保最后分选出的细胞样品不被污染。

【应用领域】

流式细胞仪的应用比较广泛，主要包括临床诊断、科学研究、新药研发、环境保护等领域。

1. 在免疫学领域，研究细胞表面特异性受体及抗原表达，进而进行免疫细胞的分型与分选，进行免疫缺陷性疾病（如艾滋病）及自身免疫性疾病（如系统性红斑狼疮）的诊断与监测。

2. 在细胞生物学领域，分析细胞核酸含量及细胞周期分布，分选处于特定周期的细胞；分析细胞凋亡；进行染色体核型分析，纯化染色体。

3. 在临床上根据肿瘤标志物表达情况，用于良性、恶性肿瘤诊断，肿瘤进程分期；根据肿瘤细胞在体内的分布，判断肿瘤是否发生转移；移植配型及移植后免疫监测；检测血液细胞分类，判断造血细胞分化、发育；检测特异性蛋白表达，指导临床合理安全用药，避免药物不良反应。

4. 在新药研发领域，检测药物对特定细胞株的作用过程，用于新药筛选，研究药物的作用机制；或者追踪混合培养的细胞中表达特异性标志物的细胞在药物作用下的增殖及存活情况。

5. 在农牧业中，分选表达特异蛋白的生殖细胞用于育种，或者分选精子细胞控制性别，提高质量和产量。

6. 在科学研究领域，研究基因突变、蛋白质表达及药物处理对细胞周期、细胞凋亡的影响；研究干细胞和肿瘤细胞的分子生物学机制等。

第二节　高效液相色谱仪

色谱法最早是在 1906 年由俄国植物学家 Tswett 发现的，在经石油醚淋洗时，绿色植物萃取液在碳酸钙柱上形成不同颜色的色带，色谱法（chromatography）由此得名。

【仪器原理】

色谱法的分离原理：在外力作用下，流动相（mobile phase）以一定的速率经过固定相（stationary phase），待测样品各组分与两相发生作用（吸附、分配、离子吸引、排阻、亲和等），但是由于作用程度不同，各组分在固定相中移动速率不同，从而达到分离效果。

液相色谱法以液体作为流动相，以液体或者固体作为固定相，因此可以分为液液色谱法和液固色谱法。高效液相色谱法（high performance liquid chromatography，HPLC）是在经典液相色谱法的基础上，引入了气相色谱理论而迅速发展起来的。气相色谱法适用于分离挥发性化合物，液相色谱法适用于分离低挥发性或非挥发性、热稳定性差的物质。A、B 为混合物组分，以不同的速率在色谱柱中移动，从而实现分离的目的。组分流出色谱柱后进入检测器，被转化为电信号，在计算机中被记录下来形成色谱图（图 13-2）。

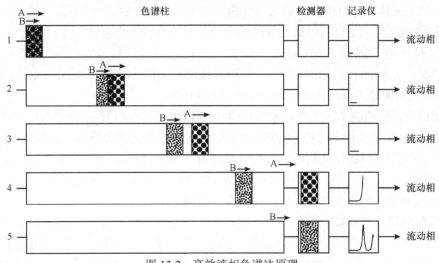

图 13-2　高效液相色谱法原理

【结构组成】

高效液相色谱仪一般包括输液泵、进样器、色谱柱、检测器、数据处理及计算机控制系统和恒温装置组成，其中输液泵、色谱柱、检测器是关键部件（图 13-3）。不同品牌的仪器略有不同，有的具有脱气机、梯度控制器、自动进样器、保护柱等。常见的高效液相色谱仪厂家国外有沃特世公司（Waters）、安捷伦公司（Agilent）、岛津公司（Shimadzu）

等，国内有大连依利特公司、上海天美公司等。

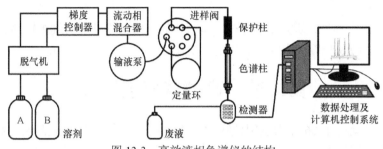

图 13-3 高效液相色谱仪的结构

1. 输液泵 性能直接影响检测结果的质量和可靠性。输液泵要求耐腐蚀、密封性高；流动相流量必须保持稳定，这对定性定量分析至关重要；流动相流速在一定范围内应连续可调。为保证仪器性能稳定可靠，现在多采用双泵系统。

2. 进样器 目前的高效液相色谱仪大都使用六通进样阀或自动进样器。六通进样阀的进样方式有部分装液法和完全装液法两种。部分装液法进样量不得超过定量环容积的75%，并且每次进样体积要一致。完全装液法进样量应达到定量环容积的五倍以上，完全置换定量环内的流动相。

3. 色谱柱 是高效液相色谱仪的核心构件。色谱柱的要求是柱效高、选择性好，分析速度快等。色谱柱填料很难保证完全均匀一致，靠近管壁的填料比较疏松，流动相流速较快，使色谱峰加宽，称作管壁效应。色谱柱的好坏，可以根据如填料种类、粒度、柱长、内径、柱效和死体积（色谱柱容纳的流动相体积）等基本参数进行判断。

4. 检测器 作用是检测色谱柱分离的组分并将其含量转化为电信号。最常用的检测器有紫外可见吸收检测器（ultraviolet-visible detector，UVD）、光电二极管阵列检测器（photodiode array detector，PDAD）、示差折光检测器（differential refractive index detector，RID）和荧光检测器（fluorescence detector，FLD）等。

衡量检测器性能的指标主要有噪声和漂移：仅仅只有流动相经过色谱柱时产生的信号称为基线，基线的波动称为噪声，基线随时间的单向缓慢变化称为漂移。灵敏度（sensitivity）是单位质量（或浓度）的样品物质通过检测器时所产生的信号大小；检测限（detection limit）是产生可辨信号（三倍噪音）时进入检测器的某组分的质量（或浓度）；线性范围（linear range）是检测器的响应信号与组分量成直线关系的范围。

5. 数据处理和计算机控制系统 检测器产生的电信号经适当放大后传递给计算机，进而被存储、显示（色谱图）、计算和处理，其中的重要数据包括峰高、峰面积和保留时间等参数。峰高（h）是指色谱峰顶点与基线之间的直线距离；峰面积（area，A）是指色谱峰与基线形成的封闭区域的面积；保留时间（t_R，retention time）是指从组分进样到出现色谱峰的时间，常以死时间（流动相经过色谱柱的时间）进行调整。计算机控制系统通过色谱工作站软件操控仪器的正常工作、参数调整、方法优化等。

6. 恒温装置 高效液相色谱仪的色谱柱和一些检测器需要在恒定的温度下工作，对温度的变化十分敏感，温度也可能对样品溶解度和流动相黏度产生影响，这些因素都可能造成保留时间变化、基线漂移。因此高效液相色谱仪一般配备恒温装置，实时监测并精确控制系统温度。

【操作方法】

1. 根据待测样品性质制备合适的流动相，0.45μm 滤膜过滤后超声脱气。选择合适的色谱柱。配制样品溶液和标准溶液，0.45μm 滤膜过滤。

2. 检查仪器电源线、数据线及管路连接正常后，接通电源，依次打开输液泵和检测器，待仪器自检结束后，打开计算机及相应色谱工作站软件，确认仪器连接正常。

3. 更换流动相并排除气泡：将输液泵的吸滤器放入流动相的储液瓶中；打开输液泵排液阀，冲洗管路；关闭排液阀。如果该步骤之后管路中仍然有气泡，则重复以上该步骤直至气泡被排尽。

4. 平衡系统：超纯水冲洗管路，等度洗脱方式（流动相成分比例固定不变）和梯度洗脱方式（流动相成分比例按一定程序持续变化）冲洗管路，直至系统达到平衡状态。

5. 进样：用标准溶液或样品溶液清洗微量注射器后抽取适量样品并排尽气泡，从进样口快速注入样品。

6. 色谱图分析：色谱工作站软件实时显示分析结果，保存原始数据，根据分离度、重复性、拖尾因子等参数判断检测效果。

7. 冲洗管路及进样口：数据采集、分析完毕后，关闭检测器，再用经滤过和脱气的适当溶剂冲洗进样口和管路系统。冲洗完毕后，将流速逐渐调节至 0，关闭输液泵和电源。

【注意事项】

1. 流动相应选用色谱纯试剂和超纯水配制，使用前必须经过滤去除不溶性杂质并超声脱气处理。配制好的流动相要尽快用完，避免滋生污染。样品溶液和标准溶液配制完成后也需要过滤和超声处理。

2. 严格根据样品性质选用合适的色谱柱，选用色谱柱前应认真阅读说明书全文，根据说明书选用流动相，轻拿轻放。色谱柱长期不使用时，应用甲醇冲洗（不能用纯水），封闭色谱柱两端后保存。

3. 更换色谱柱时一定要注意流向，接口处不要留有空隙，条件允许可以使用保护柱。

4. 运行仪器前排尽管路气泡，使用过程中时刻关注是否有气泡进入管路。

5. 必须使用高效液相色谱仪专用微量注射器进样。

【应用领域】

高效液相色谱法适用于分离低挥发性或非挥发性、热稳定性差的物质，在食品安全、医药卫生、环境监测等领域都能见到高效液相色谱仪的应用。

1. 食品安全监测：高效液相色谱仪可以进行糖、脂、维生素等营养成分的检测，同时可以测定食品中的添加剂、残留农药、违禁物质、致癌物质含量。

2. 医疗行业中，高效液相色谱仪被用于血药浓度监测、药品代谢物检测、药动学研究及法医毒物分析等。

3. 药品质量检验：药品质量直接关系生命健康安全，药品从制备到运输，从储存到使用，中间难免会出现质量问题，高效液相色谱仪是检测药物活性成分种类和含量、有无降解、杂质含量是否达标的重要手段。

4. 环境污染分析：高效液相色谱仪在环境污染物检测中被广泛应用，尤其适用于分子量大、难挥发、热稳定性差的有机污染物的检测。

5. 石油化工领域，原油族组成分析、加工过程中添加剂的定量分析，石油产品中芳烃含量分析。

第三节　气相色谱仪

不同的物质分子在不同相态之间分配不同，色谱法利用这个原理，以流动相对固定相中的混合物进行洗脱，使得混合物中不同的物质因为分配系数不同而以不同的速率沿固定相移动，从而达到化合物分离的效果。

【仪器原理】

气相色谱法（gas chromatography，GC）是色谱法的一种，它以气体（载气）作为流动相，以液体或固体作为固定相，因此可以分为气液色谱法和气固色谱法。待分析样品被气化后被载气带入色谱柱（柱内含有固定相），各组分都倾向于在流动相和固定相之间形成平衡，但是载气的移动使得各组分的平衡进行反复多次破坏和重建。由于各组分在两相之间的分配系数不同，其在色谱柱中的移动速率也不同，在载气中浓度大的组分被载气率先带出色谱柱，而在固定相中浓度大的组分则后流出色谱柱。流出色谱柱的组分被检测器检测到并转化为电信号，电信号的大小与该组分的量或浓度成正比。这些电信号被计算机记录、处理，可以对各组分进行定性和定量分析（图 13-4）。

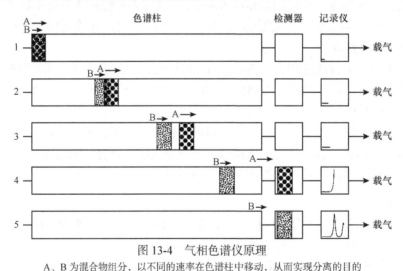

图 13-4　气相色谱仪原理

A、B 为混合物组分，以不同的速率在色谱柱中移动，从而实现分离的目的

【结构组成】

气相色谱仪主要由以下六部分构成：载气系统、进样系统、分离系统、检测系统、数据处理及计算机控制系统、温控系统（图 13-5）。

1. 载气系统　一般由载气瓶、减压阀和流量计等组成，为气相色谱仪提供纯净、稳定、流速可被准确测定的载气。载气从在气瓶中经减压后以一定的流速进入进样器，将注入其中的样品带入色谱柱，并将在柱中被分离的各组分带入检测器，进行鉴定和记录。载气在气路内形成压力梯度，为各组分在色谱柱内的运动提供动力。载气的种类应根据检测器选择，不能在检测器上产生信号。

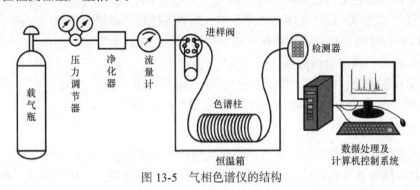

图 13-5　气相色谱仪的结构

2. 进样系统　一定体积的待测样品由微量注射器或六通阀快速注入到气化室，在高温作用下瞬间被气化，然后在载气的携带下进入色谱柱上端。采用毛细管色谱柱时，进入色谱柱的样品量极小，常采用分流进样法。气化室温度应保证样品瞬间气化而不分解。

3. 分离系统　色谱柱是分离系统的核心构件，由色谱柱管和柱内填充物等组成，它的作用是分离待测样品的各个组分。色谱柱主要有两类：填充柱和毛细管柱。填充柱可用于气液色谱和气固色谱，柱管多为金属和玻璃，分离能力较差，长度较短，但是容量较大，分析时间较快。毛细管柱多用于气液色谱，长度较长，分离效果较好，但是柱容量较小，分析时间较长。

4. 检测系统　检测器是检测系统的核心，能够检测色谱柱流出的各组分并测定组分含量，并将这些信息转化成电信号传递给计算机数据系统。最常用的检测器有热导检测器（thermal conductivity detector，TCD）、氢焰离子化检测器（flame ionization detector，FID）和电子捕获检测器（electron capture detector，ECD）等。

5. 数据处理及计算机控制系统　检测器生成的电信号经过放大后传递给计算机，得到色谱图，记录如保留时间、峰高、峰面积等数据，进而对被测样品进行定性或定量分析。

6. 温控系统　温度直接影响色谱柱的分离效率和检测器灵敏度，温控系统用于气化室、色谱柱和检测器的温度准确测量、稳定维持及快速调节。

【操作方法】

1. 安装合适的色谱柱，检查载气管路、电源线、数据线连接正常，打开气相色谱仪电源。

2. 打开载气瓶阀门，调节气压和流速。检测载气是否泄漏，吹扫载气管路，清除残留污染。如果色谱柱是新柱，或者是被污染，需要进行老化处理。

3. 打开计算机，开启色谱工作站软件，输入实验信息，设定仪器检测条件。设定参数。

4. 依次设定检测器、进样口和色谱柱温度，设定色谱柱温度程序，设定检测器点火时间。

5. 所有参数设定完毕之后开始采集数据，当基线稳定后开始进样。微量注射器或者六通阀进样，同时操作软件开始数据采集。

6. 所有样品数据采集完成后，继续用载气冲洗管路。关闭载气外所有电源，继续通载气至色谱柱降至室温，关闭载气阀。

【注意事项】

1. 在启动气相色谱仪之前必须先通载气，使用完毕之后先关电源再关载气。

2. 载气必须纯净，载气瓶压力必须足够，调节气压时要缓慢旋转阀门。确认管路没有漏气才可以进行样品分析。使用高压气瓶要严防漏气，并注意安全。

3. 根据检测器确定合适的载气成分及比例。

4. 微量注射器进样前需用样品清洗，排出气泡后方可进样。

5. 定期更换密封垫，定期清洁进样口，色谱柱轻拿轻放。

【应用领域】

气相色谱仪适用于分离易气化且热稳定的液体或气体物质，对性质极为类似的物质如同位素、对映体等具有极好的分离效果。在石油化工、医药卫生、环境监测、食品检测、科学研究等领域都得到了广泛的应用。

1. 在石油化工领域，气相色谱法能分离原油和燃料成品中的多数烷烃和芳香烃成分。

2. 在医学检验中，对如脂肪酸、三酰甘油、维生素、糖类等具有较好分离检测效果。在法医学中，对血液样本中精神药品的分离鉴定。在临床药物监测中对抗惊厥药物血药浓度测测定。

3. 在环境监测中，空气、水样中芳香烃、农药等有机污染物的检测。

4. 在食品药品安全领域，检测食品有机农药残留、添加剂成分等；食用油中脂肪酸、脂类检测。根据药典标准检测药品有效成分、杂质含量，确保药品质量安全。

第四节　共聚焦显微拉曼光谱仪

拉曼光谱（Raman spectroscopy）是一种散射光谱，当光穿过透明介质被分子散射发生频率变化，由印度科学家 C. V. Raman 在 1928 年观察到，并以他的名字来命名，以此来纪念 C. V. Raman 做出的贡献。拉曼光谱分析法是基于拉曼散射效应（Raman scattering），对与入射光频率不同的非弹性散射光谱进行分析以得到分子振动、转动方面信息，并应用于分子结构研究的一种分析方法。与传统红外光谱检测手段相比，拉曼光谱不受水溶液的背景干扰，具有快速、简单、无损测量等特点，不需要对样品进行预处理就可以通过光纤探头直接进行检测，在食品、生物、制药、反恐、材料、地质、半导体、环境监测等众多领域得到了越来越广泛的应用。

【仪器原理】

拉曼散射产生原理如图 13-6 所示，假设散射物分子原来处于基态，当受到入射光照射时，入射光子的能量大于振动能级跃迁所需要消耗的能量，但又达不到电子能级激发态需要的能量水平，样品分子吸收光子能量会被激发到一个准激发态，也被称为虚拟能量状态（virtual stage）。但是，在这种状态下的分子极其不稳定，很快就会返回到电子基态。如果这个过程能量没有发生太大改变，整个过程就是瑞利散射（Rayleigh scattering）（图 13-6）。如果分子回到振动能级的较高能级时，也就是散射光子的频率（V_0–V）小于入射光子的频率（V_0），此时出现在瑞利散射光谱低频侧的拉曼散射光谱，被称为斯托克斯（Stokes）线；当样品分子处于振动能级基态的激发态，在入射光作用后再次返回到样品分子的振动能级的基态，即散射光子的频率（V_0+V）大于入射光子的频率（V_0），处于瑞利谱线高频侧一端的拉曼谱线，称为反斯托克斯（anti-Stokes）线，斯托克斯线和反斯托克斯线统称拉曼谱线，在瑞利线的两侧等距离分开。由于在通常情况下，分子绝大多数处于振动能级基态，因此，斯托克斯线的强度远远强于反斯托克斯线。在拉曼光谱图中，纵坐标为拉曼信号强度（intensity，I），横坐标为拉曼位移（Raman shift，$\Delta\bar{v}$单位 cm^{-1}），是斯托克斯位移 $\bar{v}_s$ 与入射光波数 $\bar{v}_0$ 之差，即拉曼散射光谱的频率位移。对同一物质 $\Delta\bar{v}$ 与入射光频率无关，是表征分子振/转能级的特征物理量，因此拉曼位移只取决于散射分子的结构，拉曼谱图用散射光能量随拉曼位移的变化表示，通过峰的位置、强度和形状，反映功能团或化学键的特征振动频率，提供散射分子的结构信息，可以作为分子振动/转动能级的指纹光谱，是结构分析与定性的依据。

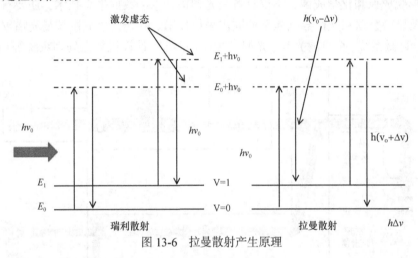

图 13-6　拉曼散射产生原理

共聚焦显微拉曼光谱技术是将拉曼光谱技术与共聚焦显微技术结合起来的一种检测分析技术，既继承了共聚焦显微术的高分辨层析成像特征，又可以对样品进行快速的拉曼光谱分析。激光共聚焦显微术和通常显微观测的重大差别之一，就是照明方式不同。后者是大范围的均匀照明，而前者却只对被测的一个"点"照明。这样大大抑制了杂散光的干扰，提高了信噪比。共聚焦的工作原理见图 13-7，若以三层样品的中间层为检测目标，当激光聚焦于中间层面时，来自于中间层面上的信号能够完全通过"共焦针孔"到达检测器上，非焦平面（上层和下层）上的信号通不过针孔；即使处于光轴上样品不同深度处的信号也因散焦而绝大部分不能通过针孔，位于取样点（即照射点）的"像点"处的针孔起到了空间滤波的作用，之后，拉曼散射光再经过入射狭缝进入单色仪，最后到达 CCD 探测器接收，可以进行无损伤的化学显微分析，并且容易用于自动化高清晰的拉曼成像。共聚焦显微拉曼光谱不仅具有常规拉曼光谱的特点，还具有很好的空间分辨率，所需样品体积很小，可以进行分层扫描，在不损伤样品的情况下达到"光学切片"的效果，对样品进行三维的逐点、逐行、逐层的分析，获得高分辨率的三维拉曼图像，具有微观、原位、多相态、稳定性好、空间分辨率高等特点，精确获得所照样品微区的有关化学成分、晶体结构、分子相互作用及分子取向等各种拉曼光谱信息。

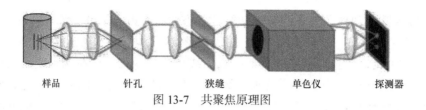

图 13-7 共聚焦原理图

【结构组成】

激光共聚焦显微拉曼光谱仪是一种新型的光谱仪，利用激光共焦原理和光谱扫描技术，实现高空间分辨力的微区形貌成像和化学成分含量成像，并使图像数字化，便于计算机存储和处理。通常传统的拉曼光谱仪只进行化学成像，样品的形貌只通过显微镜观察或只能成白光图像，不能反映样品高低起伏的三维信息。而激光共聚焦显微拉曼光谱仪能同时实现样品微区形貌成像和化学成像，不仅具备激光扫描技术、数据采集技术，还要有光谱探测技术，以及显微数据和光谱数据匹配的同步采集技术。激光共聚焦显微拉曼光谱仪主要部件有激光器、显微系统、全息滤光片、光栅、CCD 探测器、计算机数据处理系统等（图 13-8 ）。

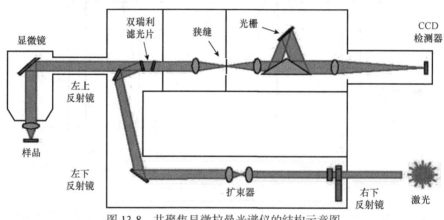

图 13-8 共聚焦显微拉曼光谱仪的结构示意图

1. 激光光源 激光共聚焦显微拉曼光谱仪要求配备单色性好、输出功率稳定的激光器，根据波长不同可分为紫外、可见光和近红外波长激光器。根据所用材料不同分为固体、气体、半导体和染料激光器。固体激光器的输出功率高、体积小且坚固，输出为 1064nm 红外光的 Nd：YAG 激光器常用于傅里叶变换拉曼光谱仪中。气体激光器有氩离子激光器、氦氖激光器、准分子激光器等。氩离子激光器具有较高的输出功率、波长稳定、线宽狭窄，环境温度和光学系统调较对其工作波长的影响不大。氩离子激光器主要输出波长为 488nm 和 514.5nm。氦氖激光器连续使用寿命长，但输出功率较低，输出波长为 632.8nm。半导体激光器的效率最高且体积最小，输出波长范围为 375nm、405nm、635nm 和 780～980nm 等。液体激光器采用液体燃料作泵浦介质，一般在某个波长范围输出波长可调的激光，常用于共振拉曼光谱仪。

根据波长不同可分为紫外（ 244nm，257nm，325nm，364nm ）、可见光（ 457nm，488nm，514nm，532nm，633nm，660nm ）和近红外波长激光器（ 785nm，830nm，980nm，1064nm ）。最常用的激光器包括 532nm 半导体泵浦固体激光器、633nm He-Ne 气体激光器和 780nm 半导体稳频单纵模激光器。紫外激光适合生物分子（蛋白质、DNA、RNA 等）的共振拉曼实验及抑制样品荧光。蓝/绿可见激光的散射强度比近红外激光要强 15 倍以上，蓝/绿色激光适合无机材料和共振拉曼实验（如碳纳米管和其他碳材料）及表面增强拉曼实验（SERS）。红色和近红外激光（660～830nm）适合于抑制样品荧光。在衍射极限条件下，激光光斑的直径可以根据公式计算得出，其中是激发激光的波长，是所使用显微物镜的数值孔径。例如，采用数值孔径为 0.9 的物镜，波长 532nm 激光的光斑直径理论上可以小到 0.72μm，在同样条件下使用 785nm 波长激光时，激光光斑直径理论上最小值为 1.1μm，因此，最终的空间分辨率在一定程度上取决于激发激光的选择。研究工作者可根据具体的教学与科研需求来选配。

2. 显微系统　是将激发光照射到样品上，并采集散射光的装置。显微拉曼光谱系统的显微镜为无限远光场显微镜。无限远光学系统中有一段由成像透镜和物镜构成的平行光线空间，这段平行光束理论上可以无限延长，可根据需要在其中加入各种光学附件，如偏振光分离器、滤色镜等。由于成像光束在平行光束之后，因此在平行光束中添加光学附件，成像点的位置不变，不会影响成像质量，简化了物镜的设计。有限远光学系统适用于各个元件固定不变的情况。显微物镜是光学显微镜最重要的组成部分，它负责形成原始图像，并发挥核心作用。常用的物镜有三种：一种是消色差物镜，可以校正两种色光产生的色差；一种是复消色差物镜，其性能远优于普通消色差物镜，它能够校正三种颜色的光线产生的色差；另一种是 PL 物镜，它能够校正场曲，使整个像面为一个平面。

光路系统主要包括：激发光纤、收集光纤束、准直透镜、前置全息滤光片、反射镜、后置全息滤光片、聚焦透镜。激发光纤用于将激光器发出的激光引入外光路。用准直透镜准直激发光纤射出的激光，使其变为平行光。其中前置全息滤光片用于滤除激光器在产生激光过程中产生的其他波长的激光和谱线，使激光变得纯净，避免其他谱线对拉曼信号的干扰。反射镜用于反射激发激光使之射向显微镜。后置全息滤光片用于滤除散射信号中的瑞利散射，并使拉曼散射信号通过。聚焦透镜则把拉曼散射信号聚焦，然后用光纤接头将拉曼散射信号耦合至收集光纤束，导入光谱仪。

3. 色散系统　使拉曼散射光按波长在空间分开，通常使用光栅。光栅的一个重要参数是光谱分辨率（R），它是在特定波长（λ）下，分开两条临近谱线能力的度量，即 $R=\lambda/\Delta\lambda$。光栅焦长（F）和刻线密度（N）是决定光谱分辨率（R）的重要因素，$R\propto F\cdot N$，F 和 N 越大，光谱分辨率越高。光谱分辨率还与波长（λ）有关，λ 越大，光谱分辨率越高。此外，入射狭缝宽度、共焦孔和探测器尺寸也是影响光谱分辨率的因素，狭缝宽度和共焦孔越小，分辨率越高。

色散型拉曼光谱仪一般都采用衍射光栅进行分光，衍射光栅有透射式和反射式两种。最常见的是用反射式衍射光栅构成的光栅光谱仪，由入射狭缝、准直球面反射镜、衍射光栅、聚焦球面反射镜及输出狭缝构成。反射式衍射光栅是在一块平整的玻璃或金属表面（平面或凹面）刻画出一系列平行且等距的密集刻线，然后再镀上一层高反射的金属膜或介质膜。光栅刻线方向与光谱仪狭缝平行，相邻刻线的间距称为光栅常数，通常用刻线密度作为光栅的一个重要参数。入射光经光栅衍射后，相邻刻线间产生光程差。衍射角度随波长的变化关系，称为光栅的角色散特性。复色入射光进入狭缝后，经准直球面反射镜准直成复色平行光照射到光栅上，然后经光栅分光后，形成不同波长的平行光束并以不同的衍射角出射，聚焦球面反射镜将照射到它上面的某一波长的光聚焦到出射狭缝上，再由出射狭缝后面的探测器记录该波长的光强度。通常光栅安装在一个转台上，当转台带动光栅旋转时，就将不同波长的光信号依次聚焦到出射狭缝上，光栅光谱仪探测器记录不同光栅旋转角度，即不同波长时的输出光信号强度，光栅光谱仪即记录了光谱。

4. 数据处理系统 单色仪出射狭缝出现的光信号必须要经过光电探测器、信号放大器，然后才可以输入记录仪记录数据或输出至计算机。光电探测器常用光电倍增管（PMT）和电荷耦合探测器（CCD）。PMT 在 20 世纪 90 年代以前是拉曼光谱仪最重要的探测器，GaAs 光阴极光电倍增管为典型 PMT 探测器。近年来，普遍采用灵敏度较高、体积小的 CCD 阵列作为拉曼光谱探测器，其多通道探测特性可以同时获得各个波长点的光谱数据。此外，CCD 本身结构紧凑及其自扫描特性使得测量无需配置较为复杂的机械零件，从而使测量更方便、准确。

强大的数据处理分析功能是一台先进拉曼光谱仪必不可少的部分。图谱数据分析显示主要用于实现谱线显示分析和样品光谱图像的二维及三维成像。数据分析显示模块主要包括数据文件类模块、三维显示类模块、谱线显示模块，以及协调模块，主要功能是通过数据文件类读写光谱的测量数据，在 Windows 视图以二维图形形式显示数据，通过三维显示类模块以三维形式对测量数据显示。由于拉曼散射本身比较弱，拉曼谱图容易受到样品荧光、基底荧光、自然光和日光灯影响出现高背景和宇宙射线，因此，通过数据处理系统可以消除宇宙射线、扣除荧光干扰得到高质量的拉曼光谱图，并实现数据管理、自动建库、图谱比对、自动搜索、拉曼成像分析等功能，用于宏观和微观研究。

【操作方法】

1. 一般来说，先利用低倍物镜（如 5×）来观察样品。

2. 如果样品形貌有特征，可以直接用白光成像来聚焦。关闭视场光阑会减小视场，产生一个八角的环。当环的边缘非常尖锐时，样品处于聚焦的状态，这对于用来观察样品形貌没有特征的样品很有用。

3. 对于多数可见和近红外激光器，激光斑点和白光成像是同时聚焦的。因此，激光焦点聚焦在样品上时，白光也聚焦。

4. 可以通过移动样品的位置，观察摄像头视场平衡变化来检查样品聚焦。

5. 然后通过较高倍物镜，再次聚焦，直到应用到用来采集数据的物镜。得到最好的白光成像需要根据不同的样品（不同颜色和反射率）合理控制照明光和摄像头设置。关闭孔径光阑使对比度提高，但是损失亮度。

6. 对于多数样品来说，应该关闭孔径光阑来提高成像质量。可以通过调节摄像头特点来优化曝光和增益等参数。一般来说，通过自动调节可以得到好的成像质量（注意这时帧频会降低摄像头响应能力）。

【注意事项】

1. 样品准备过程中，应注意样品的粗糙度要控制好。样品要压平，对于块状样品，上表面尽量平整。

2. 注意成像扫描的区域尽量平整。某些衬底的拉曼或荧光信息可能会掩盖样品的拉曼信号，尽量避免将样品固定在样品台上。

3. 观察完一种标本欲更换另一种标本时，务必将载物台下降至最低点，换好样品后再重新对焦，切勿直接抽换标本，以免刮伤镜头或标本。

4. 更换不同倍数的物镜时，需使用转换器更换物镜，不准掰镜头更换。转动转换器时务必注意物镜和样品之间的距离，以免因操作不当而刮伤物镜镜头。

5. 严禁多圈旋转粗准焦螺旋和细准焦螺旋，更不准双手双侧反方向旋转，以免粗准焦螺旋和细准焦螺旋损坏，导致显微镜无法使用。

6. 共聚焦显微拉曼光谱仪有多个频率可供选择。在测试生物样品时，入射光通过显微物镜把能量集中在一个微区，因此必须采用低功率的激光以避免样品的热和光化学反应。

【应用领域】

共聚焦显微拉曼光谱仪的应用领域非常广泛，在材料科学、生命科学、疾病诊断、药学、环境科学、食品质量与安全、考古学、刑侦学、石油化工、物理学、矿物或宝石鉴定等领域已成为一种重要的观测手段。

材料科学是世界范围内的一个热门研究领域。在强关联材料、高温超导体、半导体材料、有机高分子材料、智能材料及纳米材料的制备和鉴定分析中，都广泛利用拉曼散射技术，如研究材料的晶体结构、成分均匀性、结构异变、缺陷和应力等方面的信息。通过对拉曼谱的分析可以获知有关高温超导体在制作过程中发生的结构变化和性能转变、半导体材料的掺杂浓度与其性能变化、超晶格晶体生长过程中的结构周期变化、布里渊区的折迭等信息及其他材料的微观信息。

拉曼光谱可分析的石油产品包括天然气、汽油、柴油、润滑油及石脑油、煤焦油等，在定性分析和定量分析领域均有广泛应用，基本覆盖了石油产品应用分析的各个领域，常用于进行含量测定、品种鉴别及性能考察。

共焦显微拉曼光谱、激光拉曼光谱、近红外傅里叶变换拉曼光谱等新的拉曼光谱技术具有光谱信息丰富、样品不需制备、可进行非破坏性、原位分析等优点，正在不断被用于国内外法庭科学中，在油墨、墨水、字迹、印文色料种类鉴别、朱墨时序鉴别、印章盖印时间鉴别、纸张成分分析等方面已呈现出较多的研究成果，此外在纤维、染料、塑料、橡胶、爆炸物及射击残留物等微量物证检验方面显示出独特的应用前景，提供了快速、便捷、无损的检测方法，并产生了由静态分析向动态分析、形态学研究到成分分析的质的飞跃，新的拉曼光谱成像技术打开了文件物质成分分析的大门。

食品中的营养成分主要是糖类、油脂、蛋白质、维生素等。通过拉曼光谱分析分子的振动转动，分析不同分子的谱图特征，从而提供不同食品的成分信息。拉曼光谱分析法操作简单，方便快速，不仅可以用作定性分析，也可以进行成分的定量检测。国内外已经利用拉曼光谱技术在禽畜品质检测方面进行了大量试验研究，并取得了丰富的研究成果，主要集中在对禽畜产品的成分测定和品质鉴定、评价等方面。在检测食品中农药残留（乐果和氧化乐果、甲胺磷、甲基对硫磷、毒死蜱、氨基甲酸类农药福美双、西维因、噻苯唑、啶虫脒、三环唑、百草枯、多菌灵、植物生长调节剂等）、食品添加剂（着色剂、防腐剂、抗氧化剂、增白剂、甜味剂等）、非法添加物（三聚氰胺、孔雀石绿、苏丹红等）检测，植物油品质及掺伪检验等方面，拉曼光谱也有较广泛的应用。

我国市场流通的药品种类繁多，药品监督管理难度大，成本高，因而对药物快速检测技术有着很大的需求。拉曼光谱作为新兴的检测方法，在药品快速检测领域具有很大的优势。在保健品检测研究方面，利用拉曼光谱快速检测保健品中非法添加化学药物成为近几年的研究热点。

拉曼光谱是研究生物大分子的有力手段。由于拉曼光谱很弱，谱图又很简单，故拉曼光谱可在接近自然状态、活性状态下来研究生物大分子的结构及其变化。拉曼光谱在蛋白质二级结构的研究、DNA 和致癌物分子间的作用等研究中的应用均有报道，在研究生物大分子结构、功能、动力学方面进展迅速。在肿瘤组织诊断应用方面，拉曼光谱技术因其对样本的无损害性及无需对样本预处理等优点，较早应用在肿瘤组织与正常组织的鉴别诊断。与光纤技术相结合，可直接探查消化道、呼吸道、泌尿生殖道等部位并实时检测，有利于肿瘤的早期筛查及术中恶性肿瘤切除范围的判断。

表面增强拉曼光谱技术（surface enhance Raman spectroscopy，SERS）是一种灵敏的分析技术，当分子吸附于粗糙的贵金属表面（如金、银和铜）时会产生拉曼信号增强的现象。人体内各种物质代谢都要通过血液循环运送到各个部位，血清内有蛋白质、脂类、核酸、无机盐、糖、维生素等各种成分，生物机体疾病的发生及药物的疗效与这些分子的构象、组成和相互作用有着十分密切的联系。利用 SERS 技术从分子水平研究新陈代谢的小分子在血清中的浓度变化，从而判断身体功能变化，在临床疾病的检测中展示了良好的应用前景。

激光共焦显微拉曼光谱技术在病原微生物检测中发挥重要的作用，由于不同微生物的"光谱指纹"差异，即可对不同微生物进行快速检测、鉴定、区分。该方法不需要对样本进行标记，检测过程快速，通常一个拉曼光谱在数秒内即可完成，不依赖病原菌的培养过程，可以对从环境中或患者体内直接分离的病原菌进行直接检测和鉴定，是一种不依赖于培养的非标记检测方法，大大缩短了检测时间和成本，对于及时、准确地疾病预防预警控制工作具有重要的意义。

此外，利用拉曼光谱与其他分析技术，如与原子力显微镜（automatic force microscopy，AFM）、扫描电子显微镜（scanning electron microscope，SEM）、红外光谱（infrared spectroscopy，IR）联用也将成为研究的新趋势。AFM 与拉曼光谱之间直接光学耦合，使得 AFM-RS 联用系统可以在观察表面形貌的同时，提供观察微区的化合物分子结构、聚集态结构等信息，从而有效避免了二次检测中检测微区定位不同的影响。拉曼光谱与 SEM 联用可以对试样的成分、晶型结构进行快速分析。此外，由于近年来拉曼光谱在小型化、便携化方面取得较大进展，亦有将拉曼光谱与微流控技术结合的报道。

附　录

1. 中华人民共和国计量法

1985 年 9 月 6 日第六届全国人民代表大会常务委员会第十二次会议通过；根据 2009 年 8 月 27 日第十一届全国人民代表大会常务委员会第十次会议《关于修改部分法律的决定》第一次修正；根据 2013 年 12 月 28 日第十二届全国人民代表大会常务委员会第六次会议《关于修改〈中华人民共和国海洋环境保护法〉等七部法律的决定》第二次修正；根据 2015 年 4 月 24 日第十二届全国人民代表大会常务委员会第十四次会议《关于修改〈中华人民共和国计量法〉等五部法律的决定》第三次修正。

第一章　总　　则

第一条　为了加强计量监督管理，保障国家计量单位制的统一和量值的准确可靠，有利于生产、贸易和科学技术的发展，适应社会主义现代化建设的需要，维护国家、人民的利益，制定本法。

第二条　在中华人民共和国境内，建立计量基准器具、计量标准器具，进行计量检定，制造、修理、销售、使用计量器具，必须遵守本法。

第三条　国家采用国际单位制。国际单位制计量单位和国家选定的其他计量单位，为国家法定计量单位。国家法定计量单位的名称、符号由国务院公布。非国家法定计量单位应当废除。废除的办法由国务院制定。

第四条　国务院计量行政部门对全国计量工作实施统一监督管理。县级以上地方人民政府计量行政部门对本行政区域内的计量工作实施监督管理。

第二章　计量基准器具、计量标准器具和计量检定

第五条　国务院计量行政部门负责建立各种计量基准器具，作为统一全国量值的最高依据。

第六条　县级以上地方人民政府计量行政部门根据本地区的需要，建立社会公用计量标准器具，经上级人民政府计量行政部门主持考核合格后使用。

第七条　国务院有关主管部门和省、自治区、直辖市人民政府有关主管部门，根据本部门的特殊需要，可以建立本部门使用的计量标准器具，其各项最高计量标准器具经同级人民政府计量行政部门主持考核合格后使用。

第八条　企业、事业单位根据需要，可以建立本单位使用的计量标准器具，其各项最高计量标准器具经有关人民政府计量行政部门主持考核合格后使用。

第九条　县级以上人民政府计量行政部门对社会公用计量标准器具，部门和企业、事业单位使用的最高计量标准器具，以及用于贸易结算、安全防护、医疗卫生、环境监测方面的列入强制检定目录的工作计量器具，实行强制检定。未按照规定申请检定或者检定不合格的，不得使用。实行强制检定的工作计量器具的目录和管理办法，由国务院制定。对前款规定以外的其他计量标准器具和工作计量器具，使用单位应当自行定期检定或者送其他计量检定机构检定，县级以上人民政府计量行政部门应当进行监督检查。

第十条 计量检定必须按照国家计量检定系统表进行。国家计量检定系统表由国务院计量行政部门制定。计量检定必须执行计量检定规程。国家计量检定规程由国务院计量行政部门制定。没有国家计量检定规程的，由国务院有关主管部门和省、自治区、直辖市人民政府计量行政部门分别制定部门计量检定规程和地方计量检定规程。

第十一条 计量检定工作应当按照经济合理的原则，就地就近进行。

第三章　计量器具管理

第十二条 制造、修理计量器具的企业、事业单位，必须具备与所制造、修理的计量器具相适应的设施、人员和检定仪器设备，经县级以上人民政府计量行政部门考核合格，取得《制造计量器具许可证》或者《修理计量器具许可证》。

第十三条 制造计量器具的企业、事业单位生产本单位未生产过的计量器具新产品，必须经省级以上人民政府计量行政部门对其样品的计量性能考核合格，方可投入生产。

第十四条 未经省、自治区、直辖市人民政府计量行政部门批准，不得制造、销售和进口国务院规定废除的非法定计量单位的计量器具和国务院禁止使用的其他计量器具。

第十五条 制造、修理计量器具的企业、事业单位必须对制造、修理的计量器具进行检定，保证产品计量性能合格，并对合格产品出具产品合格证。县级以上人民政府计量行政部门应当对制造、修理的计量器具的质量进行监督检查。

第十六条 使用计量器具不得破坏其准确度，损害国家和消费者的利益。

第十七条 个体工商户可以制造、修理简易的计量器具。制造、修理计量器具的个体工商户，必须经县级人民政府计量行政部门考核合格，发给《制造计量器具许可证》或者《修理计量器具许可证》。个体工商户制造、修理计量器具的范围和管理办法，由国务院计量行政部门制定。

第四章　计量监督

第十八条 县级以上人民政府计量行政部门，根据需要设置计量监督员。计量监督员管理办法，由国务院计量行政部门制定。

第十九条 县级以上人民政府计量行政部门可以根据需要设置计量检定机构，或者授权其他单位的计量检定机构，执行强制检定和其他检定、测试任务。执行前款规定的检定、测试任务的人员，必须经考核合格。

第二十条 处理因计量器具准确度所引起的纠纷，以国家计量基准器具或者社会公用计量标准器具检定的数据为准。

第二十一条 为社会提供公证数据的产品质量检验机构，必须经省级以上人民政府计量行政部门对其计量检定、测试的能力和可靠性考核合格。

第五章　法律责任

第二十二条 未取得《制造计量器具许可证》、《修理计量器具许可证》制造或者修理计量器具的，责令停止生产、停止营业，没收违法所得，可以并处罚款。

第二十三条 制造、销售未经考核合格的计量器具新产品的，责令停止制造、销售该种新产品，没收违法所得，可以并处罚款。

第二十四条 制造、修理、销售的计量器具不合格的，没收违法所得，可以并处罚款。

第二十五条　属于强制检定范围的计量器具，未按照规定申请检定或者检定不合格继续使用的，责令停止使用，可以并处罚款。

第二十六条　使用不合格的计量器具或者破坏计量器具准确度，给国家和消费者造成损失的，责令赔偿损失，没收计量器具和违法所得，可以并处罚款。

第二十七条　制造、销售、使用以欺骗消费者为目的的计量器具的，没收计量器具和违法所得，处以罚款；情节严重的，并对个人或者单位直接责任人员依照刑法有关规定追究刑事责任。

第二十八条　违反本法规定，制造、修理、销售的计量器具不合格，造成人身伤亡或者重大财产损失的，依照刑法有关规定，对个人或者单位直接责任人员追究刑事责任。

第二十九条　计量监督人员违法失职，情节严重的，依照刑法有关规定追究刑事责任；情节轻微的，给予行政处分。

第三十条　本法规定的行政处罚，由县级以上地方人民政府计量行政部门决定。本法第二十六条规定的行政处罚，也可以由工商行政管理部门决定。

第三十一条　当事人对行政处罚决定不服的，可以在接到处罚通知之日起十五日内向人民法院起诉；对罚款、没收违法所得的行政处罚决定期满不起诉又不履行的，由作出行政处罚决定的机关申请人民法院强制执行。

第六章　附　　则

第三十二条　中国人民解放军和国防科技工业系统计量工作的监督管理办法，由国务院、中央军事委员会依据本法另行制定。

第三十三条　国务院计量行政部门根据本法制定实施细则，报国务院批准施行。

第三十四条　本法自 1986 年 7 月 1 日起施行。

附注：

中华人民共和国计量法历史修改版本

中华人民共和国计量法（2015 年 4 月 24 日修正版）

中华人民共和国计量法（2013 年 12 月 28 日修正版）

中华人民共和国计量法（2009 年 8 月 27 日修正版）

中华人民共和国计量法（于 1986 年 7 月 1 日生效）

2. 中华人民共和国产品质量法

为了加强对产品质量的监督管理，提高产品质量水平，明确产品质量责任，保护消费者的合法权益，维护社会经济秩序，制定了中华人民共和国产品质量法。1993 年 2 月 22 日第七届全国人民代表大会常务委员会第三十次会议通过，自 1993 年 9 月 1 日起施行。1993 年 2 月 22 日第七届全国人民代表大会常务委员会第三十次会议通过的《中华人民共和国产品质量法》，根据 2000 年 7 月 8 日第九届全国人民代表大会常务委员会第十六次会议《关于修改〈中华人民共和国产品质量法〉的决定》予以修正。

《全国人民代表大会常务委员会关于修改＜中华人民共和国产品质量法＞的决定》已由中华人民共和国第九届全国人民代表大会常务委员会第十六次会议于 2000 年 7 月 8 日通过，现予公布，自 2000 年 9 月 1 日起施行。（1993 年 2 月 22 日第七届全国人民代表大会常务委员会第三十次会议通过根据 2000 年 7 月 8 日第九届全国人民代表大会常务委员会第十六次会议《关于修改〈中华人民共和国产品质量法〉的决定》第一次修正根据 2009 年 8 月 27 日第十一届全国人民代表大会常务委员会第十次会议《关于修改部分法律的决定》第二次修正。

第一章 总 则

第一条 为了加强对产品质量的监督管理，提高产品质量水平，明确产品质量责任，保护消费者的合法权益，维护社会经济秩序，制定本法。

第二条 在中华人民共和国境内从事产品生产、销售活动，必须遵守本法。本法所称产品是指经过加工、制作，用于销售的产品。建设工程不适用本法规定；但是，建设工程使用的建筑材料、建筑构配件和设备，属于前款规定的产品范围的，适用本法规定。

第三条 生产者、销售者应当建立健全内部产品质量管理制度，严格实施岗位质量规范、质量责任以及相应的考核办法。

第四条 生产者、销售者依照本法规定承担产品质量责任。

第五条 禁止伪造或者冒用认证标志等质量标志；禁止伪造产品的产地，伪造或者冒用他人的厂名、厂址；禁止在生产、销售的产品中掺杂、掺假，以假充真，以次充好。

第六条 国家鼓励推行科学的质量管理方法，采用先进的科学技术，鼓励企业产品质量达到并且超过行业标准、国家标准和国际标准。对产品质量管理先进和产品质量达到国际先进水平、成绩显著的单位和个人，给予奖励。

第七条 各级人民政府应当把提高产品质量纳入国民经济和社会发展规划，加强对产品质量工作的统筹规划和组织领导，引导、督促生产者、销售者加强产品质量管理，提高产品质量，组织各有关部门依法采取措施，制止产品生产、销售中违反本法规定的行为，保障本法的施行。

第八条 国务院产品质量监督部门主管全国产品质量监督工作。国务院有关部门在各自的职责范围内负责产品质量监督工作。县级以上地方产品质量监督部门主管本行政区域内的产品质量监督工作。县级以上地方人民政府有关部门在各自的职责范围内负责产品质量监督工作。法律对产品质量的监督部门另有规定的，依照有关法律的规定执行。

第九条 各级人民政府工作人员和其他国家机关工作人员不得滥用职权、玩忽职守或者徇私舞弊，包庇、放纵本地区、本系统发生的产品生产、销售中违反本法规定的行为，或者阻挠、干预依法对产品生产、销售中违反本法规定的行为进行查处。各级地方人民政府和其他国家机关有包庇、放纵产品生产、销售中违反本法规定的行为的，依法追究其主要负责人的法律责任。

第十条 任何单位和个人有权对违反本法规定的行为，向产品质量监督部门或者其他有关部门检举。产品质量监督部门和有关部门应当为检举人保密，并按照省、自治区、直辖市人民政府的规定给予奖励。

第十一条 任何单位和个人不得排斥非本地区或者非本系统企业生产的质量合格产品进入本地区、本系统。

第二章 产品质量的监督

第十二条 产品质量应当检验合格，不得以不合格产品冒充合格产品。

第十三条 可能危及人体健康和人身、财产安全的工业产品，必须符合保障人体健康和人身、财产安全的国家标准、行业标准；未制定国家标准、行业标准的，必须符合保障人体健康和人身、财产安全的要求。禁止生产、销售不符合保障人体健康和人身、财产安全的标准和要求的工业产品。具体管理办法由国务院规定。

　　第十四条　国家根据国际通用的质量管理标准，推行企业质量体系认证制度。企业根据自愿原则可以向国务院产品质量监督部门认可的或者国务院产品质量监督部门授权的部门认可的认证机构申请企业质量体系认证。经认证合格的，由认证机构颁发企业质量体系认证证书。国家参照国际先进的产品标准和技术要求，推行产品质量认证制度。企业根据自愿原则可以向国务院产品质量监督部门认可的或者国务院产品质量监督部门授权的部门认可的认证机构申请产品质量认证。经认证合格的，由认证机构颁发产品质量认证证书，准许企业在产品或者其包装上使用产品质量认证标志。

　　第十五条　国家对产品质量实行以抽查为主要方式的监督检查制度，对可能危及人体健康和人身、财产安全的产品，影响国计民生的重要工业产品以及消费者、有关组织反映有质量问题的产品进行抽查。抽查的样品应当在市场上或者企业成品仓库内的待销产品中随机抽取。监督抽查工作由国务院产品质量监督部门规划和组织。县级以上地方产品质量监督部门在本行政区域内也可以组织监督抽查。法律对产品质量的监督检查另有规定的，依照有关法律的规定执行。国家监督抽查的产品，地方不得另行重复抽查；上级监督抽查的产品，下级不得另行重复抽查。根据监督抽查的需要，可以对产品进行检验。检验抽取样品的数量不得超过检验的合理需要，并不得向被检查人收取检验费用。监督抽查所需检验费用按照国务院规定列支。生产者、销售者对抽查检验的结果有异议的，可以自收到检验结果之日起十五日内向实施监督抽查的产品质量监督部门或者其上级产品质量监督部门申请复检，由受理复检的产品质量监督部门作出复检结论。（未完待续）

　　第十六条　对依法进行的产品质量监督检查，生产者、销售者不得拒绝。

　　第十七条　依照本法规定进行监督抽查的产品质量不合格的，由实施监督抽查的产品质量监督部门责令其生产者、销售者限期改正。逾期不改正的，由省级以上人民政府产品质量监督部门予以公告；公告后经复查仍不合格的，责令停业，限期整顿；整顿期满后经复查产品质量仍不合格的，吊销营业执照。监督抽查的产品有严重质量问题的，依照本法第五章的有关规定处罚。

　　第十八条　县级以上产品质量监督部门根据已经取得的违法嫌疑证据或者举报，对涉嫌违反本法规定的行为进行查处时，可以行使下列职权：

　　（一）对当事人涉嫌从事违反本法的生产、销售活动的场所实施现场检查；

　　（二）向当事人的法定代表人、主要负责人和其他有关人员调查、了解与涉嫌从事违反本法的生产、销售活动有关的情况；

　　（三）查阅、复制当事人有关的合同、发票、帐簿以及其他有关资料；

　　（四）对有根据认为不符合保障人体健康和人身、财产安全的国家标准、行业标准的产品或者有其他严重质量问题的产品，以及直接用于生产、销售该项产品的原辅材料、包装物、生产工具，予以查封或者扣押。

　　县级以上工商行政管理部门按照国务院规定的职责范围，对涉嫌违反本法规定的行为进行查处时，可以行使前款规定的职权。

　　第十九条　产品质量检验机构必须具备相应的检测条件和能力，经省级以上人民政府产品质量监督部门或者其授权的部门考核合格后，方可承担产品质量检验工作。法律、行政法规对产品质量检验机构另有规定的，依照有关法律、行政法规的规定执行。

　　第二十条　从事产品质量检验、认证的社会中介机构必须依法设立，不得与行政机关和其他国家机关存在隶属关系或者其他利益关系。

第二十一条 产品质量检验机构、认证机构必须依法按照有关标准，客观、公正地出具检验结果或者认证证明。产品质量认证机构应当依照国家规定对准许使用认证标志的产品进行认证后的跟踪检查；对不符合认证标准而使用认证标志的，要求其改正；情节严重的，取消其使用认证标志的资格。

第二十二条 消费者有权就产品质量问题，向产品的生产者、销售者查询；向产品质量监督部门、工商行政管理部门及有关部门申诉，接受申诉的部门应当负责处理。

第二十三条 保护消费者权益的社会组织可以就消费者反映的产品质量问题建议有关部门负责处理，支持消费者对因产品质量造成的损害向人民法院起诉。

第二十四条 国务院和省、自治区、直辖市人民政府的产品质量监督部门应当定期发布其监督抽查的产品的质量状况公告。

第二十五条 产品质量监督部门或者其他国家机关以及产品质量检验机构不得向社会推荐生产者的产品；不得以对产品进行监制、监销等方式参与产品经营活动。

第三章 生产者、销售者的产品质量责任和义务

第一节 生产者的产品质量责任和义务

第二十六条 生产者应当对其生产的产品质量负责。

产品质量应当符合下列要求：

（一）不存在危及人身、财产安全的不合理的危险，有保障人体健康和人身、财产安全的国家标准、行业标准的，应当符合该标准；

（二）具备产品应当具备的使用性能，但是，对产品存在使用性能的瑕疵作出说明的除外；

（三）符合在产品或者其包装上注明采用的产品标准，符合以产品说明、实物样品等方式表明的质量状况。

第二十七条 产品或者其包装上的标识必须真实，并符合下列要求：

（一）有产品质量检验合格证明；

（二）有中文标明的产品名称、生产厂厂名和厂址；

（三）根据产品的特点和使用要求，需要标明产品规格、等级、所含主要成份的名称和含量的，用中文相应予以标明；需要事先让消费者知晓的，应当在外包装上标明，或者预先向消费者提供有关资料；

（四）限期使用的产品，应当在显著位置清晰地标明生产日期和安全使用期或者失效日期；

（五）使用不当，容易造成产品本身损坏或者可能危及人身、财产安全的产品，应当有警示标志或者中文警示说明。

裸装的食品和其他根据产品的特点难以附加标识的裸装产品，可以不附加产品标识。

第二十八条 易碎、易燃、易爆、有毒、有腐蚀性、有放射性等危险物品以及储运中不能倒置和其他有特殊要求的产品，其包装质量必须符合相应要求，依照国家有关规定作出警示标志或者中文警示说明，标明储运注意事项。

第二十九条 生产者不得生产国家明令淘汰的产品。

第三十条 生产者不得伪造产地，不得伪造或者冒用他人的厂名、厂址。

第三十一条 生产者不得伪造或者冒用认证标志等质量标志。

第三十二条 生产者生产产品，不得掺杂、掺假，不得以假充真、以次充好，不得以不合格产品冒充合格产品。

第二节　销售者的产品质量责任和义务

第三十三条　销售者应当建立并执行进货检查验收制度，验明产品合格证明和其他标识。

第三十四条　销售者应当采取措施，保持销售产品的质量。

第三十五条　销售者不得销售国家明令淘汰并停止销售的产品和失效、变质的产品。

第三十六条　销售者销售的产品的标识应当符合本法第二十七条的规定。

第三十七条　销售者不得伪造产地，不得伪造或者冒用他人的厂名、厂址。

第三十八条　销售者不得伪造或者冒用认证标志等质量标志。

第三十九条　销售者销售产品，不得掺杂、掺假，不得以假充真、以次充好，不得以不合格产品冒充合格产品。

第四章　损害赔偿

第四十条　售出的产品有下列情形之一的，销售者应当负责修理、更换、退货；给购买产品的消费者造成损失的，销售者应当赔偿损失：

（一）不具备产品应当具备的使用性能而事先未作说明的；

（二）不符合在产品或者其包装上注明采用的产品标准的；

（三）不符合以产品说明、实物样品等方式表明的质量状况的。

销售者依照前款规定负责修理、更换、退货、赔偿损失后，属于生产者的责任或者属于向销售者提供产品的其他销售者（以下简称供货者）的责任的，销售者有权向生产者、供货者追偿。销售者未按照第一款规定给予修理、更换、退货或者赔偿损失的，由产品质量监督部门或者工商行政管理部门责令改正。生产者之间，销售者之间，生产者与销售者之间订立的买卖合同、承揽合同有不同约定的，合同当事人按照合同约定执行。

第四十一条　因产品存在缺陷造成人身、缺陷产品以外的其他财产（以下简称他人财产）损害的，生产者应当承担赔偿责任。

生产者能够证明有下列情形之一的，不承担赔偿责任：

（一）未将产品投入流通的；

（二）产品投入流通时，引起损害的缺陷尚不存在的；

（三）将产品投入流通时的科学技术水平尚不能发现缺陷的存在的。

第四十二条　由于销售者的过错使产品存在缺陷，造成人身、他人财产损害的，销售者应当承担赔偿责任。销售者不能指明缺陷产品的生产者也不能指明缺陷产品的供货者的，销售者应当承担赔偿责任。

第四十三条　因产品存在缺陷造成人身、他人财产损害的，受害人可以向产品的生产者要求赔偿，也可以向产品的销售者要求赔偿。属于产品的生产者的责任，产品的销售者赔偿的，产品的销售者有权向产品的生产者追偿。属于产品的销售者的责任，产品的生产者赔偿的，产品的生产者有权向产品的销售者追偿。

第四十四条　因产品存在缺陷造成受害人人身伤害的，侵害人应当赔偿医疗费、治疗期间的护理费、因误工减少的收入等费用；造成残疾的，还应当支付残疾者生活自助具费、生活补助费、残疾赔偿金以及由其扶养的人所必需的生活费等费用；造成受害人死亡的，并应当支付丧葬费、死亡赔偿金以及由死者生前扶养的人所必需的生活费等费用。因产品存在缺陷造成受害人财产损失的，侵害人应当恢复原状或者折价赔偿。受害人因此遭受其他重大损失的，侵害人应当赔偿损失。

第四十五条 因产品存在缺陷造成损害要求赔偿的诉讼时效期间为二年，自当事人知道或者应当知道其权益受到损害时起计算。因产品存在缺陷造成损害要求赔偿的请求权，在造成损害的缺陷产品交付最初消费者满十年丧失；但是，尚未超过明示的安全使用期的除外。

第四十六条 本法所称缺陷，是指产品存在危及人身、他人财产安全的不合理的危险；产品有保障人体健康和人身、财产安全的国家标准、行业标准的，是指不符合该标准。

第四十七条 因产品质量发生民事纠纷时，当事人可以通过协商或者调解解决。当事人不愿通过协商、调解解决或者协商、调解不成的，可以根据当事人各方的协议向仲裁机构申请仲裁；当事人各方没有达成仲裁协议或者仲裁协议无效的，可以直接向人民法院起诉。

第四十八条 仲裁机构或者人民法院可以委托本法第十九条规定的产品质量检验机构，对有关产品质量进行检验。

第五章 罚 则

第四十九条 生产、销售不符合保障人体健康和人身、财产安全的国家标准、行业标准的产品的，责令停止生产、销售，没收违法生产、销售的产品，并处违法生产、销售产品（包括已售出和未售出的产品，下同）货值金额等值以上三倍以下的罚款；有违法所得的，并处没收违法所得；情节严重的，吊销营业执照；构成犯罪的，依法追究刑事责任。

第五十条 在产品中掺杂、掺假，以假充真，以次充好，或者以不合格产品冒充合格产品的，责令停止生产、销售，没收违法生产、销售的产品，并处违法生产、销售产品货值金额百分之五十以上三倍以下的罚款；有违法所得的，并处没收违法所得；情节严重的，吊销营业执照；构成犯罪的，依法追究刑事责任。

第五十一条 生产国家明令淘汰的产品的，销售国家明令淘汰并停止销售的产品的，责令停止生产、销售，没收违法生产、销售的产品，并处违法生产、销售产品货值金额等值以下的罚款；有违法所得的，并处没收违法所得；情节严重的，吊销营业执照。

第五十二条 销售失效、变质的产品的，责令停止销售，没收违法销售的产品，并处违法销售产品货值金额二倍以下的罚款；有违法所得的，并处没收违法所得；情节严重的，吊销营业执照；构成犯罪的，依法追究刑事责任。

第五十三条 伪造产品产地的，伪造或者冒用他人厂名、厂址的，伪造或者冒用认证标志等质量标志的，责令改正，没收违法生产、销售的产品，并处违法生产、销售产品货值金额等值以下的罚款；有违法所得的，并处没收违法所得；情节严重的，吊销营业执照。

第五十四条 产品标识不符合本法第二十七条规定的，责令改正；有包装的产品标识不符合本法第二十七条第（四）项、第（五）项规定，情节严重的，责令停止生产、销售，并处违法生产、销售产品货值金额百分之三十以下的罚款；有违法所得的，并处没收违法所得。

第五十五条 销售者销售本法第四十九条至第五十三条规定禁止销售的产品，有充分证据证明其不知道该产品为禁止销售的产品并如实说明其进货来源的，可以从轻或者减轻处罚。

第五十六条 拒绝接受依法进行的产品质量监督检查的，给予警告，责令改正；拒不改正的，责令停业整顿；情节特别严重的，吊销营业执照。

第五十七条 产品质量检验机构、认证机构伪造检验结果或者出具虚假证明的，责令改正，对单位处五万元以上十万元以下的罚款，对直接负责的主管人员和其他直接责任人员处一万元以上五万元以下的罚款；有违法所得的，并处没收违法所得；情节严重的，取消其检验资格、认证资格；构成犯罪的，依法追究刑事责任。产品质量检验机构、认证机构出具的检验结果或者证明不实，造成损失的，应当承担相应的赔偿责任；造成重大损失的，撤销其检验资格、认证资格。产品质量认证机构违反本法第二十一条第二款的规定，对不符合认证标准而使用认证标志的产品，未依法要求其改正或者取消其使用认证标志资格的，对因产品不符合认证标准给消费者造成的损失，与产品的生产者、销售者承担连带责任；情节严重的，撤销其认证资格。

第五十八条　社会团体、社会中介机构对产品质量作出承诺、保证，而该产品又不符合其承诺、保证的质量要求，给消费者造成损失的，与产品的生产者、销售者承担连带责任。

第五十九条　在广告中对产品质量作虚假宣传，欺骗和误导消费者的，依照《中华人民共和国广告法》的规定追究法律责任。

第六十条　对生产者专门用于生产本法第四十九条、第五十一条所列的产品或者以假充真的产品的原辅材料、包装物、生产工具，应当予以没收。

第六十一条　知道或者应当知道属于本法规定禁止生产、销售的产品而为其提供运输、保管、仓储等便利条件的，或为以假充真的产品提供制假生产技术的，没收全部运输、保管、仓储或者提供制假生产技术的收入，并处违法收入百分之五十以上三倍以下的罚款；构成犯罪的，依法追究刑事责任。

第六十二条　服务业的经营者将本法第四十九条至第五十二条规定禁止销售的产品用于经营性服务的，责令停止使用；对知道或者应当知道所使用的产品属于本法规定禁止销售的产品的，按照违法使用的产品（包括已使用和尚未使用的产品）的货值金额，依照本法对销售者的处罚规定处罚。

第六十三条　隐匿、转移、变卖、损毁被产品质量监督部门或者工商行政管理部门查封、扣押的物品的，处被隐匿、转移、变卖、损毁物品货值金额等值以上三倍以下的罚款；有违法所得的，并处没收违法所得。

第六十四条　违反本法规定，应当承担民事赔偿责任和缴纳罚款、罚金，其财产不足以同时支付时，先承担民事赔偿责任。

第六十五条　各级人民政府工作人员和其他国家机关工作人员有下列情形之一的，依法给予行政处分；构成犯罪的，依法追究刑事责任：

（一）包庇、放纵产品生产、销售中违反本法规定行为的；

（二）向从事违反本法规定的生产、销售活动的当事人通风报信，帮助其逃避查处的；

（三）阻挠、干预产品质量监督部门或者工商行政管理部门依法对产品生产、销售中违反本法规定的行为进行查处，造成严重后果的。

第六十六条　产品质量监督部门在产品质量监督抽查中超过规定的数量索取样品或者向被检查人收取检验费用的，由上级产品质量监督部门或者监察机关责令退还；情节严重的，对直接负责的主管人员和其他直接责任人员依法给予行政处分。

第六十七条　产品质量监督部门或者其他国家机关违反本法第二十五条的规定，向社会推荐生产者的产品或者以监制、监销等方式参与产品经营活动的，由其上级机关或者监察机关责令改正，消除影响，有违法收入的予以没收；情节严重的，对直接负责的主管人员和其他直接责任人员依法给予行政处分。产品质量检验机构有前款所列违法行为的，由产品质量监督部门责令改正，消除影响，有违法收入的予以没收，可以并处违法收入一倍以下的罚款；情节严重的，撤销其质量检验资格。

第六十八条　产品质量监督部门或者工商行政管理部门的工作人员滥用职权、玩忽职守、徇私舞弊，构成犯罪的，依法追究刑事责任；尚不构成犯罪的，依法给予行政处分。

第六十九条 以暴力、威胁方法阻碍产品质量监督部门或者工商行政管理部门的工作人员依法执行职务的，依法追究刑事责任；拒绝、阻碍未使用暴力、威胁方法的，由公安机关依照治安管理处罚法的规定处罚。

第七十条 本法规定的吊销营业执照的行政处罚由工商行政管理部门决定，本法第四十九条至第五十七条、第六十条至第六十三条规定的行政处罚由产品质量监督部门或者工商行政管理部门按照国务院规定的职权范围决定。法律、行政法规对行使行政处罚权的机关另有规定的，依照有关法律、行政法规的规定执行。

第七十一条 对依照本法规定没收的产品，依照国家有关规定进行销毁或者采取其他方式处理。

第七十二条 本法第四十九条至第五十四条、第六十二条、第六十三条所规定的货值金额以违法生产、销售产品的标价计算；没有标价的，按照同类产品的市场价格计算。

第六章 附 则

第七十三条 军工产品质量监督管理办法，由国务院、中央军事委员会另行制定。因核设施、核产品造成损害的赔偿责任，法律、行政法规另有规定的，依照其规定。

第七十四条 本法自 1993 年 9 月 1 日起施行。

3. 中华人民共和国标准化法

第一章 总 则

第一条 为了发展社会主义商品经济，促进技术进步，改进产品质量，提高社会经济效益，维护国家和人民的利益，使标准化工作适应社会主义现代化建设和发展对外经济关系的需要，制定本法。

第二条 对下列需要统一的技术要求，应当制定标准：

（一）工业产品的品种、规格、质量、等级或者安全、卫生要求。

（二）工业产品的设计、生产、检验、包装、储存、运输、使用的方法或者生产、储存、运输过程中的安全、卫生要求。

（三）有关环境保护的各项技术要求和检验方法。

（四）建设工程的设计、施工方法和安全要求。

（五）有关工业生产、工程建设和环境保护的技术术语、符号、代号和制图方法。重要农产品和其他需要制定标准的项目，由国务院规定。

第三条 标准化工作的任务是制定标准、组织实施标准和对标准的实施进行监督。标准化工作应当纳入国民经济和社会发展计划。

第四条 国家鼓励积极采用国际标准。

第五条 国务院标准化行政主管部门统一管理全国标准化工作。国务院有关行政主管部门分工管理本部门、本行业的标准化工作。省、自治区、直辖市标准化行政主管部门统一管理本行政区域的标准化工作。省、自治区、直辖市政府有关行政主管部门分工管理本行政区域内本部门、本行业的标准化工作。市、县标准化行政主管部门和有关行政主管部门，按照省、自治区、直辖市政府规定的各自的职责，管理本行政区域内的标准化工作。

第二章　制　定

第六条　对需要在全国范围内统一的技术要求，应当制定国家标准。国家标准由国务院标准化行政主管部门制定。对没有国家标准而又需要在全国某个行业范围内统一的技术要求，可以制定行业标准。行业标准由国务院有关行政主管部门制定，并报国务院标准化行政主管部门备案，在公布国家标准之后，该项行业标准即行废止。对没有国家标准和行业标准而又需要在省、自治区、直辖市范围内统一的工业产品的安全、卫生要求，可以制定地方标准。地方标准由省、自治区、直辖市标准化行政主管部门制定，并报国务院标准化行政主管部门和国务院有关行政主管部门备案，在公布国家标准或者行业标准之后，该项地方标准即行废止。企业生产的产品没有国家标准和行业标准的，应当制定企业标准，作为组织生产的依据。企业的产品标准须报当地政府标准化行政主管部门和有关行政主管部门备案。已有国家标准或者行业标准的，国家鼓励企业制定严于国家标准或者行业标准的企业标准，在企业内部适用。法律对标准的制定另有规定的，依照法律的规定执行。

第七条　国家标准、行业标准分为强制性标准和推荐性标准。保障人体健康，人身、财产安全的标准和法律、行政法规规定强制执行的标准是强制性标准，其他标准是推荐性标准。省、自治区、直辖市标准化行政主管部门制定的工业产品的安全、卫生要求的地方标准，在本行政区域内是强制性标准。

第八条　制定标准应当有利于保障安全和人民的身体健康，保护消费者的利益，保护环境。

第九条　制定标准应当有利于合理利用国家资源，推广科学技术成果，提高经济效益，并符合使用要求，有利于产品的通用互换，做到技术上先进，经济上合理。

第十条　制定标准应当做到有关标准的协调配套。

第十一条　制定标准应当有利于促进对外经济技术合作和对外贸易。

第十二条　制定标准应当发挥行业协会、科学研究机构和学术团体的作用。

制定标准的部门应当组织由专家组成的标准化技术委员会，负责标准的草拟，参加标准草案的审查工作。

第十三条　标准实施后，制定标准的部门应当根据科学技术的发展和经济建设的需要适时进行复审，以确认现行标准继续有效或者予以修订、废止。

第三章　实　施

第十四条　强制性标准，必须执行。不符合强制性标准的产品，禁止生产、销售和进口。推荐性标准，国家鼓励企业自愿采用。

第十五条　企业对有国家标准或者行业标准的产品，可以向国务院标准化行政主管部门或者国务院标准化行政主管部门授权的部门申请产品质量认证。认证合格的，由认证部门授予认证证书，准许在产品或者其包装上使用规定的认证标志。已经取得认证证书的产品不符合国家标准或者行业标准的，以及产品未经认证或者认证不合格的，不得使用认证标志出厂销售。

第十六条　出口产品的技术要求，依照合同的约定执行。

第十七条　企业研制新产品、改进产品，进行技术改造，应当符合标准化要求。

第十八条　县级以上政府标准化行政主管部门负责对标准的实施进行监督检查。

第十九条　县级以上政府标准化行政主管部门，可以根据需要设置检验机构，或者授权其他单位的检验机构，对产品是否符合标准进行检验。法律、行政法规对检验机构另有规定的，依照法律、行政法规的规定执行。处理有关产品是否符合标准的争议，以前款规定的检验机构的检验数据为准。

第四章　责　任

第二十条　生产、销售、进口不符合强制性标准的产品的，由法律、行政法规规定的行政主管部门依法处理，法律、行政法规未作规定的，由工商行政管理部门没收产品和违法所得，并处罚款；造成严重后果构成犯罪的，对直接责任人员依法追究刑事责任。

第二十一条　已经授予认证证书的产品不符合国家标准或者行业标准而使用认证标志出厂销售的，由标准化行政主管部门责令停止销售，并处罚款；情节严重的，由认证部门撤销其认证证书。

第二十二条　产品未经认证或者认证不合格而擅自使用认证标志出厂销售的，由标准化行政主管部门责令停止销售，并处罚款。

第二十三条　当事人对没收产品、没收违法所得和罚款的处罚不服的，可以在接到处罚通知之日起十五日内，向作出处罚决定的机关的上一级机关申请复议；对复议决定不服的，可以在接到复议决定之日起十五日内，向人民法院起诉。当事人也可以在接到处罚通知之日起十五日内，直接向人民法院起诉。当事人逾期不申请复议或者不向人民法院起诉又不履行处罚决定的，由作出处罚决定的机关申请人民法院强制执行。

第二十四条　标准化工作的监督、检验、管理人员违法失职、徇私舞弊的，给予行政处分；构成犯罪的，依法追究刑事责任。

附　　则

第二十五条　本法实施条例由国务院制定。

第二十六条　本法自 1989 年 4 月 1 日起施行。

4. 医疗器械监督管理条例

《医疗器械监督管理条例》是为了保证医疗器械的安全、有效，保障人体健康和生命安全制定。于 2014 年 2 月 12 日国务院第 39 次常务会议修订通过，由国务院于 2014 年 3 月 7 日发布，自 2014 年 6 月 1 日起施行。

第一章　总　则

第一条　为了保证医疗器械的安全、有效，保障人体健康和生命安全，制定本条例。

第二条　在中华人民共和国境内从事医疗器械的研制、生产、经营、使用活动及其监督管理，应当遵守本条例。

第三条　国务院食品药品监督管理部门负责全国医疗器械监督管理工作。国务院有关部门在各自的职责范围内负责与医疗器械有关的监督管理工作。县级以上地方人民政府食品药品监督管理部门负责本行政区域的医疗器械监督管理工作。县级以上地方人民政府有关部门在各自的职责范围内负责与医疗器械有关的监督管理工作。国务院食品药品监督管理部门应当配合国务院有关部门，贯彻实施国家医疗器械产业规划和政策。

第四条　国家对医疗器械按照风险程度实行分类管理。

第一类　是风险程度低，实行常规管理可以保证其安全、有效的医疗器械。

第二类　是具有中度风险，需要严格控制管理以保证其安全、有效的医疗器械。

第三类　是具有较高风险，需要采取特别措施严格控制管理以保证其安全、有效的医疗器械。

评价医疗器械风险程度，应当考虑医疗器械的预期目的、结构特征、使用方法等因素。国务院食品药品监督管理部门负责制定医疗器械的分类规则和分类目录，并根据医疗器械生产、经营、使用情况，及时对医疗器械的风险变化进行分析、评价，对分类目录进行调整。制定、调整分类目录，应当充分听取医疗器械生产经营企业以及使用单位、行业组织的意见，并参考国际医疗器械分类实践。医疗器械分类目录应当向社会公布。

第五条　医疗器械的研制应当遵循安全、有效和节约的原则。国家鼓励医疗器械的研究与创新，发挥市场机制的作用，促进医疗器械新技术的推广和应用，推动医疗器械产业的发展。

第六条　医疗器械产品应当符合医疗器械强制性国家标准；尚无强制性国家标准的，应当符合医疗器械强制性行业标准。一次性使用的医疗器械目录由国务院食品药品监督管理部门会同国务院卫生计生主管部门制定、调整并公布。重复使用可以保证安全、有效的医疗器械，不列入一次性使用的医疗器械目录。对因设计、生产工艺、消毒灭菌技术等改进后重复使用可以保证安全、有效的医疗器械，应当调整出一次性使用的医疗器械目录。

第七条　医疗器械行业组织应当加强行业自律，推进诚信体系建设，督促企业依法开展生产经营活动，引导企业诚实守信。

第二章　医疗器械产品注册与备案

第八条　第一类医疗器械实行产品备案管理，第二类、第三类医疗器械实行产品注册管理。

第九条　第一类医疗器械产品备案和申请第二类、第三类医疗器械产品注册，应当提交下列资料：

（一）产品风险分析资料；

（二）产品技术要求；

（三）产品检验报告；

（四）临床评价资料；

（五）产品说明书及标签样稿；

（六）与产品研制、生产有关的质量管理体系文件；

（七）证明产品安全、有效所需的其他资料。

医疗器械注册申请人、备案人应当对所提交资料的真实性负责。

第十条　第一类医疗器械产品备案，由备案人向所在地设区的市级人民政府食品药品监督管理部门提交备案资料。其中，产品检验报告可以是备案人的自检报告；临床评价资料不包括临床试验报告，可以是通过文献、同类产品临床使用获得的数据证明该医疗器械安全、有效的资料。向我国境内出口第一类医疗器械的境外生产企业，由其在我国境内设立的代表机构或者指定我国境内的企业法人作为代理人，向国务院食品药品监督管理部门提交备案资料和备案人所在国（地区）主管部门准许该医疗器械上市销售的证明文件。备案资料载明的事项发生变化的，应当向原备案部门变更备案。

第十一条　申请第二类医疗器械产品注册，注册申请人应当向所在地省、自治区、直辖市人民政府食品药品监督管理部门提交注册申请资料。申请第三类医疗器械产品注册，注册申请人应当向国务院食品药品监督管理部门提交注册申请资料。向我国境内出口第二类、第三类医疗器械的境外生产企业，应当由其在我国境内设立的代表机构或者指定我国境内的企业法人作为代理人，向国务院食品药品监督管理部门提交注册申请资料和注册申请人所在国（地区）主管部门准许该医疗器械上市销售的证明文件。

第二类、第三类医疗器械产品注册申请资料中的产品检验报告应当是医疗器械检验机构出具的检验报告；临床评价资料应当包括临床试验报告，但依照本条例第十七条的规定免于进行临床试验的医疗器械除外。

第十二条 受理注册申请的食品药品监督管理部门应当自受理之日起 3 个工作日内将注册申请资料转交技术审评机构。技术审评机构应当在完成技术审评后向食品药品监督管理部门提交审评意见。

第十三条 受理注册申请的食品药品监督管理部门应当自收到审评意见之日起 20 个工作日内作出决定。对符合安全、有效要求的，准予注册并发给医疗器械注册证；对不符合要求的，不予注册并书面说明理由。国务院食品药品监督管理部门在组织对进口医疗器械的技术审评时认为有必要对质量管理体系进行核查的，应当组织质量管理体系检查技术机构开展质量管理体系核查。

第十四条 已注册的第二类、第三类医疗器械产品，其设计、原材料、生产工艺、适用范围、使用方法等发生实质性变化，有可能影响该医疗器械安全、有效的，注册人应当向原注册部门申请办理变更注册手续；发生非实质性变化，不影响该医疗器械安全、有效的，应当将变化情况向原注册部门备案。

第十五条 医疗器械注册证有效期为 5 年。有效期届满需要延续注册的，应当在有效期届满 6 个月前向原注册部门提出延续注册的申请。

除有本条第三款规定情形外，接到延续注册申请的食品药品监督管理部门应当在医疗器械注册证有效期届满前作出准予延续的决定。逾期未作决定的，视为准予延续。

有下列情形之一的，不予延续注册：

（一）注册人未在规定期限内提出延续注册申请的；

（二）医疗器械强制性标准已经修订，申请延续注册的医疗器械不能达到新要求的；

（三）对用于治疗罕见疾病以及应对突发公共卫生事件急需的医疗器械，未在规定期限内完成医疗器械注册证载明事项的。

第十六条 对新研制的尚未列入分类目录的医疗器械，申请人可以依照本条例有关第三类医疗器械产品注册的规定直接申请产品注册，也可以依据分类规则判断产品类别并向国务院食品药品监督管理部门申请类别确认后依照本条例的规定申请注册或者进行产品备案。

直接申请第三类医疗器械产品注册的，国务院食品药品监督管理部门应当按照风险程度确定类别，对准予注册的医疗器械及时纳入分类目录。申请类别确认的，国务院食品药品监督管理部门应当自受理申请之日起 20 个工作日内对该医疗器械的类别进行判定并告知申请人。

第十七条 第一类医疗器械产品备案，不需要进行临床试验。申请第二类、第三类医疗器械产品注册，应当进行临床试验；但是，有下列情形之一的，可以免于进行临床试验：

（一）工作机理明确、设计定型，生产工艺成熟，已上市的同品种医疗器械临床应用多年且无严重不良事件记录，不改变常规用途的；

（二）通过非临床评价能够证明该医疗器械安全、有效的；

（三）通过对同品种医疗器械临床试验或者临床使用获得的数据进行分析评价，能够证明该医疗器械安全、有效的。免于进行临床试验的医疗器械目录由国务院食品药品监督管理部门制定、调整并公布。

第十八条　开展医疗器械临床试验，应当按照医疗器械临床试验质量管理规范的要求，在有资质的临床试验机构进行，并向临床试验提出者所在地省、自治区、直辖市人民政府食品药品监督管理部门备案。接受临床试验备案的食品药品监督管理部门应当将备案情况通报临床试验机构所在地的同级食品药品监督管理部门和卫生计生主管部门。医疗器械临床试验机构资质认定条件和临床试验质量管理规范，由国务院食品药品监督管理部门会同国务院卫生计生主管部门制定并公布；医疗器械临床试验机构由国务院食品药品监督管理部门会同国务院卫生计生主管部门认定并公布。

第十九条　第三类医疗器械进行临床试验对人体具有较高风险的，应当经国务院食品药品监督管理部门批准。临床试验对人体具有较高风险的第三类医疗器械目录由国务院食品药品监督管理部门制定、调整并公布。国务院食品药品监督管理部门审批临床试验，应当对拟承担医疗器械临床试验的机构的设备、专业人员等条件，该医疗器械的风险程度，临床试验实施方案，临床受益与风险对比分析报告等进行综合分析。准予开展临床试验的，应当通报临床试验提出者以及临床试验机构所在地省、自治区、直辖市人民政府食品药品监督管理部门和卫生计生主管部门。

第三章　医疗器械生产

第二十条　从事医疗器械生产活动，应当具备下列条件：

（一）有与生产的医疗器械相适应的生产场地、环境条件、生产设备以及专业技术人员；

（二）有对生产的医疗器械进行质量检验的机构或者专职检验人员以及检验设备；

（三）有保证医疗器械质量的管理制度；

（四）有与生产的医疗器械相适应的售后服务能力；

（五）产品研制、生产工艺文件规定的要求。

第二十一条　从事第一类医疗器械生产的，由生产企业向所在地设区的市级人民政府食品药品监督管理部门备案并提交其符合本条例第二十条规定条件的证明资料。

第二十二条　从事第二类、第三类医疗器械生产的，生产企业应当向所在地省、自治区、直辖市人民政府食品药品监督管理部门申请生产许可并提交其符合本条例第二十条规定条件的证明资料以及所生产医疗器械的注册证。受理生产许可申请的食品药品监督管理部门应当自受理之日起30个工作日内对申请资料进行审核，按照国务院食品药品监督管理部门制定的医疗器械生产质量管理规范的要求进行核查。对符合规定条件的，准予许可并发给医疗器械生产许可证；对不符合规定条件的，不予许可并书面说明理由。医疗器械生产许可证有效期为5年。有效期届满需要延续的，依照有关行政许可的法律规定办理延续手续。

第二十三条　医疗器械生产质量管理规范应当对医疗器械的设计开发、生产设备条件、原材料采购、生产过程控制、企业的机构设置和人员配备等影响医疗器械安全、有效的事项作出明确规定。

第二十四条　医疗器械生产企业应当按照医疗器械生产质量管理规范的要求，建立健全与所生产医疗器械相适应的质量管理体系并保证其有效运行；严格按照经注册或者备案的产品技术要求组织生产，保证出厂的医疗器械符合强制性标准以及经注册或者备案的产品技术要求。医疗器械生产企业应当定期对质量管理体系的运行情况进行自查，并向所在地省、自治区、直辖市人民政府食品药品监督管理部门提交自查报告。

第二十五条　医疗器械生产企业的生产条件发生变化，不再符合医疗器械质量管理体系要求的，医疗器械生产企业应当立即采取整改措施；可能影响医疗器械安全、有效的，应当立即停止生产活动，并向所在地县级人民政府食品药品监督管理部门报告。

第二十六条 医疗器械应当使用通用名称。通用名称应当符合国务院食品药品监督管理部门制定的医疗器械命名规则。

第二十七条 医疗器械应当有说明书、标签。说明书、标签的内容应当与经注册或者备案的相关内容一致。医疗器械的说明书、标签应当标明下列事项：

（一）通用名称、型号、规格；

（二）生产企业的名称和住所、生产地址及联系方式；

（三）产品技术要求的编号；

（四）生产日期和使用期限或者失效日期；

（五）产品性能、主要结构、适用范围；

（六）禁忌症、注意事项以及其他需要警示或者提示的内容；

（七）安装和使用说明或者图示；

（八）维护和保养方法，特殊储存条件、方法；

（九）产品技术要求规定应当标明的其他内容。

第二类、第三类医疗器械还应当标明医疗器械注册证编号和医疗器械注册人的名称、地址及联系方式。由消费者个人自行使用的医疗器械还应当具有安全使用的特别说明。

第二十八条 委托生产医疗器械，由委托方对所委托生产的医疗器械质量负责。受托方应当是符合本条例规定、具备相应生产条件的医疗器械生产企业。委托方应当加强对受托方生产行为的管理，保证其按照法定要求进行生产。具有高风险的植入性医疗器械不得委托生产，具体目录由国务院食品药品监督管理部门制定、调整并公布。

第四章　疗器械经营与使用

第二十九条 从事医疗器械经营活动，应当有与经营规模和经营范围相适应的经营场所和贮存条件，以及与经营的医疗器械相适应的质量管理制度和质量管理机构或者人员。

第三十条 从事第二类医疗器械经营的，由经营企业向所在地设区的市级人民政府食品药品监督管理部门备案并提交其符合本条例第二十九条规定条件的证明资料。

第三十一条 从事第三类医疗器械经营的，经营企业应当向所在地设区的市级人民政府食品药品监督管理部门申请经营许可并提交其符合本条例第二十九条规定条件的证明资料。受理经营许可申请的食品药品监督管理部门应当自受理之日起 30 个工作日内进行审查，必要时组织核查。对符合规定条件的，准予许可并发给医疗器械经营许可证；对不符合规定条件的，不予许可并书面说明理由。医疗器械经营许可证有效期为 5 年。有效期届满需要延续的，依照有关行政许可的法律规定办理延续手续。

第三十二条 医疗器械经营企业、使用单位购进医疗器械，应当查验供货者的资质和医疗器械的合格证明文件，建立进货查验记录制度。从事第二类、第三类医疗器械批发业务以及第三类医疗器械零售业务的经营企业，还应当建立销售记录制度。

记录事项包括：

（一）医疗器械的名称、型号、规格、数量；

（二）医疗器械的生产批号、有效期、销售日期；

（三）生产企业的名称；

（四）供货者或者购货者的名称、地址及联系方式；

（五）相关许可证明文件编号等。

进货查验记录和销售记录应当真实，并按照国务院食品药品监督管理部门规定的期限予以保存。国家鼓励采用先进技术手段进行记录。

第三十三条　运输、贮存医疗器械，应当符合医疗器械说明书和标签标示的要求；对温度、湿度等环境条件有特殊要求的，应当采取相应措施，保证医疗器械的安全、有效。

第三十四条　医疗器械使用单位应当有与在用医疗器械品种、数量相适应的贮存场所和条件。

医疗器械使用单位应当加强对工作人员的技术培训，按照产品说明书、技术操作规范等要求使用医疗器械。

第三十五条　医疗器械使用单位对重复使用的医疗器械，应当按照国务院卫生计生主管部门制定的消毒和管理的规定进行处理。一次性使用的医疗器械不得重复使用，对使用过的应当按照国家有关规定销毁并记录。

第三十六条　医疗器械使用单位对需要定期检查、检验、校准、保养、维护的医疗器械，应当按照产品说明书的要求进行检查、检验、校准、保养、维护并予以记录，及时进行分析、评估，确保医疗器械处于良好状态，保障使用质量；对使用期限长的大型医疗器械，应当逐台建立使用档案，记录其使用、维护、转让、实际使用时间等事项。记录保存期限不得少于医疗器械规定使用期限终止后5年。

第三十七条　医疗器械使用单位应当妥善保存购入第三类医疗器械的原始资料，并确保信息具有可追溯性。使用大型医疗器械以及植入和介入类医疗器械的，应当将医疗器械的名称、关键性技术参数等信息以及与使用质量安全密切相关的必要信息记载到病历等相关记录中。

第三十八条　发现使用的医疗器械存在安全隐患的，医疗器械使用单位应当立即停止使用，并通知生产企业或者其他负责产品质量的机构进行检修；经检修仍不能达到使用安全标准的医疗器械，不得继续使用。

第三十九条　食品药品监督管理部门和卫生计生主管部门依据各自职责，分别对使用环节的医疗器械质量和医疗器械使用行为进行监督管理。

第四十条　医疗器械经营企业、使用单位不得经营、使用未依法注册、无合格证明文件以及过期、失效、淘汰的医疗器械。

第四十一条　医疗器械使用单位之间转让在用医疗器械，转让方应当确保所转让的医疗器械安全、有效，不得转让过期、失效、淘汰以及检验不合格的医疗器械。

第四十二条　进口的医疗器械应当是依照本条例第二章的规定已注册或者已备案的医疗器械。进口的医疗器械应当有中文说明书、中文标签。说明书、标签应当符合本条例规定以及相关强制性标准的要求，并在说明书中载明医疗器械的原产地以及代理人的名称、地址、联系方式。没有中文说明书、中文标签或者说明书、标签不符合本条规定的，不得进口。

第四十三条　出入境检验检疫机构依法对进口的医疗器械实施检验；检验不合格的，不得进口。国务院食品药品监督管理部门应当及时向国家出入境检验检疫部门通报进口医疗器械的注册和备案情况。进口口岸所在地出入境检验检疫机构应当及时向所在地设区的市级人民政府食品药品监督管理部门通报进口医疗器械的通关情况。

第四十四条　出口医疗器械的企业应当保证其出口的医疗器械符合进口国（地区）的要求。

第四十五条　医疗器械广告应当真实合法，不得含有虚假、夸大、误导性的内容。医疗器械广告应当经医疗器械生产企业或者进口医疗器械代理人所在地省、自治区、直辖市人民政府食品药品监督管理部门审查批准，并取得医疗器械广告批准文件。广告发布者发布医疗器械广告，应当事先核查广告的批准文件及其真实性；不得发布未取得批准文件、批准文件的真实性未经核实或者广告内容与批准文件不一致的医疗器械广告。

省、自治区、直辖市人民政府食品药品监督管理部门应当公布并及时更新已经批准的医疗器械广告目录以及批准的广告内容。省级以上人民政府食品药品监督管理部门责令暂停生产、销售、进口和使用的医疗器械，在暂停期间不得发布涉及该医疗器械的广告。医疗器械广告的审查办法由国务院食品药品监督管理部门会同国务院工商行政管理部门制定。

第五章　不良事件的处理与医疗器械的召回

第四十六条　国家建立医疗器械不良事件监测制度，对医疗器械不良事件及时进行收集、分析、评价、控制。

第四十七条　医疗器械生产经营企业、使用单位应当对所生产经营或者使用的医疗器械开展不良事件监测；发现医疗器械不良事件或者可疑不良事件，应当按照国务院食品药品监督管理部门的规定，向医疗器械不良事件监测技术机构报告。任何单位和个人发现医疗器械不良事件或者可疑不良事件，有权向食品药品监督管理部门或者医疗器械不良事件监测技术机构报告。

第四十八条　国务院食品药品监督管理部门应当加强医疗器械不良事件监测信息网络建设。医疗器械不良事件监测技术机构应当加强医疗器械不良事件信息监测，主动收集不良事件信息；发现不良事件或者接到不良事件报告的，应当及时进行核实、调查、分析，对不良事件进行评估，并向食品药品监督管理部门和卫生计生主管部门提出处理建议。医疗器械不良事件监测技术机构应当公布联系方式，方便医疗器械生产经营企业、使用单位等报告医疗器械不良事件。

第四十九条　食品药品监督管理部门应当根据医疗器械不良事件评估结果及时采取发布警示信息以及责令暂停生产、销售、进口和使用等控制措施。省级以上人民政府食品药品监督管理部门应当会同同级卫生计生主管部门和相关部门组织对引起突发、群发的严重伤害或者死亡的医疗器械不良事件及时进行调查和处理，并组织对同类医疗器械加强监测。

第五十条　医疗器械生产经营企业、使用单位应当对医疗器械不良事件监测技术机构、食品药品监督管理部门开展的医疗器械不良事件调查予以配合。

第五十一条　有下列情形之一的，省级以上人民政府食品药品监督管理部门应当对已注册的医疗器械组织开展再评价：

（一）根据科学研究的发展，对医疗器械的安全、有效有认识上的改变的；

（二）医疗器械不良事件监测、评估结果表明医疗器械可能存在缺陷的；

（三）国务院食品药品监督管理部门规定的其他需要进行再评价的情形。

再评价结果表明已注册的医疗器械不能保证安全、有效的，由原发证部门注销医疗器械注册证，并向社会公布。被注销医疗器械注册证的医疗器械不得生产、进口、经营、使用。

第五十二条　医疗器械生产企业发现其生产的医疗器械不符合强制性标准、经注册或者备案的产品技术要求或者存在其他缺陷的，应当立即停止生产，通知相关生产经营企业、使用单位和消费者停止经营和使用，召回已经上市销售的医疗器械，采取补救、销毁等措施，记录相关情况，发布相关信息，并将医疗器械召回和处理情况向食品药品监督管理部门和卫生计生主管部门报告。

医疗器械经营企业发现其经营的医疗器械存在前款规定情形的，应当立即停止经营，通知相关生产经营企业、使用单位、消费者，并记录停止经营和通知情况。医疗器械生产企业认为属于依照前款规定需要召回的医疗器械，应当立即召回。医疗器械生产经营企业未依照本条规定实施召回或者停止经营的，食品药品监督管理部门可以责令其召回或者停止经营。

第六章　监　督　检　查

第五十三条　食品药品监督管理部门应当对医疗器械的注册、备案、生产、经营、使用活动加强监督检查，并对下列事项进行重点监督检查：

（一）医疗器械生产企业是否按照经注册或者备案的产品技术要求组织生产；

（二）医疗器械生产企业的质量管理体系是否保持有效运行；

（三）医疗器械生产经营企业的生产经营条件是否持续符合法定要求。

第五十四条　食品药品监督管理部门在监督检查中有下列职权：

（一）进入现场实施检查、抽取样品；

（二）查阅、复制、查封、扣押有关合同、票据、账簿以及其他有关资料；

（三）查封、扣押不符合法定要求的医疗器械，违法使用的零配件、原材料以及用于违法生产医疗器械的工具、设备；

（四）查封违反本条例规定从事医疗器械生产经营活动的场所。

食品药品监督管理部门进行监督检查，应当出示执法证件，保守被检查单位的商业秘密。有关单位和个人应当对食品药品监督管理部门的监督检查予以配合，不得隐瞒有关情况。

第五十五条　对人体造成伤害或者有证据证明可能危害人体健康的医疗器械，食品药品监督管理部门可以采取暂停生产、进口、经营、使用的紧急控制措施。

第五十六条　食品药品监督管理部门应当加强对医疗器械生产经营企业和使用单位生产、经营、使用的医疗器械的抽查检验。抽查检验不得收取检验费和其他任何费用，所需费用纳入本级政府预算。省级以上人民政府食品药品监督管理部门应当根据抽查检验结论及时发布医疗器械质量公告。

第五十七条　医疗器械检验机构资质认定工作按照国家有关规定实行统一管理。经国务院认证认可监督管理部门会同国务院食品药品监督管理部门认定的检验机构，方可对医疗器械实施检验。食品药品监督管理部门在执法工作中需要对医疗器械进行检验的，应当委托有资质的医疗器械检验机构进行，并支付相关费用。当事人对检验结论有异议的，可以自收到检验结论之日起7个工作日内选择有资质的医疗器械检验机构进行复检。承担复检工作的医疗器械检验机构应当在国务院食品药品监督管理部门规定的时间内作出复检结论。复检结论为最终检验结论。

第五十八条　对可能存在有害物质或者擅自改变医疗器械设计、原材料和生产工艺并存在安全隐患的医疗器械，按照医疗器械国家标准、行业标准规定的检验项目和检验方法无法检验的，医疗器械检验机构可以补充检验项目和检验方法进行检验；使用补充检验项目、检验方法得出的检验结论，经国务院食品药品监督管理部门批准，可以作为食品药品监督管理部门认定医疗器械质量的依据。

第五十九条　设区的市级和县级人民政府食品药品监督管理部门应当加强对医疗器械广告的监督检查；发现未经批准、篡改经批准的广告内容的医疗器械广告，应当向所在地省、自治区、直辖市人民政府食品药品监督管理部门报告，由其向社会公告。工商行政管理部门应当依照有关广告管理的法律、行政法规的规定，对医疗器械广告进行监督检查，查处违法行为。食品药品监督管理部门发现医疗器械广告违法发布行为，应当提出处理建议并按照有关程序移交所在地同级工商行政管理部门。

第六十条　国务院食品药品监督管理部门建立统一的医疗器械监督管理信息平台。食品药品监督管理部门应当通过信息平台依法及时公布医疗器械许可、备案、抽查检验、违法行为查处情况等日常监督管理信息。但是，不得泄露当事人的商业秘密。食品药品监督管理部门对医疗器械注册人和备案人、生产经营企业、使用单位建立信用档案，对有不良信用记录的增加监督检查频次。

第六十一条 食品药品监督管理等部门应当公布本单位的联系方式，接受咨询、投诉、举报。食品药品监督管理等部门接到与医疗器械监督管理有关的咨询，应当及时答复；接到投诉、举报，应当及时核实、处理、答复。对咨询、投诉、举报情况及其答复、核实、处理情况，应当予以记录、保存。有关医疗器械研制、生产、经营、使用行为的举报经调查属实的，食品药品监督管理等部门对举报人应当给予奖励。

第六十二条 国务院食品药品监督管理部门制定、调整、修改本条例规定的目录以及与医疗器械监督管理有关的规范，应当公开征求意见；采取听证会、论证会等形式，听取专家、医疗器械生产经营企业和使用单位、消费者以及相关组织等方面的意见。

第七章 法 律 责 任

第六十三条 有下列情形之一的，由县级以上人民政府食品药品监督管理部门没收违法所得、违法生产经营的医疗器械和用于违法生产经营的工具、设备、原材料等物品；违法生产经营的医疗器械货值金额不足 1 万元的，并处 5 万元以上 10 万元以下罚款；货值金额 1 万元以上的，并处货值金额 10 倍以上 20 倍以下罚款；情节严重的，5 年内不受理相关责任人及企业提出的医疗器械许可申请：

（一）生产、经营未取得医疗器械注册证的第二类、第三类医疗器械的；

（二）未经许可从事第二类、第三类医疗器械生产活动的；

（三）未经许可从事第三类医疗器械经营活动的。

有前款第一项情形、情节严重的，由原发证部门吊销医疗器械生产许可证或者医疗器械经营许可证。

第六十四条 提供虚假资料或者采取其他欺骗手段取得医疗器械注册证、医疗器械生产许可证、医疗器械经营许可证、广告批准文件等许可证件的，由原发证部门撤销已经取得的许可证件，并处 5 万元以上 10 万元以下罚款，5 年内不受理相关责任人及企业提出的医疗器械许可申请。伪造、变造、买卖、出租、出借相关医疗器械许可证件的，由原发证部门予以收缴或者吊销，没收违法所得；违法所得不足 1 万元的，处 1 万元以上 3 万元以下罚款；违法所得 1 万元以上的，处违法所得 3 倍以上 5 倍以下罚款；构成违反治安管理行为的，由公安机关依法予以治安管理处罚。

第六十五条 未依照本条例规定备案的，由县级以上人民政府食品药品监督管理部门责令限期改正；逾期不改正的，向社会公告未备案单位和产品名称，可以处 1 万元以下罚款。备案时提供虚假资料的，由县级以上人民政府食品药品监督管理部门向社会公告备案单位和产品名称；情节严重的，直接责任人员 5 年内不得从事医疗器械生产经营活动。

第六十六条 有下列情形之一的，由县级以上人民政府食品药品监督管理部门责令改正，没收违法生产、经营或者使用的医疗器械；违法生产、经营或者使用的医疗器械货值金额不足 1 万元的，并处 2 万元以上 5 万元以下罚款；货值金额 1 万元以上的，并处货值金额 5 倍以上 10 倍以下罚款；情节严重的，责令停产停业，直至由原发证部门吊销医疗器械注册证、医疗器械生产许可证、医疗器械经营许可证：

（一）生产、经营、使用不符合强制性标准或者不符合经注册或者备案的产品技术要求的医疗器械的；

（二）医疗器械生产企业未按照经注册或者备案的产品技术要求组织生产，或者未依照本条例规定建立质量管理体系并保持有效运行的；

（三）经营、使用无合格证明文件、过期、失效、淘汰的医疗器械，或者使用未依法注册的医疗器械的；

（四）食品药品监督管理部门责令其依照本条例规定实施召回或者停止经营后，仍拒不召回或者停止经营医疗器械的；

（五）委托不具备本条例规定条件的企业生产医疗器械，或者未对受托方的生产行为进行管理的。

第六十七条　有下列情形之一的，由县级以上人民政府食品药品监督管理部门责令改正，处 1 万元以上 3 万元以下罚款；情节严重的，责令停产停业，直至由原发证部门吊销医疗器械生产许可证、医疗器械经营许可证：

（一）医疗器械生产企业的生产条件发生变化、不再符合医疗器械质量管理体系要求，未依照本条例规定整改、停止生产、报告的；

（二）生产、经营说明书、标签不符合本条例规定的医疗器械的；

（三）未按照医疗器械说明书和标签标示要求运输、贮存医疗器械的；

（四）转让过期、失效、淘汰或者检验不合格的在用医疗器械的。

第六十八条　有下列情形之一的，由县级以上人民政府食品药品监督管理部门和卫生计生主管部门依据各自职责责令改正，给予警告；拒不改正的，处 5000 元以上 2 万元以下罚款；情节严重的，责令停产停业，直至由原发证部门吊销医疗器械生产许可证、医疗器械经营许可证：

（一）医疗器械生产企业未按照要求提交质量管理体系自查报告的；

（二）医疗器械经营企业、使用单位未依照本条例规定建立并执行医疗器械进货查验记录制度的；

（三）从事第二类、第三类医疗器械批发业务以及第三类医疗器械零售业务的经营企业未依照本条例规定建立并执行销售记录制度的；

（四）对重复使用的医疗器械，医疗器械使用单位未按照消毒和管理的规定进行处理的；

（五）医疗器械使用单位重复使用一次性使用的医疗器械，或者未按照规定销毁使用过的一次性使用的医疗器械的；

（六）对需要定期检查、检验、校准、保养、维护的医疗器械，医疗器械使用单位未按照产品说明书要求检查、检验、校准、保养、维护并予以记录，及时进行分析、评估，确保医疗器械处于良好状态的；

（七）医疗器械使用单位未妥善保存购入第三类医疗器械的原始资料，或者未按照规定将大型医疗器械以及植入和介入类医疗器械的信息记载到病历等相关记录中的；

（八）医疗器械使用单位发现使用的医疗器械存在安全隐患未立即停止使用、通知检修，或者继续使用经检修仍不能达到使用安全标准的医疗器械的；

（九）医疗器械生产经营企业、使用单位未依照本条例规定开展医疗器械不良事件监测，未按照要求报告不良事件，或者对医疗器械不良事件监测技术机构、食品药品监督管理部门开展的不良事件调查不予配合的。

第六十九条　违反本条例规定开展医疗器械临床试验的，由县级以上人民政府食品药品监督管理部门责令改正或者立即停止临床试验，可以处 5 万元以下罚款；造成严重后果的，依法对直接负责的主管人员和其他直接责任人员给予降级、撤职或者开除的处分；有医疗器械临床试验机构资质的，由授予其资质的主管部门撤销医疗器械临床试验机构资质，5年内不受理其资质认定申请。

医疗器械临床试验机构出具虚假报告的，由授予其资质的主管部门撤销医疗器械临床试验机构资质，10年内不受理其资质认定申请；由县级以上人民政府食品药品监督管理部门处5万元以上10万元以下罚款；有违法所得的，没收违法所得；对直接负责的主管人员和其他直接责任人员，依法给予撤职或者开除的处分。

第七十条 医疗器械检验机构出具虚假检验报告的，由授予其资质的主管部门撤销检验资质，10年内不受理其资质认定申请；处5万元以上10万元以下罚款；有违法所得的，没收违法所得；对直接负责的主管人员和其他直接责任人员，依法给予撤职或者开除的处分；受到开除处分的，自处分决定作出之日起10年内不得从事医疗器械检验工作。

第七十一条 违反本条例规定，发布未取得批准文件的医疗器械广告，未事先核实批准文件的真实性即发布医疗器械广告，或者发布广告内容与批准文件不一致的医疗器械广告的，由工商行政管理部门依照有关广告管理的法律、行政法规的规定给予处罚。篡改经批准的医疗器械广告内容的，由原发证部门撤销该医疗器械的广告批准文件，2年内不受理其广告审批申请。发布虚假医疗器械广告的，由省级以上人民政府食品药品监督管理部门决定暂停销售该医疗器械，并向社会公布；仍然销售该医疗器械的，由县级以上人民政府食品药品监督管理部门没收违法销售的医疗器械，并处2万元以上5万元以下罚款。

第七十二条 医疗器械技术审评机构、医疗器械不良事件监测技术机构未依照本条例规定履行职责，致使审评、监测工作出现重大失误的，由县级以上人民政府食品药品监督管理部门责令改正，通报批评，给予警告；造成严重后果的，对直接负责的主管人员和其他直接责任人员，依法给予降级、撤职或者开除的处分。

第七十三条 食品药品监督管理部门及其工作人员应当严格依照本条例规定的处罚种类和幅度，根据违法行为的性质和具体情节行使行政处罚权，具体办法由国务院食品药品监督管理部门制定。

第七十四条 违反本条例规定，县级以上人民政府食品药品监督管理部门或者其他有关部门不履行医疗器械监督管理职责或者滥用职权、玩忽职守、徇私舞弊的，由监察机关或者任免机关对直接负责的主管人员和其他直接责任人员依法给予警告、记过或者记大过的处分；造成严重后果的，给予降级、撤职或者开除的处分。

第七十五条 违反本条例规定，构成犯罪的，依法追究刑事责任；造成人身、财产或者其他损害的，依法承担赔偿责任。

第八章 附 则

第七十六条 本条例下列用语的含义：

医疗器械，是指直接或者间接用于人体的仪器、设备、器具、体外诊断试剂及校准物、材料以及其他类似或者相关的物品，包括所需要的计算机软件；其效用主要通过物理等方式获得，不是通过药理学、免疫学或者代谢的方式获得，或者虽然有这些方式参与但是只起辅助作用；其目的是：

（一）疾病的诊断、预防、监护、治疗或者缓解；

（二）损伤的诊断、监护、治疗、缓解或者功能补偿；

（三）生理结构或者生理过程的检验、替代、调节或者支持；

（四）生命的支持或者维持；

（五）妊娠控制；

（六）通过对来自人体的样本进行检查，为医疗或者诊断目的提供信息。

医疗器械使用单位，是指使用医疗器械为他人提供医疗等技术服务的机构，包括取得医疗机构执业许可证的医疗机构，取得计划生育技术服务机构执业许可证的计划生育技术服务机构，以及依法不需要取得医疗机构执业许可证的血站、单采血浆站、康复辅助器具适配机构等。

第七十七条　医疗器械产品注册可以收取费用。具体收费项目、标准分别由国务院财政、价格主管部门按照国家有关规定制定。

第七十八条　非营利的避孕医疗器械管理办法以及医疗卫生机构为应对突发公共卫生事件而研制的医疗器械的管理办法，由国务院食品药品监督管理部门会同国务院卫生计生主管部门制定。中医医疗器械的管理办法，由国务院食品药品监督管理部门会同国务院中医药管理部门依据本条例的规定制定；康复辅助器具类医疗器械的范围及其管理办法，由国务院食品药品监督管理部门会同国务院民政部门依据本条例的规定制定。

第七十九条　军队医疗器械使用的监督管理，由军队卫生主管部门依据本条例和军队有关规定组织实施。

第八十条　本条例自 2014 年 6 月 1 日起施行。

5. 医疗器械说明书、标签和包装标识管理规定

第一条　为规范医疗器械说明书、标签和包装标识，保证医疗器械使用的安全，根据《医疗器械监督管理条例》，制定本规定。

第二条　凡在中华人民共和国境内销售、使用的医疗器械应当按照本规定要求附有说明书、标签和包装标识。简单易用的产品，按照国家食品药品监督管理局的规定，可以省略说明书、标签和包装标识 3 项中的某 1 项或者某 2 项的，依照其规定。

第三条　医疗器械的使用者应当按照医疗器械说明书使用医疗器械。

第四条　医疗器械说明书是指由生产企业制作并随产品提供给用户的，能够涵盖该产品安全有效基本信息并用以指导正确安装、调试、操作、使用、维护、保养的技术文件。

医疗器械标签是指在医疗器械或者包装上附有的，用于识别产品特征的文字说明及图形、符号。

医疗器械包装标识是指在包装上标有的反映医疗器械主要技术特征的文字说明及图形、符号。

第五条　医疗器械说明书、标签和包装标识的内容应当真实、完整、准确、科学，并与产品特性相一致。

医疗器械标签、包装标识的内容应当与说明书有关内容相符合。

第六条　医疗器械说明书、标签和包装标识文字内容必须使用中文，可以附加其他文种。中文的使用应当符合国家通用的语言文字规范。

医疗器械说明书、标签和包装标识的文字、符号、图形、表格、数字、照片、图片等应当准确、清晰、规范。

第七条　医疗器械说明书应当符合国家标准或者行业标准有关要求，一般应当包括以下内容：

（一）产品名称、型号、规格；

（二）生产企业名称、注册地址、生产地址、联系方式及售后服务单位；

（三）《医疗器械生产企业许可证》编号（第一类医疗器械除外）、医疗器械注册证书编号；

（四）产品标准编号；

（五）产品的性能、主要结构、适用范围；

（六）禁忌症、注意事项以及其他需要警示或者提示的内容；

（七）医疗器械标签所用的图形、符号、缩写等内容的解释；

（八）安装和使用说明或者图示；

（九）产品维护和保养方法，特殊储存条件、方法；

（十）限期使用的产品，应当标明有效期限；

（十一）产品标准中规定的应当在说明书中标明的其他内容。

第八条 医疗器械标签、包装标识一般应当包括以下内容：

（一）产品名称、型号、规格；

（二）生产企业名称、注册地址、生产地址、联系方式；

（三）医疗器械注册证书编号；

（四）产品标准编号；

（五）产品生产日期或者批（编）号；

（六）电源连接条件、输入功率；

（七）限期使用的产品，应当标明有效期限；

（八）依据产品特性应当标注的图形、符号以及其他相关内容。

第九条 医疗器械说明书、标签和包装标识不得有下列内容：

（一）含有"疗效最佳"、"保证治愈"、"包治"、"根治"、"即刻见效"、"完全无毒副作用"等表示功效的断言或者保证的；

（二）含有"最高技术"、"最科学"、"最先进"、"最佳"等绝对化语言和表示的；

（三）说明治愈率或者有效率的；

（四）与其他企业产品的功效和安全性相比较的；

（五）含有"保险公司保险"、"无效退款"等承诺性语言的；

（六）利用任何单位或者个人的名义、形象作证明或者推荐的；

（七）含有使人感到已经患某种疾病，或者使人误解不使用该医疗器械会患某种疾病或加重病情的表述的；

（八）法律、法规规定禁止的其他内容。

第十条 医疗器械的产品名称应当符合国家相应的标准和规定。

第十一条 医疗器械的产品名称应当清晰地标明在说明书、标签和包装标识的显著位置，并与医疗器械注册证书中的产品名称一致。

第十二条 医疗器械有商品名称的，可以在说明书、标签和包装标识中同时标注商品名称，但是应当与医疗器械注册证书中标注的商品名称一致。同时标注产品名称与商品名称时，应当分行，不得连写，并且医疗器械商品名称的文字不得大于产品名称文字的两倍。

医疗器械商品名称中不得使用夸大、断言产品功效的绝对化用语，不得违反其他法律、法规的规定。

第十三条 医疗器械说明书中有关注意事项、警示以及提示性内容主要包括：

（一）产品使用可能带来的副作用；

（二）产品在正确使用过程中出现意外时，对操作者、使用者的保护措施以及应当采取的应急和纠正措施；

（三）一次性使用产品应当注明"一次性使用"字样或者符号；

（四）已灭菌产品应当注明灭菌方式，注明"已灭菌"字样或者标记，并注明灭菌包装损坏后的处理方法；

（五）使用前需要消毒或者灭菌的应当说明消毒或者灭菌的方法；

（六）产品需要同其他产品一起安装或者协同操作时，应当注明配合使用的要求；

（七）在使用过程中，与其他产品可能产生的相互干扰及其可能出现的危险性；

（八）产品使用后需要处理的，应当注明相应的处理方法；

（九）根据产品特性，应当提示操作者、使用者注意的其他事项。

第十四条　医疗器械说明书中有关安装的内容应当能够保证操作者、使用者正确安装使用，应当包括：

（一）产品安装说明及技术图、线路图；

（二）产品正确安装所必须的环境条件及鉴别是否正确安装的技术信息；

（三）其他特殊安装要求。

第十五条　医疗器械说明书应当由生产企业在申请医疗器械注册时，按照《医疗器械注册管理办法》的规定提交（食品）药品监督管理部门审查，提交的医疗器械说明书内容应当与其他注册申请材料相符合。

第十六条　生产企业应当对医疗器械说明书内容的真实性、完整性负责。

第十七条　经（食品）药品监督管理部门注册审查的医疗器械说明书的内容不得擅自改动。

第十八条　说明书变更的内容涉及到《医疗器械注册管理办法》规定的应当办理医疗器械重新注册的情形的，不得按说明书变更处理。

第十九条　生产企业变更经注册审查的医疗器械说明书的内容，不涉及产品技术性变化的，生产企业应当提交相关文件，向医疗器械注册的原审批部门书面告知。相关文件至少包括：

（一）经注册审查、备案的说明书的复本；

（二）更改备案的说明书；

（三）说明书更改情况说明（含更改情况对比表）；

（四）注册产品标准修改文件（仅限于说明书更改内容涉及标准的文字性修改时）；

（五）所提交材料真实性的声明。

原注册审批部门自收到生产企业更改医疗器械说明书的书面告知之日起，在 20 个工作日内未发出有不同意见的书面通知的，说明书更改生效，并由原注册审批部门予以备案；原注册审批部门在 20 个工作日内发出书面通知的，生产企业应当按照通知要求办理。

第二十条　违反本规定，有下列行为之一的，由县级以上（食品）药品监督管理部门给予警告，责令限期改正，并记入生产企业监管档案：

（一）擅自更改经注册审查、备案的说明书的内容的；

（二）上市产品的标签、包装标识与经注册审查、备案的说明书内容相违背，或者违反本规定其他要求的；

（三）医疗器械的产品名称或者商品名称违反本规定的；

（四）上市产品未按规定附说明书、标签和包装标识的；简单易用的产品，国家食品药品监督管理局另有规定的除外。

第二十一条　医疗器械生产企业擅自在医疗器械说明书中增加产品适用范围或者适应症的，由县级以上（食品）药品监督管理部门依照《医疗器械监督管理条例》第三十五条规定的未取得医疗器械注册证书的情形予以处罚。

第二十二条 本规定由国家食品药品监督管理局负责解释。

生 效 日 期

第二十三条 本规定自公布之日起施行。国家药品监督管理局于 2002 年 1 月 4 日发布的《医疗器械说明书管理规定》同时废止。